50대 이후,
모르면 안 되는 건강 지식한상

전문의 3인이 알려주는
질병·통증·비만·식단의 모든 것

# 50대 이후, 모르면 안 되는
## 건강 지식한상

최석재 · 이정표 · 이진복

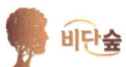
비단숲

## 50대 이후 건강은 왜 중요할까요?

50대 이후, 중년과 노년의 삶. 이렇게 나이는 들고, 수명은 늘었는데 모순적이게도 건강은 나빠지고 있습니다. 먹는 약은 늘고, 운동량은 줄었죠. 무릎은 쑤시고, 어깨가 결리고, 허리가 아프고, 발바닥이 저릿합니다. 지방간, 당뇨, 고혈압, 고지혈증, 비만은 너무나 흔하고 치매, 뇌졸중, 암, 심근경색 같은 무서운 병으로 고통받고 있습니다. 여기에는 많은 원인이 있겠지만 서구화된 식습관, 달게 먹는 습관, 편리해진 삶과 증가한 실내 생활이 큰 몫을 합니다.

 100세 시대를 맞이한 현대 사회에서 한국의 고령화 속도는 정말 생각 이상으로 빠릅니다. 1991년, 2021년 인구 추이와 2051년 미래의 인구를 예상한 결과만 봐도 그렇습니다. 우선 1991년도의 중간 연령은 28세였습니다. 이게 무슨 소리냐면, 91년도에 28세였다면 누군가를 만났을 때 절반은 나보다 나이가 많거나, 어렸다는 겁니다. 그러니까, 28세가 되어야 어른이었다는 거죠. 2021년에는 그 나이가 44세였습니다. 조금 미래인 2051년에는 59세나 되어야 어른 대접받을 정도로 초고령화 시대가 됐습니다.

또한 100세 시대 건강이 중요한 현실적인 이유는 내가 편하기 위해서입

# Prologue

니다. 예를 들어, 장기 요양 서비스를 받기 위해서는 등급을 받아야 하죠. 이 등급 기준에서 중요한 것은 혼자서 화장실에서 일 처리를 할 수 있는지입니다. 즉, 내가 건강하지 않으면 누군가 도와줘야 합니다. 그만큼 '스스로 움직여 활동할 수 있는 것'. 그리고 내 남은 인생 마지막 10년을 누워서만 보내는 것이 아니라 마음대로 움직일 수 있는 것. 이것은 아주 소중한 것이며 중요한 일입니다. 또 이를 지키기 위해선 건강해야 합니다.

그리고 건강하려면 내가 왜 아픈지 알아야 합니다. 병을 알아야 건강해지는 방법도 찾을 수 있으니까요. 그리고 그 방법은 의외로 쉽고, 간단합니다.

여러분의 건강을 위해, 건강해지는 법을 위해, 병과 운동법, 생활 습관과 식단까지. 조금이라도 더 쉽게 건강해질 수 있도록 이 책을 준비했습니다.

최석재, 이정표, 이진복

# 목차

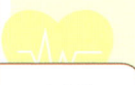

## 1부

프롤로그 _ 50대 이후 건강은 왜 중요할까요?

응급의학과 전문의 최석재가 답한다!
## "50대 이후 모르면 고생하는 질병과 예방법"

### 1. 모르면 수명이 단축되는 당뇨병

| | |
|---|---|
| 당뇨병은 도대체 왜 계속 증가할까? | 17 |
| 당뇨병을 방치하면 안 되는 진짜 이유는 따로 있다? | 20 |
| 소리 소문없이 나타나는 당뇨 전조증상은? | 25 |
| 당뇨병은 어떻게 진단할까? | 31 |
| 모르면 후회하는 최고의 당뇨 퇴치법은? | 32 |

### 2. 모르면 돌연사로 이어지는 심근경색

| | |
|---|---|
| 심근경색은 왜 돌연사 1위가 됐을까? | 35 |
| 당장 응급실에 가야 하는 심근경색 전조증상은? | 36 |
| 돌이킬 수 없는 심근경색의 골든타임 '1시간' | 40 |
| 모르면 후회하는 심근경색 대비법은? | 42 |

### 3. 모르면 시한폭탄이 되는 뇌졸중

| | |
|---|---|
| 뇌졸중은 도대체 왜 계속 증가할까? | 45 |
| 뇌졸중은 의사들도 두려워 한다? | 48 |
| 당장 응급실에 가야 하는 뇌졸중 전조증상은? | 50 |
| 뇌졸중은 어떻게 미리 발견할 수 있을까? | 59 |
| 모르면 후회하는 뇌졸중 대비법은? | 62 |

# Contents

## 4. 모르면 혈관이 막히는 침묵의 침입자 고지혈증
고지혈증이 진짜 무서운 이유는? 67
고지혈증을 방치하면 생기는 진짜 비극은? 69

## 5. 모르면 사망에 이르는 두려운 병 암
암은 왜 우리나라 사망 원인 1위가 됐을까? 72
침묵의 암, '대장암' 76
여성암 발병률 1위 '유방암' 82
가장 무서운 암, '췌장암' 85

## 6. 모르면 온갖 질병을 부르는 지방간
지방간은 도대체 왜 계속 증가할까? 92
지방간은 어떻게 치료해야 할까? 93
간에 도움이 되는 영양제는? 95

## 7. 모르면 안 되는 세상에서 가장 잔인한 병 치매
치매가 잔인한 이유 97
치료가 가능한 치매가 있다? 98
치매를 예방하는 기적의 음식은? 99

## 2부

신경외과 전문의 이정표가 답한다!
## "50대 이후 모르면 고생하는 통증과 운동법"

### 1. 모르면 삶의 질이 수직으로 하락하는 허리 통증
허리는 나이가 들면 다 아픈 걸까? 105
모르면 후회하는 '기적의 1분 허리 운동' 107
모르면 허리 건강 망치는 최악의 자세 112

### 2. 모르면 독이 되는 엉덩이 통증
엉덩이 통증을 방치하면 생기는 일은? 115
모르면 후회하는 '기적의 1분 엉덩이 운동법' 118
진짜 알아야 할 엉덩이 통증 잡는 습관은? 126

### 3. 모르면 천만 원 날리는 목 통증
목 통증을 방치하면 생기는 일은? 130
반드시 신경 써야 할 목 근육들은? 134
모르면 손해 보는 '기적의 목 통증 퇴치 운동' 136
알면 도움 되는 목 건강 자가 진단법은? 139
모르면 후회하는 목 통증 상식들 140
당장 병원에 가야 하는 목 건강 위험 신호 143

# Contents

### 4. 모르면 고통에 몸부림치는 어깨 통증
어깨는 도대체 왜 아플까?     145
모르면 손해 보는 '기적의 어깨 통증 운동법'     146
어깨 통증이 사실은 어깨 문제가 아니었다?     156

### 5. 모르면 반드시 후회하는 무릎 통증
무릎 통증은 수술로도 완치하기 어렵다?     159
무릎 통증의 진짜 원인은?     161
모르면 손해 보는 '3분 무릎 통증 퇴치 운동'     164

### 6. 모르면 아침마다 고생하는 발바닥 통증
모르면 헷갈리는 발바닥 통증     168
족저근막염은 왜 아침에 더 아플까?     169
모르면 손해 보는 족저근막염 퇴치법은?     171

### 7. 모르면 또래보다 늙는 중·노년 운동의 중요성
겉모습에 속으면 안 되는 진짜 이유는?     177
중·노년의 근력 운동이 10년을 바꾼다     179
몰라서 손해 봤던 제대로 운동하는 법은?     184
모르면 손해 보는 맞춤형 운동법     192
중·노년의 인생을 바꾸는 올바른 걷기 운동     214

## 3부

가정의학과 전문의 이진복이 답한다!
## "50대 이후 모르면 고생하는 비만과 극복법"

### 1. WHO가 정의한 신종 전염병 비만
비만은 체중만 문제가 아니다? 227
중·노년 비만 환자가 늘어나는 이유는? 230
비만에서 벗어나야 하는 진짜 이유는? 235

### 2. 모르면 반드시 독이 되는 마른 비만
마른 비만은 비만과 무엇이 다를까? 238
다이어트 때문에 마른 비만이 된다? 239

### 3. 모르면 후회하는 비만 극복 습관
살을 빼도 다시 찌는 이유는? 243
요요 없이 체중 감량 성공하는 필승 비법은? 244
체중 감량에 도움 되는 식사 습관은? 245
비만 탈출을 위한 백전백승 운동법은? 246
몰라서 손해 봤던 당독소 제거의 중요성 252

# Contents

## 4. 알면 인생을 바꾸는 다이어트 식습관

매일 한 숟갈만 먹으면 살이 빠지는 음식은?     255
몰라봤던 반전 다이어트 식품들은?     259
의사들은 입에도 안 넣는 최악의 다이어트 음식들     267

## 5. 모르면 나만 살찌는 기적의 다이어트법

다이어트 첫걸음은 정제 탄수화물 끊기부터     272
기초 대사량을 높이는 양질의 단백질 섭취     273
건강의 적! 혈당 스파이크를 피해라     275
당독소를 제거해야 지방도 빠진다!     276
의사가 직접 체험한 간헐적 단식의 효능     277
금주는 선택이 아니라 필수!     282
스트레스를 관리해야 살이 빠진다!     284

# 4부

전문의 3인이 추천한다!
## "50대 이후 모르면 후회하는 식단과 생활 습관"

### 1. 더 이상 모르면 안 되는 아침 식사의 중요성

아침 식사를 챙길수록 건강해진다! ........................ 287
아침 식사 이렇게 먹을 거면 먹지 마라? ................... 291
모르면 손해 보는 건강한 아침 식사의 정석 ................ 293

### 2. 의사들은 줘도 안 먹는 최악의 음식들

알면 더는 입에 대기 싫은 정제 탄수화물 .................. 305
알수록 무서운 지방의 역습 ................................ 308
백해무익한 술의 해로움 ................................... 310
순식간에 마시게 되는 중독, 액상과당 ...................... 313
식습관을 바꿨을 때 나타나는 기적 ......................... 314

### 3. 약보다 좋은 맞춤형 건강 식단

식단이 중요한 이유? ...................................... 317
혈관 건강을 위한 기적의 식습관 ........................... 319
암을 예방하는 무적의 식습관 .............................. 328
내 간을 살리는 독소 제거 식습관 .......................... 334
영양분 200% 올리는 환상의 조합 ........................... 337

# Contents

### 4. 의사들도 기를 쓰고 챙겨 먹는 양배추
모르면 후회하는 양배추의 장점　　　　　　　　　340
알면 건강해지는 양배추 최고의 궁합　　　　　　342

### 5. 알면 또래보다 젊어지는 생활 습관들
스트레스에서 해방되어야 암에서 멀어진다?　　　345
지킬수록 건강해지는 일상 속 습관들　　　　　　349
알수록 도움 되는 의외의 식생활들　　　　　　　354

## 부록

연령별 필수 건강검진 항목 & 건강 체크 포인트　　360

**일러두기**

이 책에 사용된 의학 용어와 외래어는 국립국어원의 표기 기준과 대한의학회의 용어를 참고하되, 독자의 이해를 돕기 위해 통상적으로 널리 쓰이는 표현이나 영어 원어를 함께 사용한 경우도 있습니다.

본 책의 내용은 건강 정보를 제공하기 위한 것으로, 질병의 진단이나 치료와 같은 의학적 판단이 필요한 경우에는 반드시 전문 의료진과 상담하시기 바랍니다.

응급의학과 전문의 최석재가 답한다!

# 1부

## "50대 이후
## 모르면 고생하는
## 질병과 예방법"

응급의학과 전문의 최석재가 답한다!

# 01 모르면 수명이 단축되는
# 당뇨병

당뇨병은 도대체 왜 계속 증가할까?

당뇨병을 방치하면 안 되는 진짜 이유는 따로 있다?

소리 소문없이 나타나는 당뇨 전조증상은?

당뇨병은 어떻게 진단할까?

모르면 후회하는 최고의 당뇨 퇴치법은?

## 당뇨병은 도대체 왜 계속 증가할까?

최근 당뇨병 학회에서 발표한 연구에 따르면, 당뇨병 환자가 급증하고 있으며 당뇨 전 단계까지 포함해 1천만 명을 넘어섰다고 합니다. 이 말은 우리나라 3분의 1 정도 인구가 당뇨의 위험에 빠져 있다는 건데, 다른 나라에 비해 높은 비율을 보입니다. 그렇다면 우리나라에 당뇨 환자가 이렇게 많은 이유는 무엇일까요? 단순하게 생각해 보면, 과거에 비해 자발적인 건강검진을 통해 당뇨 진단을 받는 사례가 늘었습니다. 적어도 병원 방문이 늦어져 수년 이상 늦게 발견되는 경우는 드물어졌다는 이유도 영향을 미쳤을 겁니다. 이런 이유 말고도 우리나라에서 당뇨병 환자가 급증한 이유는 다양한 요인이 있습니다.

우선 첫 번째로, 유전적 요인을 들 수 있습니다. 체구가 같더라도 동양인은 서양인보다 췌장 크기가 작습니다. 특히, 동양인 중에서도 한국인의 췌장 크기가 상대적으로 더 작은 편입니다. 이 췌장은 우리 몸에서 혈당이 올랐을 때, 인슐린을 분비해 혈당을 낮추고 세포로 이동시키는 아주 중요한 역할을 합니다. 그리고 췌장이 작다는 건, 혈당을 관리할 수 있는 능력도 떨어진다는 의미이기도 합니다. 췌장은 만성 고혈당이나 인슐린 저항성이 생기면 기능이 떨어지게 됩니다. 이 췌장이 제대로 기능을 잘하려면 지방이 축적되지 않아야 합니다. 하지만 보통 한국인의 췌장은 서양인들보다 약 20% 지방이 많이 축적되어 있습니다. 즉, 한국인의 췌장은 서양인보다 인슐린 분비를 원활하게 할 수 있는 능력이 떨어집니다. 한국인은 쌀 위주의 식습관 등 환경적·역사적 요인으로 탄수화물 섭취가 많은 편입니다.

**두 번째 요인은 우리나라에는 마른 비만 환자가 많다는 점입니다.** 서양인은 비만율이 높고, 비만이 당뇨병의 주요 원인 중 하나입니다 그런데 우리나라를 보면 고도 비만이 아니라, 근육량으로 생긴 '마른 비만' 때문에 당뇨병이 생기는 경우가 많습니다. 마른 비만이란 겉으로 보면 체중은 정상이나 근육량이 부족하고, 내장 지방이 과도한 상태입니다. 마른 비만은 혈당을 근육에서 흡수하지 못하고, 췌장이 과부하 되며 제 기능을 하지 못해 당뇨로 이어지게 됩니다. 즉, 서양인은 고도 비만이 당뇨로 이어진다면, 우리나라는 근육 부족과 마른 비만이 당뇨의 주원인입니다.

**세 번째 요인은 서구화된 식습관입니다.** 과거 우리나라는 덜 가공된 식품 위주의 식단이 많았으나, 최근 초가공식품 섭취가 늘고 있습니다. 예를 들면, 빵, 시리얼, 면, 주스 같은 것들을 즐겨 먹는 경우가 늘었습니다. 그런데 이런 음식들은 혈당을 높이고, 결국 당뇨병 환자 급증으로 이어지고 있습니다.

**네 번째 요인은 운동량 감소입니다.** 요즘 현대인 중 특히 20~30대는 업무 등으로 오랜 시간 앉아 있습니다. 그리고 컴퓨터, 스마트폰 사용이 늘며 신체 활동이 줄었습니다. 스마트폰과 태블릿 PC의 발달로 중·노년도 실내에서 생활하는 시간이 늘었습니다. 그러다 보니 자연스럽게 근육 세포가 혈당을 사용하는 활동도 줄고, 혈당이 몸에 남아 있는 상태에서 계속 음식을 섭취해 당뇨로 이어졌습니다. 특히 가공식품과 염증을 유발하는 음식을 많이 섭취하다 보니 혈당이 소진되지 않고, 축적되며 혈당 조절 능력이 저하됩니다.

## 당뇨병을 방치하면 안 되는 진짜 이유는 따로 있다?

당뇨(糖尿)란 이름 그대로, '소변에 당이 나오는 병'입니다. 그렇다면 **왜 소변에서 당이 나올까요?** 그 이유는 **혈액에 함유된 당이 너무 높기 때문**입니다. 그러면 세포들이 당을 사용하지 못하고 혈액에 당이 떠다니는 상태가 됩니다. 혈중 포도당이 증가하는 것이죠. 이런 상태를 '인슐린 저항성*'이라고 합니다. 우리 몸에서 당수치가 올라가면 췌장에서는 저절로 인슐린이 분비됩니다. 이때 인슐린은 당 성분이 근육 세포로 이동하게 하는 일종의 열쇠 역할을 합니다. 그런데 인슐린 저항성 상태가 되면, 당 성분이 세포에 들어가야 하는데 세포가 이를 거부합니다.

*인슐린 저항성
정상적인 인슐린의 작용에 대해 세포가 반응하지 않는 상태

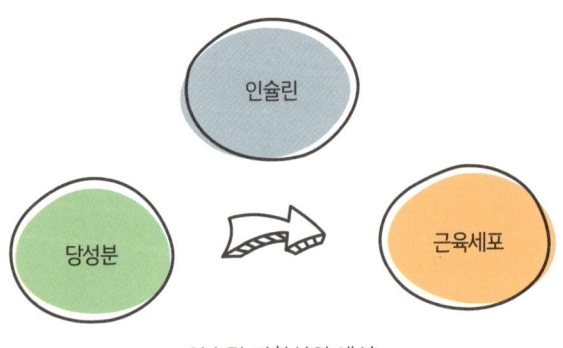

인슐린 저항성의 예시

이렇게 우리 몸속 혈당이 높아도 인슐린 저항성 때문에 세포가 포도당을 흡수하지 못해 혈중 포도당이 계속 증가합니다. 이 과정에서 췌장의 인슐린 분비 기능이 점차 저하되거나 인슐린 저항성이 심해지면, 혈당 조절이 어려워지는데, 이러한 상태를 '당불내성'이라고 합니다. 그리고 이는 2형 당뇨의 주요 원인이기도 합니다. 2형 당뇨는 성인에서 흔한 당뇨병이며, 1형 당뇨는 주로 소아·청소년에서 발병하지만, 성인도 나타날 수 있습니다.

모든 병이 그렇지만 당뇨는 빨리 진단하고 치료할수록 좋습니다. 왜냐하면 평생 내 몸을 괴롭히고, 삶의 질을 하락시키는 합병증 예방을 위해서입니다. 혈당이 높게 오르거나, 급격한 혈당 변동으로 인슐린 분비가 과다해지면 혈당이 갑자기 떨어집니다. 그러면 우리 몸은 허기를 느끼고, 다시 음식을 찾아 섭취하는 악순환이 반복됩니다. 그리고 탄수화물, 지방, 단백질을 과도하게 섭취하면 남는 열량이 축적됩니다. 사용되지 않고 남은 탄수화물이 혈관에서 포도당이 되어 떠돌면서 건강에 여러 가지 문제를 일으킵니다.

**당뇨로 인해 발생하는 가장 무서운 합병증은 혈관 합병증이 있습니다.** 혈관 질환 중에서도 혈관을 막는 동맥 경화를 유발합니다. 혈당이 높은 상태로 계속 유지되면 우리 몸속 아주 미세한 혈관들부터 망가지기 시작합니다. 혈관 내피세포에 상처가 나면 여러 가지 물질들이 달라붙으면서 혈관은 점점 좁아집니다. 그러면서 큰 혈관, 작은 혈관 할 것 없이 합병증이 생기는 겁니다. 그런데 **이 합병증을 방치하게 되면 어떻게 될까요?** 큰 혈관에서 동맥 경화가 점점 진행되고 동맥이 점점 좁아지고 결국, 뇌혈관이 막히는 뇌경색이 발생합니다. 그리고 **혈관이 막히고 막히다 혈관이 약해져 터지는 뇌출혈로 이어집니다.** 또, 우리 심장을 지탱하는 가장 큰 혈관들은 관상동맥에도 문제를 일으킵니다. 이 **관상동맥이 막히면 협심증부터 심각할 경우, 심근경색까지 생깁니다.** 또 당뇨병은 대혈관 합병증(죽상경화증 등)의 위험을 높일 수 있지만, 대동맥 파열이 당뇨병의 직접적인 합병증은 아닙니다.

**당뇨는 눈과 관련된 합병증도 일으킵니다.** 흔히 오감 중 제일 중요한 부위를 눈으로 꼽을 정도로 눈은 중요한 부위입니다. 눈의 구조를 보면, 미세한 혈관들이 망막을 구성하고 있습니다. 그런데 당뇨로 '망막병증Diabetic retinopathy*'이 생겨, 망막이 막히면 시력 기능이 저하합니다. 즉, 당뇨를 방치하면 자칫 실명으로 이어질 수 있습니다.

\* 망막병증
망막 미세순환에 장애가 발생해 시력에 문제가 생기는 합병증

**당뇨로 인한 심각한 합병증에는 신장 합병증도 있습니다.** 신장은 우리 몸에서 모든 혈관이 지나가는 노폐물을 제거하는 중요한 역할을 합니다. 그런데 당뇨병을 방치하면 혈관에 상처가 생기고, 혈관에 모이는 당 성분들이 문제가 됩니다. 왜냐하면, 혈액을 걸러주고 노폐물을 제거하는 사구체가 손상되어 당이 빠져나가고 단백뇨가 생깁니다. 그래서 신장 합병증으로 만성 신부전(만성 콩팥병)으로 진행될 수 있습니다. 결국,

몸속 노폐물이 빠져나가질 않으니 신장 투석까지 하게 됩니다. 신장 투석은 주 3회, 1회 약 4시간씩 시행하기 때문에 삶의 질에 큰 영향을 미칩니다. 투석 과정에서의 번거로움은 차치하고, 투석하지 않으면 결국 사망하게 되는 무서운 질환입니다. 또한 신부전 환자는 고칼륨혈증* 예방을 위해 음식 섭취에 제한이 필요하며, 일부 환자에게서는 어지러움, 가려움증 등 삶의 질 저하가 나타날 수 있습니다.

> *고칼륨혈증
> 고칼륨혈증은 혈액 내 칼륨 농도가 정상 범위를 넘어서 높아진 상태

**당뇨가 유발하는 합병증 중에는 신경 합병증도 있습니다.** 당뇨병 환자들은 무언가에 찔리거나, 몸에 작은 상처가 나도 잘 모르는 경우가 많습니다. 왜 그러냐면, 당뇨로 말초 신경 감각에 문제가 생겼기 때문입니다. 말초 신경에 문제가 생기는 것은 단순히 상처에 무감각해진다는 것에 그치지 않습니다.

예를 들어, 얼마 전 맨발 걷기가 유행했을 때, 당뇨 환자들은 발바닥에 상처가 나도 모르고 계속 걷는 경우가 많았습니다. 그러다 상처가 커지고, 감염이 쉽게 되니 염증이 심하게 발생하는 경우도 종종 있습니다. 그리고 만약 요리하다 손에 불이 닿았을 경우, 당뇨 환자는 뜨겁다는 감각을 못 느끼는 경우가 있습니다. 그러면 손이 타는 화상을 입고, 심각할 경우 괴사에 이릅니다. 이렇게 신경 합병증은 가볍게 여겨서는 안 될 정말 무서운 질병입니다.

당뇨는 발에도 합병증을 일으킵니다. 흔히 '당뇨발'이라는 이름으로 알려진 대표적인 합병증입니다. 당뇨를 앓는 환자 5명 중 1명은 이 당뇨발 합병증을 겪는다고 할 정도로 흔하지만, 위험한 합병증입니다. 이렇게 당뇨병 환자가 발 합병증이 잘 생기는 이유는 말초 혈관이 심장과 멀리 떨어져 있기 때문입니다. 가장 먼 곳의 혈관들이 막히기 시작하고, 혈액 순환에 장애가 발생하죠. 그래서 처음에는 발에 감각이 무뎌지다 보니 상처가 나는 것도 인지하지 못합니다. 그런데 더 문제는 발에 생긴 상처들이 쉽게 회복되지 않는다는 겁니다. 이 상처들이 시간이 지나면 발 색깔을 검게 만들고, 아무리 항생제를 써도 낫지 않습니다. 또 발에 염증이 생기고, 2차 감염에서 괴사로 이어집니다. 심한 경우, 발을 절단해야 하는 최악의 경우까지 발생합니다.

또 다른 합병증으로는 당뇨병성 위 마비(위 무력증)로 이에 따라 심한 경우 지속적인 구토가 발생할 수 있습니다.

### 당뇨로 인한 합병증

1. 혈관 합병증
2. 눈 합병증
3. 신장 합병증
4. 신경 합병증
5. 발 합병증
6. 위병증

## 소리 소문 없이 나타나는 당뇨 전조증상은?

우리 몸에서는 당뇨가 시작되고 있다는 일종의 경고 신호를 보내고 있습니다. 대표적으로 일명 삼다(三多)증으로 불리는 '다음(多飮), 다뇨(多尿), 다식(多食)'으로 정의할 수 있습니다. 이를 한마디로 풀어내면 '물을 많이 찾고, 소변을 많이 보고, 음식을 많이 먹는다'는 뜻입니다.

첫 번째 당뇨 증상 '다음(多飮)'인 물을 많이 마시는 이유는 다음과 같습니다. 우리 몸 안에서 혈당이 높아져 혈장 삼투압이 증가합니다. 그렇게 되면 몸에서는 혈액의 농도를 원래대로 맞추기 위해 물을 계속 요구합니다. 쉽게 말해, 우리가 짠 음식을 먹으면 갈증을 느끼고 물을 찾는 것과 비슷한 원리입니다.

두 번째 당뇨 증상 '다뇨(多尿)'인 소변을 많이 보는 이유는 간단합니다. 혈당이 높아지면서 소변으로 포도당이 빠져나가면 삼투압이 증가해 소변량이 늘어나고, 이에 따라 체내 수분이 부족해져 갈증이 발생합니다. 다만 많이 헷갈리는 증상 중, 소변에 거품이 나는 단백뇨*는 당뇨 증상은 아닙니다. 단백뇨는 신장에 질환이 생겨 문제가 발생해 사구체*가 단백질을 걸러내지 못해 생기는 현상입니다. 원래 우리 소변에는 단백질 성분이 없습니다. 사구체가 여과된 소량의 단백질

* 단백뇨(요단백)
소변에서 단백질이 나오는 것

* 사구체
신장의 기본단위로 신장이 안쪽에 있는 실타래처럼 동그랗게 뭉쳐진 작은 모세혈관 덩어리

세뇨관에서 재흡수해야 하는데, 단백질이 나오는 것은 사구체에 질환이 생겼다는 뜻이기도 합니다. 다만, 신장 투석 전 단계까지 신장 합병증이 발생할 정도로 당뇨가 진행되면 단백뇨가 나타날 수 있습니다. 즉, 단백뇨는 당뇨의 증상이라기보다는 당뇨병에 의한 합병증의 일종이라고 보는 것이 더 타당합니다.

**세 번째 당뇨 증상인 '다식(多食)'은 허기를 느끼고 음식을 많이 먹는 증상입니다.** 그런데 문제는 음식을 많이 먹는데도 에너지 대사가 제대로 되질 않습니다. 당뇨병은 혈관 속에 포도당이 둥둥 떠다니는 질환입니다. 계속 먹어도 영양분은 세포로 가지 않고, 에너지원으로 쓰이질 못하고, 혈관에 혈당이 떠다니는 상태입니다. 그래서 **세포는 일종의 기아 상태가 되어 배고픔에 시달려서 자꾸 먹을 걸 요구합니다.** 그래서 오히려 많이 먹어도 살이 찌기보다 빠지기도 하고 피로감을 느끼기도 합니다. 만약 내가 과식하는 것 같은데도 이상하게 살이 빠진다면 당뇨를 의심해 볼 수 있습니다.

---

✕ **당뇨 의심 증상** ✕

1. 물을 많이 마신다.
2. 소변을 많이 본다.
3. 많이 먹는다.

---

이렇게 당뇨가 시작되면 물을 계속 마셔서 몸은 붓고, 잦은 소변으로 당은 빠져나가고, 또 몸에서 물이 빠져나가고, 계속 먹고, 마시는 악순환이 반복됩니다.

대표적으로 삼다 증상 외에도 무심코 지나쳤던 의외의 증상들도 당뇨병 신호일 수 있습니다. 우선 내 피부 상태로도 당뇨를 의심할 수 있습니다. 이를테면 '흑색 극세포증'과 '쥐젖' 증상이 있습니다. 먼저 흑색 극세포증은 목 뒤, 등, 겨드랑이, 허벅지처럼 몸이 접히는 부분에 검게 착색되고 두꺼워지는 증상입니다. 흑색 극세포증이 당뇨병의 신호일 수 있는 이유는 인슐린 저항성과 관련되어 목, 겨드랑이 등 피부가 두꺼워지고 색소침착이 생기기 때문입니다. 그리고 피부 끝에도 세포에 수분을 제대로 보충하지 못해 피부가 건조해집니다. 그래서 혈액 공급받지 못하면서 각질이 계속 발생하고 쌓여 검게 침착되는 겁니다. 또 피부에 가려움증도 동반됩니다. 그리고 쥐젖은 목 주변, 겨드랑이 등 같은 피부에 나

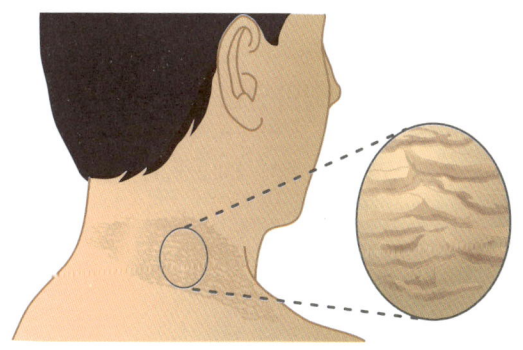

흑색 극세포증 증상

는 작은 덩어리입니다. 쥐젖은 인슐린 저항성과 연관되어 발생할 수 있습니다. 만약 내 몸에, 전에 없던 피부 변화가 생긴다면 이 역시 당뇨병을 의심해 볼 수 있습니다.

그리고 **식곤증도 의외로 당뇨 신호일 수 있습니다**. 물론 식곤증은 누구나 겪는 흔한 증상입니다. 우리가 음식을 먹게 되면 위장에 혈액이 모이기 때문에 상대적으로 뇌 쪽으로는 혈액이 부족해집니다. 그래서 약간 멍해지거나, 졸린 기분이 드는 식곤증을 겪습니다. 그런데 또 한편으로는 식후 혈당 변화와 인슐린 작용 등의 이유로도 식곤증이 발생할 수 있습니다.

**만성 피로감 역시 주의해서 살펴볼 필요가 있습니다**. 충분한 휴식을 취하고 잠을 잤음에도 계속 무기력하고 피로한 경우입니다. 이 역시 당뇨 전 단계로 인슐린 저항성이 생겼을 수 있습니다. 당뇨 때문에 우리 몸에서 에너지 대사가 잘되지 않아 자꾸 피곤함을 느낄 수 있습니다.

---

### ✗ 의외의 당뇨 신호 ✗

1. 피부병 (쥐젖, 흑색 극세포증, 가려움)
2. 견디기 힘든 식곤증
3. 만성 피로감
4. 비정상적인 허기짐과 폭식
5. 단 음식 중독

삼다증 중 다식과 비슷한 증상으로, **갑작스럽게 배가 고프고 폭식하는 증상도 있습니다.** 정상이라면 일상생활을 하다가도 천천히 배고파야 합니다. 그런데 당뇨 전 단계 환자들은 배가 고프다고 생각하자마자 뭔가 먹지 않으면 해결되지 않는 급격한 배고픔을 느끼곤 합니다. 여기에 **단 음식이 계속 당긴다면 이 역시 당뇨를 의심해 봐야 합니다.** 왜냐하면, 몸에서 혈당 대사가 제대로 안 되니 음식을 다 먹었는데도 자꾸 탄수화물을 더 먹으라고 신호를 보내기 때문입니다.

그리고 병원에서 확실하게 진단받기 전, 집에서 당뇨인지 판단할 수 있는 자가 진단법이 있습니다. 먼저 입을 확인해 보세요. **새빨갛게 된 혀, 구강 내에 증가한 백태, 입안에 생긴 상처, 치은염 같은 것이 자꾸 생기면 당뇨를 의심할 수 있습니다.** 왜냐하면 입안 점막과 각종 미세혈관들은 아주 예민하고 감염에 취약하기 때문입니다. 그래서 잇몸 질환이 자꾸 생기면 당뇨로 인해 생긴 구강 질환들로 의심해 볼 수 있습니다.

**3초가 지나도 하얀색을 유지하고 있다면 당뇨에 의한 말초 혈관 악화 상태를 간접적으로 예상해 볼 수 있습니다. 먼저 주먹을 꽉 쥐었다 폅니다.** 폈을 때 보통 3초 이내에 빨간 혈색이 돌아와야 정상입니다. 하지만 말초 혈관 질환이 있는 당뇨 환자들은 혈관색이 쉽게 돌아오지 않습니다. 3초가 지나도 하얀색을 유지하고 있다면 당뇨로 인힌 밀초 열관 질환을 의심해 볼 수 있습니다.

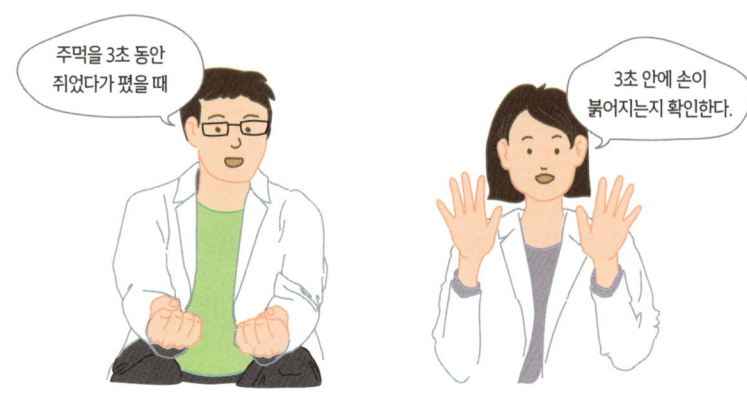

3초 주먹법

이 방법은 어디까지나 간접적으로 예상해볼 수 있을 뿐, 정확한 진단을 위해서는 혈액검사를 통한 혈당 측정이 필요합니다.

### 당뇨 자가 진단법

1. 입에 상처, 백태가 낀다.
2. 3초 주먹법
   - 주먹을 쥐었다 폈는데 3초 이내에 혈색이 돌아오지 않는다.

## 당뇨병은 어떻게 진단할까?

당뇨 의심 증상을 확인했다면, 당뇨병 여부를 확실하게 확인하는 단계를 거치는 것 역시 중요합니다. 보통 혈당수치를 검사했을 때, 8시간 이상 금식한 상태에서 당수치가 '126 mg/dL' 이상이면 당뇨병으로 진단합니다. 혹은 아무 때나 혈당이 200 mg/dL 이상이면서 전형적인 증상(다뇨, 다음, 원인불명 체중감소)이 있을 때 바로 당뇨 진단이 가능합니다. 이전에는 혈당수치 검사를 4번을 했습니다. 그런데 **요즘은 '당화혈색소 검사'로 비교적 더 간단하게 검사를 진행합니다.** 당화혈색소 검사란 지난 2~3개월 동안 혈당수치들의 평균치를 검사하는 겁니다. 적혈구 내 헤모글로빈에 포도당이 결합된 비율을 측정하여, 지난 2~3개월간의 평균 혈당을 알 수 있습니다. 보통 당화혈색소가 6.5% 이상이면 당뇨로 확진하고, 5.7%~6.4%면 당뇨 전 단계로 진단합니다.

검사 후, 당뇨 전 단계를 진단받았다면 생활 습관과 식습관 교정을 빨리 시작하는 것이 좋습니다. 그리고 당뇨병을 확진 받았다면 생활 습관 개선으로 조절을 시도할 수 있으며, 혈당 수치와 환자 상태에 따라 약물 시작 여부를 결정합니다. 이런 방법을 통해 **당화혈색소가 6.5 이하로 정상화되는 것을 목표로 하고 당수치를 관리해야 합니다.**

## 모르면 후회하는 최고의 당뇨 퇴치법은?

당뇨병은 만성 질환이며, 많은 주의가 필요한 병입니다. 그렇다고 해서 당뇨로 진단받았다고 해서 하늘이 무너질 만큼 좌절할 필요는 없습니다. 처음 당뇨를 진단받은 환자들을 보면 한두 달 헬스클럽 가서 운동하고, 무작정 굶다가 힘들어서 포기하고 약에만 의존하는 분이 많습니다. 그럴 필요 없이 내 생활을 꾸준히 지속 가능한 가벼운 운동과 식생활로 바꾸는 것부터 시작하면 됩니다. 그렇게 내장 지방을 조절한다면 당뇨약도 얼마든지 줄일 수 있습니다. 당뇨 전 단계 진단을 받은 사람은 그 순간부터 경각심을 가지면 됩니다. 얼마든지 당뇨 전 단계 환자는 정상으로 돌아갈 수 있습니다. 물론 당뇨에 좋은 약들은 있습니다. **하지만 아무리 좋은 약을 먹어도 생활 습관이 엉망이면 한계가 있고, 약만 늘어갑니다.** 당뇨병 환자도 생활습관 개선과 약물 치료를 병행하여 혈당을 잘 조절할 수 있으며, 적극적인 생활습관 개선으로 주치의와 상의하여 약물 용량을 줄이거나 끊을 수도 있습니다. 혈당을 낮추기 위해서 꼭 기억해야 할 한 가지는 장기간 지속 가능하게 내 습관을 바꾸는 겁니다.

그래서 **당뇨 환자에게 꾸준히 실천 가능한 좋은 습관은 '식후 걷기'입니다.** 혈당이 오르는 걸 방지하는 것이 바로 '걷는 것'입니다. 우리 몸의 작은 근육만 움직여도 혈당이 오르는 걸 막아 줍니다. 그래서 밥을 먹은 다음에 앉아서 쉬는 것이 아니라, 바로 걷는 것이 좋습니다. 많은 연구에 따르면, 식사 직후 걷는 것이 가장 좋다는 것이 입증됐습니다.

그런데 많은 분이 식후 걷겠다고 생각만 하고 TV 시청, 인터넷 등을 하다가 잠깐 잠들기 때문에 걷는 시간을 놓치곤 합니다. 그래서 식후 조금 쉬는 것이 아니라, 바로 재활용이나 청소를 하고 동네 한 바퀴를 걷는 것이 좋습니다.

그런데 '식사 직후 걸으면 배가 아픈데요? 그러면 오히려 소화가 안 되지 않나요?' 걱정하는 분들이 있습니다. 그 답을 말씀드리면, **식사 직후 배가 안 아플 정도로 아주 천천히 걸으면 되고, 실제로 그렇게 걸어도 소화 기능에 문제가 되지 않습니다.** 아주 천천히 걷다가 배가 안 아프면 속도를 높여 조금 더 빨리 걷고, **그 다음에는 등에 땀이 날 정도로 걷는 것이 좋습니다.** 식후 10~15분 정도의 가벼운 걷기도 혈당 조절에 효과가 있습니다. 개인의 체력에 따라 10~30분 정도 걷기를 권장합니다. 그 이유는 조금만 걷고 멈추면 다시 혈당이 오르기 때문입니다. 30분 정도는 걸어야 혈당이 안정되고 건강에 좋습니다. 만약 체력이 된다면 1시간 정도 걷는 것도 좋습니다.

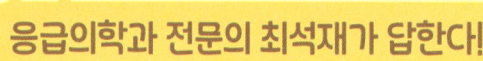

응급의학과 전문의 최석재가 답한다!

# 02 모르면 돌연사로 이어지는
# 심근경색

심근경색은 왜 돌연사 1위가 됐을까?

당장 응급실에 가야 하는 심근경색 전조증상은?

돌이킬 수 없는 심근경색의 골든타임 '1시간'

모르면 후회하는 심근경색 대비법은?

## 심근경색은 왜 돌연사 1위가 됐을까?

심근경색은 심장에 혈액을 공급하는 관상동맥이 갑자기 막혀 심장 근육 일부가 괴사하는 질환입니다. 심근경색이라는 질환은 많이 들어봤지만, 주위에 얼마나 많이 벌어지고 있는지는 생각보다 와닿지 않습니다. 하지만 주위에 보면 심근경색으로 사람이 쓰러지는 상황은 의외로 꽤 많이 벌어지고 있습니다. 실제로 우리나라 성인 돌연사의 대표적 원인 중 하나가 심근경색입니다.

예전에는 통상적으로 주로 40대 이상 남성, 50대 이상 여성에게 흉통이 있을 때 심근경색을 의심했었습니다. 물론 갑자기 추워지는 날씨, 더워지는 날씨처럼 급변하는 날씨 영향도 있습니다. 그런데 지금은 중·노년뿐 아니라, 30대와 드물지만 20대에서도 심근경색이 발생하는 사회가 됐습니다.

## 당장 응급실에 가야 하는 심근경색 전조증상은?

심근경색은 혈관이 완전히 막히기 전에 전조 증상이 나타나는 경우가 많습니다. 먼저 많이들 아시는 '협심증'이 있습니다. 협심증은 대개 70% 이상 좁아졌을 때 증상이 나타납니다.

협심증의 흉통은 5~10분 정도 지속되고, 휴식하면 호전됩니다. 그래서 이런 경우 심장혈관 질환에 의한 흉통 여부를 파악하기 위해 심장내과에서 관상동맥 조영술을 시행하게 됩니다. 그 외에 뛰면서 하는 심전도 검사인 트레드밀 테스트를 진행하기도 합니다. 요즘은 CT 기술이 발전해서 조영제 CT로 관상동맥의 상태를 더 쉽게 파악할 수 있습니다. 이런 검사들로 미리 심장 혈관 상태를 관리해야 합니다.

협심증에서 증상이 더 진행되면 '불안정성 협심증'으로 발전합니다. 불안정성 협심증은 관상동맥이 심하게 좁아진 상태에서 혈전 등으로 혈류가 갑자기 줄어들 때 발생합니다. 이런 경우 평소보다 적은 운동이나 안정 시에도 흉통이 발생하고, 지속 시간 또한 길어질 수 있습니다. 응급실에서는 심근경색에 준해 치료하기 때문에 입원시키기도 하고요. 혈관이 더 막히지 않게 혈전 예방약, 혈관을 확장시키는 약물을 처방하는 등 아주 위험한 상태입니다.

협심증과 달리 혈관이 완전히 막히는 것이 바로 심근경색입니다. 혈전이 생겨 좁아져 있던 심장 혈관을 막기도 하고요. 플라크가 파열되면 그 부위에 혈전이 급격히 형성되어 관상동맥이 막히고, 이에 따라 해당 혈관이 공급하던 심근 부위가 심한 허혈과 괴사에 이르게 됩니다. 이때 극심한 흉통이 발생할 수 있습니다.

심근경색의 대표적인 증상은 흉통이지만, 일부 환자에게서는 흉통이 없거나 소화불량, 상복부 통증, 오심, 식은땀 등 비전형적인 증상이 나타날 수 있습니다. 보통 상복통이 발생했을 때, 흉통과 연관 짓기 어렵습니다. 흔히 상복통이라고 하면 환자 입장에서는 흉통이 아니라, 체한 것 같은 단순 윗배 통증이라고 느껴집니다. 또 배, 간, 위쪽의 문제로 생각하고 심장 질환을 놓치는 경우가 많습니다. 그래서 당장 급한 심장 문제가 아니라 생각하고 119 신고나 병원 방문을 미루기 때문에 초기 치료 시기를 놓쳐 심각한 문제로 이어집니다. 만약 식은땀이 동반되고, 설명할 수 없는 급격한 심한 통증이 발생할 경우 응급실에 가서 도움받아야 합니다. 실제로 이런 증상을 넘기고 나중에 응급실에 왔다가 심전도를 찍어봤더니, 급성 심근경색이 발병한 지 2~3일 지난 경우도 있었습니다. 발견이 너무 늦어 심부전 상태로 발전해 심장 합병증으로 치료해야 하는 경우도 있었고요. 그래서 상복통일 때 꼭 심전도를 찍고 확인하는 것이 중요합니다.

**그리고 노인, 치매 환자의 경우, 통증을 제대로 느끼지 못하는 경우도 있습니다. 또 당뇨를 오래 앓은 환자인 경우에도 흉통을 제대로 인지하지 못 하기도 합니다.** 이런 분들은 경우 흉통이 아니라, 무기력, 식사 부족 같은 증상으로 응급실을 방문하기도 합니다. 혹은 다른 질병으로 누워서만 지내는 경우, 의료진도 흉통을 확인하지 못해 심장 질환을 예상 못하기도 합니다. 이런 경우에는 혈액 검사 과정에서 심장 효소 수치가 높아 뒤늦게 심장 질환임을 확인하는 경우도 있습니다. 그래서 집에 노인이 있거나 혈관 건강이 안 좋은 고혈압, 당뇨 질환을 오래 앓은 분, 평소 흉통이 있었는데 갑자기 식사를 못 하는 경우, 무기력 증상이 있는 경우는 심장 질환을 의심해 보고 혈액 검사를 진행하는 것이 중요합니다. **만약 심장 질환의 초기 치료 시기를 놓치면 심부전으로 진행됩니다.** 쉽게 말해, 심장을 제대로 짜주지 못하는 상태가 됩니다. 보통 심장 질환 같은 경우, 환자 본인이 흉통을 느껴 병원을 찾게 되는 경우가 가장 흔합니다. 그 외에는 다리 부종, 팔이 부은 상태로 방문하죠. 이게 바로 심근경색 후 나타나는 심부전으로 방문하는 경우입니다. 그래서 **팔다리가 붓는 증상이 나타나거나 호흡 곤란 상태일 때는 꼭 심장 질환일 경우도 생각해야 합니다.**

또 혈관 문제로 인해 발생하는 또 다른 질환 중에는 **뇌혈관 질환도 있습니다.** 그래서 반신 마비, 어눌한 말, 기억 장애, 구토 증상이 동반되기도 합니다. 또 소뇌 쪽에 뇌경색이 왔을 때는 어지러움 증상이 발생합니다. 이런 증상이 생기면 혈관 질환을 의심해 볼 수 있습니다. 드물게는 장경색으로 갑자기 배가 부풀어 오르는 느낌과 함께 설사, 혈변이 나타나는 경우, 배가 빵빵해지는 증상도 발생합니다.

### 심근경색 전조증상

1. 극심한 흉통
2. 상복통 (체한 느낌)
3. 극심한 피로
4. 반신마비
5. 말 어눌함
6. 기억 장애
7. 구토
8. 어지러움

## 돌이킬 수 없는 심근경색의 골든타임 '1시간'

심근경색의 골든타임은 1시간 이내입니다. 물론 2~3시간도 치료 가능한 경우가 있긴 합니다만. 심장 혈관이 막히고 시간이 오래 경과되면 시술을 진행하지 못하는 경우가 있습니다. 그리고 6시간 이상 지났을 때는 낮은 치료 효과와 위험성을 고려해 세심히 시술을 결정합니다. 왜냐하면 심장 혈관을 뚫다가 혈관이 찢어지면, 심장 주위에 피가 차면서 심장 자체를 누르는 상태가 발생할 수 있습니다. 이런 경우, 응급 상황으로 바로 사망할 수 있기 때문입니다. 그래서 **심근경색의 경우 가능하면 1시간 이내, 늦어도 3시간 이내에 응급실에 도착해야 안전하게 시술을 시행할 수 있습니다.** 이 골든타임은 뇌혈관 질환에서도 마찬가지로 적용됩니다. 6시간 이상 지났을 때는 뇌혈관 주위에 있는 조직들이 괴사해 뇌출혈 등 합병증 가능성이 높아지기 때문입니다. 괴사로 뇌혈관을 뚫다가 뇌출혈이 발생할 수 있습니다. 이런 경우 뇌출혈과 뇌경색 모두에 대한 위험이 커져 치료가 매우 어려워지게 됩니다. 이런 위급한 문제들 때문에 골든타임이 중요합니다. 그런데 간혹 뇌혈관 시술의 경우, 환자 상태에 따라 최대 12~24시간까지도 시행하는 경우가 있기 때문에 골든타임이 지났더라도 반드시 병원 진료를 받아야 합니다.

사실 심근경색이 발생했을 때, 환자 스스로 할 수 있는 방법이 없는 경우가 많습니다. 오히려 옆에 사람들이 도와줘야 합니다. 만약 내가 의식이 있을 때 심상치 않은 흉통이 발생했다면 119에 신고하면 좋겠습니다만 의식을 잃은 상태라면 옆에 있는 사람이 도와줘야 합니다. **이때 가장 중요한 것이 119 신고입니다.** 그다음 해야 할 것은 가까운 곳에서 제세동기를 가져오거나, 여의치 않다면 119에 도움을 받는 겁니다. 환자의 의식 상태를 살펴보고, 만약 의료인이라면 맥박을 확인하고, 맥박이 없다면 심폐소생술을 진행합니다. 일반인의 경우 의식이 없거나, 호흡이 온전치 않다면 일단 심폐소생술을 시작하는 것이 원칙입니다. 이때는 119에 신고한 상태로 상황실에 도움을 받으면서 진행합니다. 위급한 상황에서도 119 상황실에서 스마트폰으로 스피커폰이나 영상 통화로 도움을 받을 수 있습니다.

우리 심장은 쉬지 않고 뛰어야 생명을 유지할 수 있는 장기입니다. 그런데 저산소증에 빠져 심장이 못 뛰게 되면 어떻게 될까요? 심장이 멈춘 뒤 4분 이내에 되돌릴 수 없는 뇌 손상이 시작되므로, 즉각적인 심폐소생술이 필요합니다. 그래서 심근경색이 왔을 때는 119를 통해서 도움받기도 하지만, 주변 도움을 받아야 하는 경우가 많습니다. 만약 주위에 쓰러진 환자가 가슴을 움켜쥐는 것을 목격하면, 먼저 빨리 달려가서 의식을 확인하고, 의식이 없으면 주변에 있는 제세동기로 심폐소생술을 해주는 도움이 필요합니다. 사회적으로 이런 관심과 도움이 필요하겠습니다.

## 모르면 후회하는 심근경색 대비법은?

일단 본인이 협심증, 불안정성 협심증, 심근경색을 앓거나 앓았던 경우, 혹은 건강검진에서 경동맥이 두껍다든지 혈관 상태가 안 좋다고 진단받은 분은 고위험군입니다. 그 외에 뇌경색, 뇌졸중, 고혈압, 당뇨로 혈관 건강이 안 좋은 분들도 역시 생활 습관을 교정하는 등의 주의가 필요합니다. 그리고 한 가지 추천하는 것은 일단 응급 상황 발생 시 내 생활 반경 내 어디에서 치료받을 수 있는지 확인해 두는 것이 중요합니다.

치료 기관 중에는 심뇌혈관 센터라는 곳이 있습니다. 이는 24시간 심혈관, 뇌혈관 시술을 할 수 있는 팀을 운영하는 병원을 말합니다. 지역 응급의료센터 일부와 권역 응급의료센터에서 전문 시술을 시행하고 있습니다. 그래서 근처 응급센터 중에서 어떤 병원이 관련 시술이 가능한지를 미리 확인해 두는 것이 좋습니다. 만약 갑자기 5분 이상 코끼리가 밟는 것 같은 심한 흉통, 한쪽 반신 마비 증상, 말이 어눌해진다는 등 이런 급성 심장 혈관 증상이 발생했을 경우, 심혈관과 뇌혈관 시술이 가능한 병원으로 빨리 이동하는 것이 중요합니다. 그런데 일반인들이 이런 정보를 모두 알기 힘듭니다. 그럴 때 119시스템을 활용하는 것이 좋습니다. 119 대원들이 어떤 병원에서 어떤 시술이 가능한지 파악하고 있습니다. 그래서 혼자서 해결하기보다 119에 빠르게 신고해 내 상태를 전달하고 도움받는 것이 좋습니다. 또 내 몸의 상태, 내 질환이 어떻게 위험한지 미리 알고 있는 것 역시 중요합니다.

그래서 꾸준한 건강검진도 정말 중요합니다. **건강검진 중에는 심장 혈관의 상태를 확인하는 심전도 검사가 있습니다.** 심전도 검사를 하면 협심증이 추정되는 이상 소견이 발견되는 경우가 있습니다. 그런 경우 심장 혈관이 심하게 좁아져 있다는 증거일 수 있습니다. 그 외에도 심전도를 통해 심방세동 같은 부정맥이 발견되기도 합니다. 이럴 때는 혈전 예방을 위한 약물 치료 등이 필요합니다. 그렇기 때문에 건강검진에서 심전도 검사가 굉장히 중요합니다. **이밖에는 경동맥 초음파 검사도 있습니다.** 심장 관련 검사들로 내 혈관 상태를 주기적으로 확인하는 것이 중요합니다.

---

### 🍴 일상 속 심근경색 대처법 🍴

1. 생활 반경 내 치료 기관 위치 파악
   (심뇌혈관 센터, 응급 의료 센터 등)
2. 119 시스템 활용
3. 건강검진 중 심전도 검사로 혈관 상태 체크
   (+ 경동맥 초음파 검사)

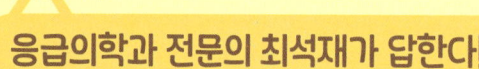

# 03 모르면 시한폭탄이 되는
## 뇌졸중

뇌졸중은 도대체 왜 계속 증가할까?
뇌졸중은 의사들도 두려워 한다?
당장 응급실에 가야 하는 뇌졸중 전조증상은?
뇌졸중은 어떻게 미리 발견할 수 있을까?
모르면 후회하는 뇌졸중 대비법은?

## 뇌졸중은 도대체 왜 계속 증가할까?

뇌졸중은 위험하고 무서운 질환입니다. **그런데 뇌졸중은 정확히 어떤 병일까요?** 뇌졸중은 뇌출혈*과 뇌경색*을 합쳐서 부르는 말로, 두 질환의 증상이 비슷한 특징이 있습니다. 우선 **뇌출혈은 뇌혈관이 터져 출혈이 발생하고, 이에 따라 뇌부종이 생기거나 뇌압이 상승하여 생명을 위협할 수 있는 질환입니다.** 그리고 **뇌경색은 뇌혈관이 막혀 해당 부위에 혈류가 차단되어 뇌 조직이 괴사하는 질환입니다.** 예를 들어, 뇌가 한정된 공간에 있는 두부라고 생각하면, 어느 한 부분이 부풀어 오를 경우, 다른 부분들은 밀려나게 됩니다. 이 과정에서 압력이 발생해 뇌간을 누르게 됩니다. 뇌출혈과 뇌경색 모두 급성기에 적절히 치료하지 않으면 생명을 위협할 수 있습니다.

*  **뇌출혈**
  부종이 심해지고 뇌혈관 벽의 약한 부분이 터져 출혈이 생기며 발생하는 뇌혈관 장애

*  **뇌경색**
  뇌혈관이 막혀 뇌의 일부가 손상되는 질환. 괴사가 진행해 지속적인 신체 증상 발생

최근 심근경색과 함께 뇌졸중 환자들도 증가하고 있습니다. 실제로 응급실에 뇌경색, 뇌출혈, 심근경색, 뇌경색, 심근경색, 뇌출혈, 심근경색. 이렇게 3시간 만에 일곱 명의 환자가 119에 실려 올 정도로 증가했습니다. 실제 통계도 증명하고 있습니다. 건강보험심사평가원에 따르면, 2018년부터 2022년까지의 뇌 질환 발생 수가 점점 늘어났는데 뇌졸중의 경우 약 20% 증가했습니다. **그렇다면 우리나라에서 뇌졸중 같은 뇌 질환이 이렇게 급격하게 늘어나는 이유는 뭘까요?** 따져보면 고혈압, 당

뇨, 고지혈증 같은 만성 질환을 앓는 분들이 늘었습니다. 이 만성질환은 뇌혈관 질병의 주된 요인이기도 합니다. 보통 이런 만성 질환들은 빨리 발견해 관리를 해야 다른 문제가 일어나지 않습니다. 그런데 최근에는 젊은 층도 만성질환을 앓는 경우가 많이 늘었습니다. 여기에 우리나라 자체가 초고령화 시대가 되어가고 있습니다. 세대 구분할 것 없이 만성 질환을 앓는 분들이 많아진 경향도 있겠습니다. 고령화가 되면 뇌졸중, 치매 같은 질환을 앓는 환자도 덩달아 늘어나게 됩니다.

특히 한국의 고령화가 굉장히 빨리 진행되면서 뇌졸중 환자도 함께 급증했다고 볼 수 있습니다. 이렇게 우리나라가 고령화가 된 만큼, 나이 들수록 특히 뇌 관련 질환을 더 경계해야 합니다. 왜냐하면 우리의 뇌 역시 나이 들수록 구조적으로 변하기 때문입니다. 뇌는 보통 40대 이후로 부피가 감소합니다. 우리 뇌에는 회백질*과 백질*이라는 것이 있습니다. 백질이 회백질 사이에서 정보를 전달하는 일종의 통로 역할을 하는데 뇌졸중, 인지 기능, 치매에 중요한 역할을 합니다. 또 전두엽과 측두엽 역시 뇌 건강에 아주 중요한 역할을 하죠. 이 부위의 부피도 노화와 함께 점차 줄어듭니다. 나이가 들면서 자연스럽게 뇌 용량은 줄어드는데, 거기에 병까지 생겼다면, 뇌의 노화는 더 빨리 진행됩니다. 예를 들면, 치매는 알츠하이머만 있는 것이 아닙니다. 뇌혈관으로 인한 혈관성 치매도 있는데 이런 질환이 더 빨리 진행됩니다.

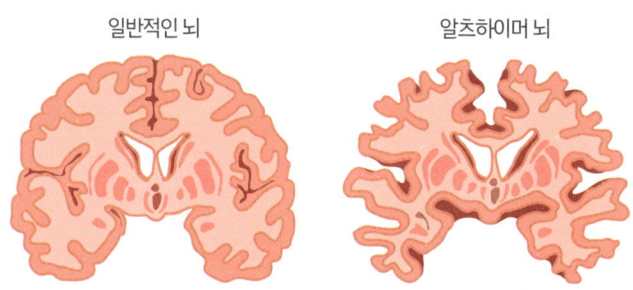

노화에 따른 뇌의 변화

* **회백질(대뇌피질)**
  - 대뇌의 표면을 감싸고 있는 신경세포들의 집합이다.
  - 대뇌의 안쪽부분에 비해 어두운 색을 띠고 있어 회백질이라 불린다.
  - 신경세포체와 모세혈관으로 이루어져 있다.
* **백질**
  - 뇌의 회백질 사이에서 정보를 전달하는 통로와 같은 신경섬유이다.
  - 뇌 혈류가 나빠지면서 생기는 뇌 백질 병변은 뇌졸중, 인지 기능 저하, 혈관성 치매, 알츠하이머병의 주요 지표로 알려져 있다.

## 뇌졸중은 의사들도 두려워한다?

뇌졸중은 발병 후 신속한 치료가 예후에 매우 중요한 질환으로, 의사에게도 두려운 병입니다. 치료가 늦어지면 후유증과 합병증 위험이 커지기 때문입니다. 뇌졸중으로 생기는 제일 대표적인 증상은 반신 마비인데 재활치료에 최소 몇 달, 몇 년을 고생하는 경우를 흔히 볼 수 있습니다. 발병 부위에 따라 시야장애, 성격 변화, 기억력 저하, 언어장애(실어증, 구음장애) 등 다양한 뇌 기능 손상이 나타날 수 있습니다. 뇌졸중은 이런 후유증 때문에 삶의 질이 떨어지는 무서운 질환입니다.

**또 뇌졸중은 심근경색처럼 골든타임이 아주 중요한 질환 중 하나입니다.** 정맥 내 혈전용해제 투여는 증상 발생 4.5시간 이내에 시작해야 하므로, 병원에는 최소 3시간 이내에 도착하는 것이 권장됩니다. 시간이 지날수록 예후, 즉 병이 나은 뒤의 경과와 후유증이 남을 가능성, 즉 생존율이 떨어집니다.

증상 발생 후 시간이 지날수록 뇌세포 손상이 진행되어 예후가 급격히 나빠지므로, 1분이라도 빨리 치료를 시작하는 것이 중요합니다. 그러다가 2시간 정도 지나면 5분마다 1.3% 떨어지기 시작합니다. 2시간 이상, 3~4시간 경과하면 5분마다 0.1% 떨어집니다. 즉, 증상이 나타난 초기에도 뇌세포들이 많이 손상됩니다. 그래서 최대한 1분이라도 빨리 병원에 가야 하는 것이 중요합니다. 시간이 많이 지나도 후유증이 별로 없는 것처럼 보이지만, 실제로 증상이 나타난 초반이 굉장히 중요합니다. **골든타임은 3시간이지만 증상이 시작되자마자 단 1분이라도 줄이는 것이 좋습니다.**

그런데 골든타임을 놓치는 원인을 따져보면 뇌졸중의 전조증상(일과성허혈발작 등)을 놓쳐서인 경우가 많습니다. 어지럼증, 일시적 마비, 언어장애 등 증상이 나타나면 대수롭지 않게 넘기지 말고, 즉시 병원을 방문해야 합니다. 만약 환자가 당뇨를 앓고 있으면 증상이 뚜렷하지 않다는 문제도 있습니다. 그리고 노인의 경우 도움을 받아서 병원에 가야 하는데 상황이 여의치 않기도 합니다. 하지만 제일 무서운 경우는 자다가 뇌 질환이 발생한 경우입니다. 이런 경우 아침에 증상이 발견되는데, 정확히 언제 발생하였는지 확인하기 어려워 치료에 어려움이 발생합니다.

## 당장 응급실에 가야 하는 뇌졸중 전조증상은?

우선 당장 병원으로 가야 하는 뇌졸중 전조 증상은 두통이 있습니다. 그 외에도 갑작스러운 편측 마비, 언어장애, 시야장애, 어지럼증, 평소와 다른 심한 두통 등이 있습니다. 그런데 두통이라는 증상은 애매해서 뇌졸중으로 생각하지 못하는 경우가 많습니다. 왜냐하면 일상 속 두통은 아주 흔하기 때문입니다. 실제로 통계에 따르면, 1년에 두통을 한 번이라도 겪는 인구수가 전체의 80%에 가깝습니다. 그래서 두통이 있는 모든 환자에게 적극적인 검사를 시행하기에는 현실적으로 어려움이 있습니다. 그럴 때는 두통의 양상에 따라 위험도를 구분해 보면 도움이 됩니다.

보통 두통이 있다고 하면 관자놀이를 만집니다. 그런데 이 부분이 아픈 것은 사실 뇌 질환과 관련 없을 수 있습니다. 또 목뒤부터 통증이

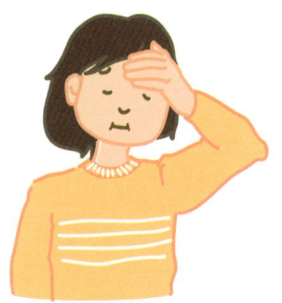

일반적인 두통 부위

위로 타고 올라오는 두통도 마찬가지입니다. 그림처럼 이마를 만지는 부위는 눈썹 위로 올라가는 신경이 있는 곳인데, 그 신경이 근육 사이에서 눌려 생기는 두통입니다.

뒤통수부터 찌릿찌릿하거나, 정수리 쪽으로 통증이 뻗어 올라가는 두통은 후두신경 때문에 발생하는 두통입니다. 이런 두통은 후두신경이 목덜미에서 눌려 두통을 일으키는 경우입니다.

**두통 중 제일 흔한 것은 근육에 문제가 생겨 발생하는 경추성 두통입니다.** 예를 들면, 어깨에 힘이 너무 많이 들어간 채로 휴대전화를 오래 볼 때를 상상하면 됩니다. 그러면 승모근이 긴장해 목 주위에 근육들(두판상근, 중사각근)이 압력을 받습니다. 이런 자세로 인해 근육이 계속 압

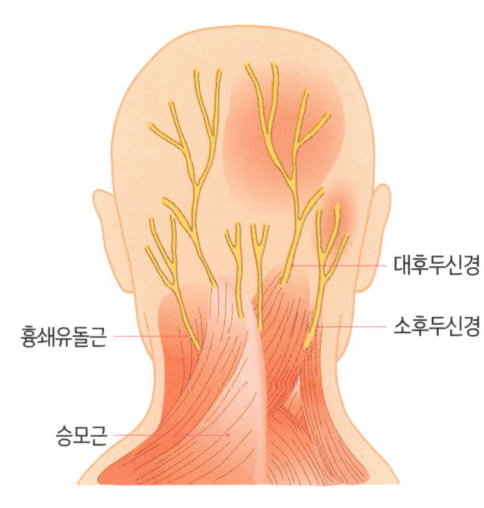

후두신경으로 인한 두통

력을 받아 만성화되면 근육이 딱딱해지고, 계속 힘이 들어가 두통을 일으킵니다. 왜 그러냐면 두판상근이 담당하는 신경 중에는 대후두신경, 소후두신경이라는 것이 있습니다. 이 신경들은 두피의 근육들을 담당하는데, 눌리면서 두피가 당기듯 통증이 발생합니다. 또 목 주위 근육 중에 중사각근이 대이계신경을 누르게 되면 귀쪽, 측두근을 심하게 잡아당기게 되고, 이에 따라 두통이 발생합니다.

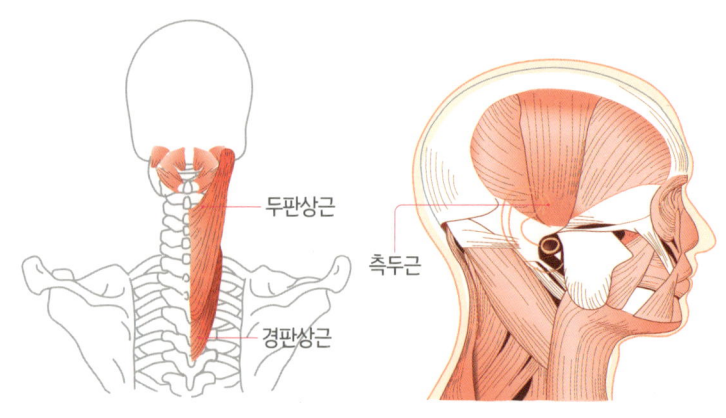

경추성 두통과 관련된 근육

이런 경추성 두통이 원인인 경우는 근육을 풀어주고, 자세를 교정하고, 진통제를 복용하면 해결되는 경우가 많습니다. 혹은 마사지, 주사 치료로 해결하기도 합니다.

그러나, 갑자기 시작된 극심한 두통, 평소와 다른 양상의 두통, 신경학적 증상(마비, 언어장애, 시야장애 등)이 동반된 두통은 반드시, 즉

시 병원에 방문해야 합니다. 보통 아침에 뇌압이 좀 더 올라가기 때문에 아침에 두통이 심하고, 오후에는 좀 나아집니다. 그런데 뇌졸중 때문에 생기는 두통은 순간적으로 뇌압이 올라가서 발생하기 때문에 주의해야 합니다. 이때 발생하는 두통은 태어나서 처음 느껴보는 듯한, 기절하듯 아픈 통증이 동반됩니다. **갑자기 확 터지거나, 뻥 터지는 느낌, 머리 안에서 벼락이 떨어지고 번개가 치고, 눈앞이 번쩍이는 느낌을 받습니다.** 목뒤에서 생기는 경추성 두통이 아니라, 이렇게 갑자기 생긴 극심한 두통, 평소의 두통과 다르게 심한 두통, 머리와 목 안쪽에서부터 발생하는 두통, 구토를 동반하거나 어지럼증을 동반하는 두통은 뇌졸중을 의심해 보고 검사를 꼭 해야 합니다.

그리고 이렇게 심각한 통증이 아니더라도 **오래된 두통, 진통제에도 낫지 않는 두통도 검사를 해 볼 필요가 있습니다.** 드물지만, **뇌출혈이나 뇌종양, 뇌동맥류 등 심각한 뇌 질환이 원인일 수 있기 때문입니다. 혹은 뇌동맥류라는 질환일 수도 있습니다.** 뇌동맥류란 쉽게 말해 뇌혈관에 생긴 꽈리입니다. 뇌압이 올라 뇌혈관 일부 부분이 부풀어 동그란 주머니 형태를 만든 겁니다. 그런데 이 꽈리가 점점 커지게 되면 뇌출혈을 일으킬 수 있는 확률이 급격하게 커집니다. 그래서 꽈리가 작을 때부터 동맥류의 크기, 위치, 환자 상태 등을 고려해 코일 색전술이나 클립 결찰술 등 적절한 치료 방법을 선택합니다. 이렇게 뇌동맥류 가능성이 있는 만성 두통인 경우, 필요하다면 머리 CT, MRI, MRA 등 영상 및 혈관 검사를 시행할 수 있습니다. 이 밖에도 뇌암, 뇌 염증, 뇌염, 뇌수막염도 두통을 일으킬 수 있습니다. 혹은 아주 드물게 민물회, 멧돼지 등으로 인한 **기생충 감염이 뇌에 침범해 두통이 발생할 수도 있습니다.** 그래서 평소와 다른 두통이 있다면 꼭 병원에 가서 확인해 보는 것이 좋습니다. 그냥 두통이라고 생각하고 진통제로만 버티면 소중한 골든타임을 놓칠 수 있습니다.

실제로 두통과 뇌 질환 관련된 사례 중에 위급했던 경우들이 많았습니다. 두통으로 병원에 방문한 임산부가 있었습니다. 임산부라 아이한테 영향이 있을까 봐 CT, MRI, 엑스레이 같은 검사를 꺼려 병원에 가기 무서웠던 겁니다. 또 MRI는 오랜 시간 누워서 소음을 들어야 하는데 아이한테 스트레스를 줄 우려도 있었습니다. 그래서 두통이 심했는데 약도 안 먹고 며칠을 버티다 병원에 온 경우였습니다. 우선 진찰을 했는데 일반 두통과 다른 경우라 간단한 MRI를 진행했습니다. 알고 보니 뇌출혈이었고, 수술해야 했습니다. 다행히 아이가 8개월이라 제왕절개로 먼저 출산하고, 뇌출혈 수술을 진행했던 사례였습니다.

두 번째 사례는 20대 여성이 두통으로 방문했던 경우였습니다. 역시 뇌출혈을 먼저 생각하기 어려웠습니다. 물론 머리 안쪽 출혈을 확인하지만, 젊을수록 뇌출혈 위험이 낮아 큰 가능성을 의심하지 않았습니다. 그런데 검사 결과, 뇌 안 지주막에 출혈로 압력이 발생해 구토와 두통이 발생한 상황이었습니다.

세 번째 사례는 모 대학병원 간호사도 같은 진단을 받은 경우였습니다. 그런데 수술할 의사가 없어 다른 병원 이송 중 안타깝게 사망했습니다. 당시 혈압을 낮추는 약을 처방한 뒤, 보호자에게 연락하라고 전달한 사이 거품을 물고 이미 쓰러져 경련이 발생했습니다. 뇌 압력으로 뇌 기능이 떨어져 뇌출혈로 의식을 잃었다는 것은 회복하기 어렵다는 뜻이기도 합니다.

네 번째 경우, 머리를 부여잡고 소리를 지르며 두통을 호소하며 119로 실려온 50대 환자였습니다. 도저히 진정되지 않아서 인공호흡기를 달고, 약으로 재워 겨우 CT를 진행했습니다. 기관 삽관을 해야 하는데 체중이 많이 나가고 목이 짧은 환자라 어려움이 있었습니다. 그래서 억지로 산소를 집어넣는 시술과 방사선을 쬐며 CT를 병행했습니다. 검사 결과, 지주막하 출혈이었고 시술 할 수 있는 병원으로 급박하게 이송해야 하는 경우였습니다. 그만큼 두통은 뇌 질환으로 이어질 수 있는 긴급한 상황으로 이어지기도 합니다.

**뇌 질환과 관련된 증상으로는 반신 마비 증상도 있습니다.** 오른쪽에 힘이 빠지거나, 혹은 반대로 왼쪽에 힘이 빠지기도 합니다. 내가 만약 오른쪽 팔다리에 힘이 빠졌다면? 왼쪽 뇌의 기능에 이상이 생겼을 수 있습니다. 왼쪽 중대뇌동맥이 막히면, 왼쪽에 있는 신경 다발들이 목에서 반대쪽으로 넘어가, 오른쪽 운동 신경을 담당하게 됩니다. 그래서 왼쪽에 뇌출혈, 뇌경색이 생기면 오른쪽 팔다리에 마비가 발생합니다. 뇌출혈도 마찬가지로 반대쪽 팔다리에 마비가 생길 수 있습니다. 대뇌 출혈,

기저액 부위에 출혈이 생겨도 비슷한 증상이 나타납니다. 중대뇌동맥을 담당하는 쪽이 눌리면 반대쪽 팔다리에 힘이 떨어지는 증상이 나타납니다. 만약 내 팔다리 한쪽에 갑자기 힘이 빠지면 뇌경색을 의심해 보는 것이 좋습니다.

그리고 하반신 힘 빠짐 증상은 척수 질환이나 말초 신경 이상 원인에 의해 발생할 수 있습니다. 그래서 디스크 쪽 신경 마비, 척수 마비, 하반신 마비, 그리고 더 심해지면 상반신 마비에서 호흡 마비까지 단계별로 발생합니다.

두통, 구체적인 한쪽 반신마비, 이밖에도 구토와 어지럼증. 이런 증상이 발생했다 사라졌을 경우 뇌질환을 의심하고 빨리 검사를 받는 것이 중요합니다. 뇌혈관이 막혔다가 풀렸거나, 뇌출혈이 부위가 작아서 그런 걸 수도 있기 때문입니다.

뇌 질환이 발생하면 정확한 검사를 통해 진단해야 하는데, 뇌졸중은 신경학적 진찰과 병력 청취로 추정할 수 있지만, 최종 진단에는 CT, MRI 등 영상 검사가 필요합니다. 반신 마비, 안면 마비, 언어장애 등 신경학적 증상이 있다면 추정이 가능합니다. 가끔 뇌졸중이 아니라 뇌종양이 발견되는 경우도 있습니다. 관련 증상들이 명확하지 않으면 사실 일상생활에서 뇌졸중 진단은 굉장히 어려운 경우가 많습니다.

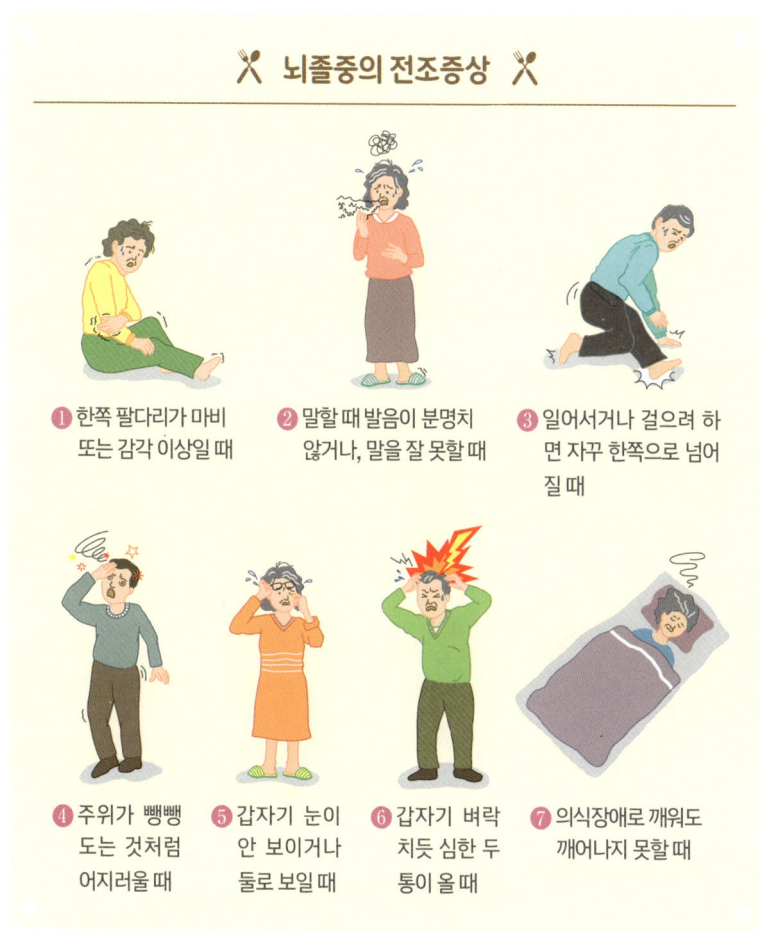

평소와 달리 가족이 음식을 너무 짜게 하거나, 미각이 달라져 다른 음식을 먹는다면 뇌경색이나 뇌출혈을 확인해야 하지만, 이런 경우는 드문 경우입니다. 의외의 증상 중에 간혹 성격 변화도 뇌출혈이나 뇌경색의 증상인 경우가 있습니다.

실제로 성격 변화가 뇌출혈의 증상인 사례가 있습니다. 응급실이 제일 바쁜 날, 명절에 가족들 10명 정도가 한꺼번에 내원한 경우였습니다. 50대 남자 환자의 행동이 이상하다는 가족들의 진술이 있었습니다. 전날 음주 후, 싱크대에 소변을 봤다는 문진에 위급상황으로 인지하지 않고 대기하라고 대응했습니다. 그런데 보호자가 증상이 너무 이상하다며 응급실에서 검사를 요구해 머리 CT를 찍어본 결과, 전두엽에 발생한 뇌출혈이 확인되었습니다. 이상 행동과 성격 변화가 뇌출혈의 증상이었던 것입니다.

또 두통 때문에 방문한 다른 50대 남성은 진찰을 해보니 말투가 이상한 경우였습니다. 보통 사람들과 달리 감정이 없는 말투라, 이상한 느낌에 문진하니 지인들도 성격이 변한 것 같다는 말을 들었다는 겁니다. 그리고 두통약을 먹고도 호전되지 않아, 주사 치료를 몇 개월 해 왔는데 알고 보니 뇌종양이 크게 자란 상태였습니다. 뇌종양이 커지면서 뇌를 누르니까 뇌의 압력이 올라가 두통이 생긴 겁니다.

## 뇌졸중은 어떻게 미리 발견할 수 있을까?

    뇌졸중을 조기에 진단할 수 있는 대표적인 판별법은 'BE FAST'입니다. BE FAST는 '이 증상이 있으면 빨리 움직이라는 뜻'입니다. 먼저 B(Balance; 균형)는 균형을 못 잡고 어지러운 증상입니다. E(Eyes; 눈)는 갑작스럽게 시야가 흐려지거나, 복시가 생기거나, 한쪽 또는 양쪽 눈의 시야가 갑자기 상실되는 증상입니다. 다음 F(Face; 얼굴)는 안면 신경에 마비가 오면서 얼굴 한쪽이 처집니다. 그래서 얼굴이 잘 움직이는지 확인해 봐야 합니다. 한쪽 얼굴이 처지거나, 미소를 지을 때 한쪽 입꼬리가 올라가지 않는지 확인합니다. A(Arm; 팔)는 양팔을 앞으로 들어 올리게 했을 때 한쪽 팔이 아래로 떨어지거나 힘이 빠지는지 확인합니다. 팔이나 다리를 들었을 때 한쪽으로 돌아가거나, 한쪽으로 떨어지지 않는지 확인합니다. S(Speech; 말)는 말할 때 발음이 어눌하거나, 말이 잘 나오지 않거나, 간단한 문장을 따라 말하지 못하는지 확인합니다. 특히 언어중추에 문제가 생기면 머릿속에서는 단어들이 왔다 갔다 하면서, 내가 말을 하고 싶어도 쉽게 말이 나오지 않습니다. 그래서 발음 장애를 판단하기 위해 응급실에서는 주소를 물어봅니다. 마지막으로 T(Time; 시간)는 위의 증상 중 하나라도 있으면 즉시 119에 신고해 병원으로 이송해야 합니다.

    만약 내가 뇌졸중인 걸 인지한다면 정말 좋겠지만 그렇지 못하는 경우도 많습니다. 뇌 한쪽에 병변이 생겼을 때, 그 부위가 내가 주로 사용하는 곳의 반대쪽인 경우가 그렇습니다. 그래서 내 가족, 가까운 사람을 위해 뇌졸중 증상을 알고 빠르게 대처하는 것이 필요합니다.

119에 신고 후, 구급차를 기다리는 동안 할 수 있는 것은 무엇이 있을까요? 사실 현장에서 응급 처치로 할 수 있는 방법은 그렇게 많지 않습니다. 의료 지식이 없으면 실수하는 경우도 많습니다. 다만 뇌출혈과 뇌경색이 심할 때, 뇌압이 올라가면서 경련, 거품을 물고 의식을 잃는 경우가 있습니다. 이럴 때는 뇌가 외상으로 손상 되지 않게 보호해 주는 것이 중요합니다. 또 환자의 체온을 보호하고 기도 확보를 해야 합니다. 간혹 구토를 하면서 기도를 막을 수 있는데 입안에 있는 음식물을 긁어내야 합니다. 왜냐하면 환자가 의식이 없을 때 혀를 자극하면 물 수 있습니다. 만약에 입안을 긁어낼 수 없거나, 환자가 혀를 굳게 앙다물고 있다면, 환자를 옆으로 눕혀 자연스럽게 흘러나오게 해야 합니다.

조금 괜찮아졌다고 물 마시지 말고, 절대 안정을 취하는 것이 가장 좋은 방법입니다. 만약 위급한 상황에 혼란스럽고 모르겠다면, 119 대원의 지시를 따르는 것이 가장 좋습니다.

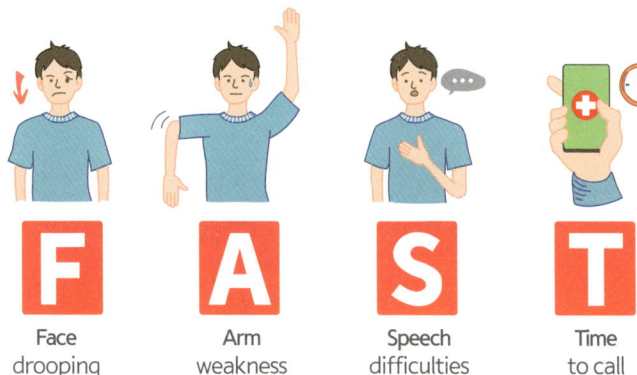

B: 밸런스 = 균형을 잡지 못하고 어지럽다.
E: 아이 = 시야가 흐려진다.
F: 페이스 = 신경 마비로 얼굴 한 쪽이 처진다.
A: 암 = 팔, 어깨, 손목이 처진다.
S: 스피치 = 말이 어눌해지거나 나오지 않는다.
T: 타임 = 119에 신고한다.

뇌졸중 자가진단법 BE FAST

## 모르면 후회하는 뇌졸중 대비법은?

사실 뇌를 검사하는 꾸준한 정기 검진은 흔하지 않습니다. 물론 뇌 속을 볼 수 있는 검사는 CT와 MRI가 있긴 합니다. MRI가 뇌와 관련된 가장 많은 정보를 주기는 하지만 그렇다고 CT보다 무조건 좋은 검사라는 의미는 아닙니다. CT는 뇌출혈이 잘 보이고, MRI는 뇌경색이 잘 보입니다. 그리고 MRI는 뇌의 실제 안쪽에 어떤 병변이 있는지 잘 볼 수 있습니다. 각각 용도와 장점이 있지만 현실적으로 생각했을 때 비용 문제도 있고 매번 CT, MRI를 찍기 어렵습니다. 그래서 뇌졸중은 초기에 발견하는 것이 어렵기도 합니다.

뇌졸중의 위험 요인 중 하나인 경동맥 협착을 조기에 발견하는 데 '경동맥 초음파 검사'가 도움이 됩니다. 경동맥 협착은 50% 이상 진행되어도 증상이 없는 경우가 많으며, 70% 이상 협착에서도 무증상일 수 있습니다. 그래서 CT나 MRI 검사 전, 검진의 목적으로 경동맥 검사를 꼭 받는 것이 좋습니다. 무엇보다 경동맥 검사는 별다른 준비가 필요 없다는 장점이 있습니다. 병원에 편안하게 누워있으면 경동맥이 두꺼워졌는지, 좁아진 곳이 있는지, 혈관 벽 손상이 있는지 확인할 수 있습니다. 그리고 경동맥 초음파는 실시간으로 혈관의 상태를 확인할 수 있고, 필요시 다른 혈관도 추가로 평가할 수 있습니다. 경동맥 초음파 검사 외에 '뇌 기능 선별 검사'도 있습니다.

뇌 기능 선별 검사는 주로 치매 평가에 사용되며, 뇌졸중 후 인지기능 장애 평가에도 활용됩니다. MRI의 디퓨전(확산강조영상) 검사는 급성 뇌경색 진단에 매우 유용합니다.

뇌 질환 관련 검사에서 가끔 뇌동맥류를 진단받은 경우가 있습니다. 흔히 뇌동맥류라고 하면 무조건 수술해야 한다고 잘못 알고 있는 사람들이 많이 있습니다만, 뇌동맥류 진단을 받았다고 해서 반드시 수술이 필요한 것은 아니며, 크기와 위치, 환자 상태에 따라 경과 관찰이나 시술을 선택할 수 있습니다. 반드시 치료해야 되는 뇌동맥류가 있지만 아주 작고, 위치가 위험하지 않다면 경과를 관찰하기도 합니다. 혹시 나중에 크기가 더 커지면 그때 치료하는 경우도 있습니다. 최근에는 대퇴부 혈관을 통해 뇌동맥류 내에 코일을 삽입하는 색전술이나, 스텐트 삽입 등

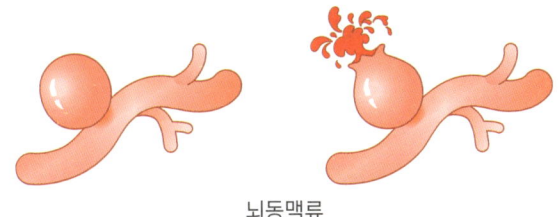

뇌동맥류

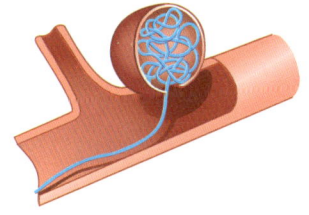

코일색전술

혈관 내 치료가 많이 시행되고 있습니다. 이 방법들은 외부 흉터가 거의 없고 회복이 빠른 장점이 있습니다.

만약 뇌 질환 관련 고위험군이나 질환이 의심될 때 의료진의 진단을 받고 검사하는 것을 추천합니다. 그런데 검사를 해야 하는 상황임에도 미룰 경우, 골든타임을 놓치거나, 예후가 좋지 않거나, 심할 경우 사망에 이르는 정말 위험한 상황이 발생합니다. 그러니 신경과, 뇌혈관 센터, 심장내과 등에서 검사를 권유받았다면 반드시 적극적인 검사를 받아야 합니다.

뇌졸중 예방을 위해서는 혈압 조절, 금연, 적정 체중 유지, 규칙적 운동 등 생활 습관 개선이 중요합니다. 목이나 어깨 마사지가 직접적으로 뇌졸중 예방에 효과가 있다는 근거는 부족합니다. 대신, 유산소 운동 등 전신 건강을 위한 운동이 뇌혈관 건강에 도움이 됩니다.

## ✕ 뇌혈관 건강을 위한 5분 운동법 ✕

① **어깨 풀기**: 먼저 어깨부터 풀어주는 운동입니다. 양팔을 어깨높이로 쭉 벌리고 원을 그리며 돌립니다. 어깨가 부드러워지도록 천천히 10바퀴 돌리면 됩니다.

② **승모근 풀기**: 승모근을 있는 힘껏 위로 올려 쫙 조였다, 그다음에 밑으로 쭉 내립니다. 목하고 붙어있는 승모근을 이완시켜 주는 동작인데 마찬가지로 10번 반복합니다.

③ **목 돌리기**: 이번엔 목 돌리기입니다. 목을 무리하지 않는 범위 내에서 부드럽게 좌우로 돌려주고, 통증이 없는 범위 내에서 10회 반복합니다.

④ **캣 카우 운동**: 마치 고양이처럼 고개와 몸을 숙이고 웅크렸다가, 소처럼 뒤로 젖히는 동작입니다. 마찬가지로 10번 반복합니다.

⑤ **심호흡으로 마무리합니다.** 목과 어깨 근육을 이완한 뒤, 천천히 깊게 숨을 쉬며 몸의 긴장을 풀어줍니다.

★ 자세한 운동 방법은 QR 코드를 참고하세요 ★

> 응급의학과 전문의 최석재가 답한다!

# 04 모르면 혈관이 막히는 침묵의 침입자 고지혈증

고지혈증이 진짜 무서운 이유는?

고지혈증을 방치하면 생기는 진짜 비극은?

## 고지혈증이 진짜 무서운 이유는?

**고지혈증을 한마디로 정의하면, 혈액 내에 콜레스테롤과 중성지방 같은 지질이 많은 상태를 뜻합니다.** 이 말은 결국 가공식품을 포함해 지방, 탄수화물의 과도한 섭취, 운동 부족이 만연해 있다는 뜻이기도 합니다. 30대부터 고지혈증 유병률이 10%를 넘어서고 50대 이상에서 20%로 증가합니다.

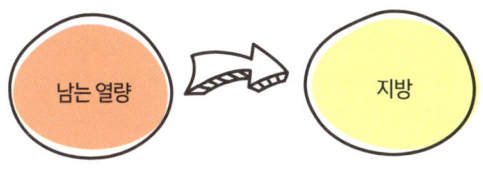

비만이 되는 과정

그렇다면 왜 혈관에 지방이 많이 떠다니는 걸까요? **단순하게 말하면, 가공식품과 함께 과도한 열량을 섭취하고 점차 운동은 부족하기 때문입니다.** 반대로 세포에 딱 필요한 적정 열량만큼만 섭취한다면 지방이 떠다닐 일도 없습니다. 남는 열량은 결국 지방으로 변해 우리 몸 곳곳에 축적됩니다. 그래서 비만과 내장 지방이 쌓이고, 이것이 고지혈증의 주요한 위험 요인이 됩니다.

그런데 사실 고지혈증 자체가 그 즉시 문제를 일으키는 질환은 아닙니다. **혈중에 지방, 콜레스테롤이 과도하게 쌓이고, 혈관을 막아 생기**

는 문제들을 주의해야 합니다. 보통 고지혈증과 당뇨, 혹은 고지혈증과 고혈압을 동반한 경우가 보통입니다. 고지혈증은 혈관들을 좁게 만들기 때문에 다른 혈관 질환들을 동반하는 경우가 많습니다. 그 이유는, 아주 작고 미세한 혈액 내 콜레스테롤과 중성지방이 높아지면 동맥경화(혈관 벽에 플라크가 쌓임)로 혈관이 좁아지고, 이에 따라 심혈관질환 위험이 증가합니다. 동맥경화로 인해 혈류가 감소하면 말초조직의 저산소, 저체온, 산증 상태가 만들어집니다. 이런 환경은 세포의 정상 대사를 방해해 세포 변이를 증가시킵니다. 즉, 고지혈증을 계속 방치하면 고혈압, 당뇨, 알레르기 질환, 류마티스, 그리고 암까지 발병하게 되는 겁니다. 그래서 고지혈증을 예방하고, 개선하기 위해 잘못된 식습관을 바꾸는 것 역시 정말 중요합니다.

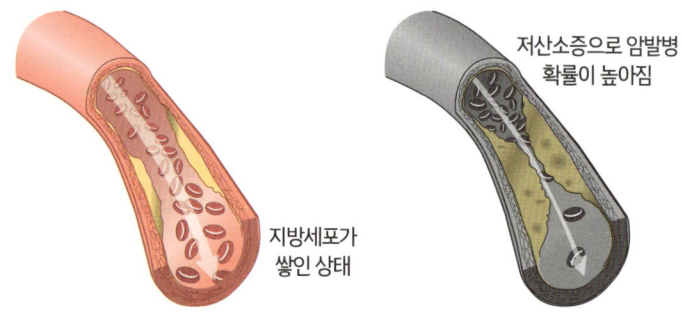

고지혈증 상태의 혈관

## 고지혈증을 방치하면 생기는 진짜 비극은?

만약 응급실에서 허리 통증을 호소해 엑스레이를 찍는 상황이 되면, 허리나 폐만 확인하는 것이 아니라 동맥 상태도 함께 확인할 수 있습니다. 이 검사에서 과거 80~90대 환자에게서 주로 대동맥에 물질들이 하얗게 되어 굳는 '석회화 병변'을 발견하곤 했었습니다. 그런데 최근에 같은 검사를 진행해 보면 그보다 훨씬 젊은 50~60대에서도 흔하게 발견되고 있습니다.

**이 석회화 병변은 쉽게 생각해서 안 되는 무서운 현상입니다.** 동맥벽 안쪽에 지방들이 쌓이고, 염증이 생기면서 돌가루 같은 물질이 생기는 석회화가 발생한 겁니다. 그런데 동맥 석회화가 보이면 우리 몸속의 말초혈관에도 동맥경화가 동반될 가능성이 높다는 뜻입니다. 그렇게 되면 적혈구와 산소가 원활하게 흐르지 않게 되고, 대동맥에도 문제가 발생해 건강에 악영향을 미치게 됩니다. 대동맥에 문제가 발생한다는 것은

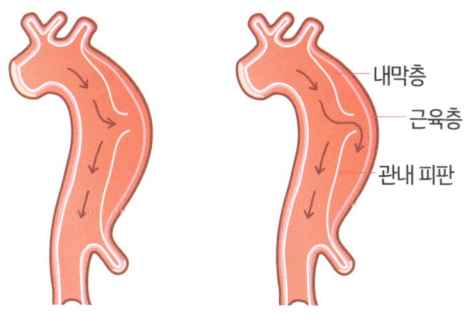

대동맥 박리

위급한 상황으로 이어지는 위험 신호입니다. 대동맥벽이 완전히 파열되면 급사할 수도 있습니다. 이런 상황이 발생하지 않더라도, **대동맥 안쪽 벽을 찢으면서 혈액이 쭉 따라 흘러 내려가는 '대동맥 박리'가 발생할 수 있습니다.**

**대동맥 박리**\*가 일어나면 한쪽 팔과 다리 혈압이 떨어질 수 있고 더 **진행되면 심낭에 피가 차며 전신 혈압이 떨어집니다.** 대동맥 박리 의심 증상이 발생하면 급하게 조영제 CT를 진행합니다. 이 과정에서 대동맥이 부풀었고, 막이 나뉘어 있는 현상을 확인하는데, 그 순간 환자를 다른 병원으로 이송할 준비를 합니다. 왜냐하면 대동맥이 찢어진 부분을 교체하고, 갈아 끼우는 복잡한 대수술을 해야 하는데, 이런 수술을 할 수 있는 의사가 국내에 드물기 때문입니다. **실제로 대동맥 질환 관련 흉부외과 교수들이 점점 줄어들고 있는 것이 현실입니다.** 그런데 대동맥 질환 수술이 가능한 병원으로 이송하고, 이 수술 준비를 하는 동안에도 안타깝게 환자의 반 정도는 사망합니다. 그리고 환자가 병원에 도착하더라도, 사망 확률이 높은 병이 바로 대동맥 박리이기 때문에 의사도 긴장하는 무서운 질환입니다. 의사 입장에서도, 환자 입장에서도 고지혈증으로 인한 가장 끔찍한 병은 아마 이 대동맥 박리일 거라 생각합니다.

> \* **대동맥 박리**
> 압력처럼 어떤 원인에 의해 대동맥의 내막이 찢어지면서 대동맥 내강 속 혈액이 대동맥 중막으로 흐르고 대동맥 벽이 흐른 혈액에 의해 분리되는 질환

응급의학과 전문의 최석재가 답한다!

# 05 모르면 사망에 이르는 두려운 병
## 암

암은 왜 우리나라 사망 원인 1위가 됐을까?

침묵의 암, '대장암'

여성암 발병률 1위 '유방암'

가장 무서운 암, '췌장암'

## 암은 왜 우리나라 사망 원인 1위가 됐을까?

암은 우리 몸에 생긴 악성 신생물(악성 종양)을 의미합니다. 암세포는 유전자 변이가 발생해 정상적인 세포 증식 조절 기능을 잃고, 비정상적으로 증식하여 몸의 한 부분에 혹을 형성합니다. 이 악성 신생물이 커지면 주위 조직을 침범하거나, 혈관·림프관을 통해 다른 장기로 퍼질 수 있습니다. 그렇게 되면 심한 부작용과 합병증들을 동반하기도 합니다. 우리나라에서 질환 중 사망률 1위가 바로 암입니다. 통계에 따르면, 인구 10만 명당 심혈관 질환 사망자는 61명이지만, 암으로 인한 사망자는 161명으로 약 2.5배 이상 높습니다. 전 세계 전체 사망률 1위 질환이 보통 심장 혈관 질환인 걸 고려하면, 우리나라는 유독 암에 의한 사망률이 높다는 사실을 알 수 있습니다.

암을 진단받았다는 말만 들어도 하늘이 무너지는 것 같습니다. 만약 암이 발병했을 때 모든 암이 다 적절한 치료 방법이 있다면 좋겠지만 안타깝게도 그렇지 않습니다. 암이 너무 늦게 발견이 되는 안타까운 상황도 발생하고, 치료비와 수술비 같은 경제적인 문제도 뒤따릅니다. 암으로 인한 통증, 치료 과정에서 발생하는 고통, 환자 가족이 겪는 심적인 고통과 두려움을 생각하면 암은 아주 무서운 질환입니다.

그렇다면 암은 도대체 왜 발생하는 걸까요? 일부 연구에 따르면, 암 발생 원인의 상당 부분이 식습관과 관련 있다는 연구가 있습니다. 예를 들어, 위암은 짠 음식이나 훈제·염장 식품, 그리고 헬리코박터 파일로리 감염 등이 주요 위험 요인으로 알려져 있습니다. 특히, 우리나라에서는 짠 음식을 섭취하는 경향이 높은데, 이러한 식습관이 위암의 발병률을 높이는 주요인 중 하나입니다. 왜냐하면, 염분이 높은 음식을 과하게 섭취할 경우 위암 발생 확률이 많이 증가하기 때문입니다.

흔히 암이 전이되는 것은 운이 나쁘거나, 유전자 문제로 생각하는 경우가 많습니다. 이것을 두고 보통 과학계가 주장해 왔던 정설인 '유전자 결정론'이라고 합니다. 그런데 유전자가 처음부터 결정됐다면 언제, 어떤 암에 걸릴지도 결정되어 있다는 뜻이 됩니다. 물론 유전적 요인으로 인해 암이 발생하는 경우는 일부(약 5~10%)에 불과하며, 대부분의 암은 환경적 요인과 생활 습관 등 다양한 원인이 복합적으로 작용합니다. **최근 연구에 따르면, 암 발생 원인으로 유전자 외에 다른 이유가 있다고 밝혀지고 있습니다.** 이 이론을 두고 과학계에서는 '후성유전학'이라고 합니다. 예를 들면, 똑같은 유전자를 가진 일란성 쌍둥이가 각자 다른 곳에 입양된 사례가 있습니다. 쌍둥이 중 한 명은 한국에, 다른 한 명은 미국으로 입양됐습니다. 이 두 명이 성장했을 때, 두 유전자는 완전히 같을까요? 아니면 달라졌을까요? 확인 결과, 쌍둥이들은 같은 유전자를 가지고 태어났지만, 건강, 외모, 환경에 따라 모두 달라졌습니다. 이처럼 동일한 유전자를 가진 사람이라도 식습관과 환경에 따라 유전자의 발현이 달라질 수 있는데, 이를 '후성유전학'이라고 합니다.

후성유전학과 관련된 유명한 실험이 있습니다. 쥐 중에는 '아구티 유전자'를 가진 아구티 생쥐가 존재합니다. 이 아구티 생쥐는 원래 몸집이 크고, 털 색깔이 노랗고, 암과 당뇨 같은 질환에 잘 걸리는 특이한 유전자를 가졌습니다. 원래 아구티 생쥐가 임신했을 때, 어미 생쥐한테 일반 먹이를 먹이면 대부분 아구티 유전자를 가진 새끼 생쥐가 태어납니다. 그런데 어미 생쥐한테 철분과 엽산 영양분이 든 먹이를 먹이면 어떻게 될까요? 놀랍게도 노랗지 않고, 암과 당뇨병에 걸리지 않은 갈색 새끼 생쥐가 태어났습니다. 즉, 어미가 특정 영양분이 풍부한 먹이를 먹었더니 아구티 유전자를 지녔더라도, 그 유전자의 발현이 억제되어 건강한 새끼가 태어날 수 있었습니다.

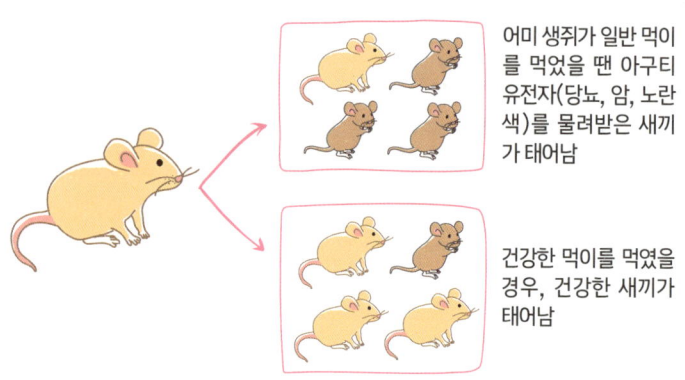

아구티 생쥐로 알아 보는 후성 유전학 실험

이 실험을 통해 과거 정론이었던 유전자가 결정된 대로 살아간다는 유전학 결정론이 뒤집혔습니다. 그래서 내가 뭘 먹는지도 중요하지만, 엄마가 먹는 것에 따라 아이의 유전자에 영향을 준다는 걸 알 수 있습니다. **즉, '내가 어떻게 사는지'에 따라서 암에 걸릴지 안 걸릴지가 결정될 수 있습니다.**

그리고 암이 발생하기 좋은 환경이 있습니다. **저산소 상태, 저체온 상태, 만성 염증 등은 암세포의 성장에 영향을 줄 수 있습니다.** 이런 암이 번식하는 환경을 방지하려면 식습관을 개선하는 것이 무엇보다 중요합니다.

## 침묵의 암, '대장암'

대장암은 흔히 '침묵의 암'으로도 악명이 높습니다. **왜냐하면 대장암은 초기에는 특별한 증상이 없는 경우가 많으며, 증상이 나타나더라도 변비, 설사 등 일상에서 흔히 경험할 수 있는 증상으로 시작되는 경우가 많습니다.** 그런데 일상생활에서 변비와 설사는 먹는 음식에 따라 언제든지 발생하는 흔한 증상입니다. 또 현대인 중 변비가 있는 사람도 워낙 많기 때문에 이런 증상들만으로 대장암을 의심하기 사실 어렵습니다.

**그런데 대장암 발견이 늦어지면 장벽이 너무 두꺼워지면서 막히게 되고 장 마비, 구토, 체중감소 증상이 발생합니다.** 그리고 이런 증상이 발생했을 때면 치료하고 회복하기엔 늦은 경우가 많습니다. 대장암은 진행될 경우 간, 폐 등으로 전이가 발생할 수 있습니다. 특히 대장의 혈관 구조상 간으로 전이가 흔하게 나타납니다. 그런데 간으로 전이된 경우는 대장암 4기에 해당하며, 치료는 수술, 항암치료 등을 병행하게 됩니다. 수술이 가능한 3기 이하 대장암의 경우 많은 환자에서 장루(인공항문) 수술을 하게 되는데 이는 삶의 질을 떨어트립니다. 이 과정에서 환자도 많이 지치게 되죠. 무엇보다 전이로 인한 말기 암으로 진행되고, 사망할 가능성이 높아지기 때문에 대장암은 위험한 질환 중 하나입니다.

### 대장암의 위험 징후는?

보통 길고, 동그랗게 뱀처럼 따리를 튼 황금색 변을 건강하다고 생각합니다. 그런데 이런 변이 100% 건강하다고 여길 수 없습니다. 그날 그 사람의 컨디션과 전날 먹은 음식, 배변 습관, 배변 주기에 따라 달라진다는 변수가 있기 때문입니다. **주의해야 할 변 상태로는 평소보다 가늘어진 변, 변에 피가 섞여 있거나, 점액이 섞인 변 등이 있습니다.** 그리고 변을 볼 때 한 번에 못 보고 **잔변감이 남아 불편하다든지**, 치혈이나 치질일 수도 있겠지만 **변을 처리할 때 피가 묻어나올 때는 대장암과 관련된 위험 징후일 수 있습니다.** 그렇다고 짙은 변이라고 해서 무조건 대장암이 아니라고 볼 수도 없습니다. 왜냐하면 장의 아주 끝 쪽에서 암이 천천히 진행되고 있다면, 다음날 변을 보는 경우에도 짙은 변이 나올 수 있기 때문입니다.

그다음 대변에서 악취가 나는 경우는 단백질과 질소가 많이 포함되어 있을 때입니다. 전날 고기나 지방이 많이 든 음식을 섭취했을 경우 냄새가 많이 날 가능성이 높습니다. 그런데 만약 이런 음식을 섭취하지 않았고, **채식 중심으로 식사했는데도 방귀에서 냄새가 나는 경우는 주의해야 합니다.** 우선 장에 궤양이 생겼을 가능성이 있습니다. 혹은 암으로 인해 세포들이 빠져나온 뒤, 세균에 의해 분해되어 질소 산화물 냄새가 방귀로 나타나는 경우일 수도 있습니다. 물론 우리 몸속 직장에서 변이 오랜 시간이 지나 부패되어 메탄가스 같은 냄새가 날 수도 있습니다.

==그리고 평소 자신의 배변 횟수를 파악하는 것이 중요합니다.== 배변 횟수는 보통 하루 1번에서 2번, 2~3일에 1번까지는 정상으로 봅니다. 그런데 만약 하루에 한 번 봤던 사람이 갑자기 변이 안 나온다, 이틀에 한 번 보던 사람이 갑자기 배변 횟수가 늘었다. 이럴 경우 장에 문제가 생겼는지 확인해 봐야 합니다. 암세포가 대장 말단 쪽에 있으면 장이 막힐 수 있어, 변이 지나가는 데 오래 걸려 변비가 생길 가능성이 있습니다. 그리고 점액질들 아니면 세균에 의한 변화 때문에 갑자기 설사가 발생하기도 합니다. 그래서 꼭 그렇지는 않지만, 변비와 설사가 시도 때도 없이 나타나는 것이 대장암 증상으로 연결되기도 합니다.

이렇게 만약 평소에 변비가 없던 사람이 변비가 생기고, 평소 설사를 잘 안 하던 사람이 식생활 변화와 관계없이 설사를 하는 경우 주의해야 합니다. 이러한 증상으로 대장암이 발견될 경우 이미 상당히 진행된 상태일 수 있습니다. 특히 젊은 사람들은 복벽*에 근육이 어느 정도 있기 때문에 배를 직접 깊숙이 만지거나, 이물감을 느끼기 어려울 수 있습니다. 반대로 노인처럼 복벽이 얇은 분들은 우연히 무엇가 만져져서 병원에 확인차 방문했다가 말기 암으로 확인되는 예도 있습니다. 이런 경우는 종양도 크고, 폐까지 전이되는 경우도 많습니다. 그래서 ==만약 배가 아파서 만져봤는데, 이물감이 느껴지고, 딱딱한 부분이 만져진다면 빨리 병원에 방문해 검사를 해야 합니다.== 그리고 대장암은 초기에는 통증이 없는 경우가 많으며, 장이 막혀 팽창

*복벽
'복막'이라는 얇은 막에 쌓여 있는 복부 내장과 그 주변을 둘러싼 근육, 근막, 피부

하거나 종양이 커져 주변 조직을 침범할 때 통증이 발생할 수 있습니다. 그런데 **암이 간으로 전이 되고, 간담을 막거나, 간 피막에 닿아 아픈 경우 등 이런 심각한 상황에야 복통이 발생합니다.** 대신 대장 바로 뒤쪽에 복막들이 자리 잡고 있는데, 복막은 통증을 느끼는 부위들이 있습니다. 그런데 이런 부위까지 암이 전이 되어 통증이 발생했을 때는 이미 돌이킬 수 없는 경우일 확률이 높습니다. 치료를 위해 수술하려고 해도 손을 쓸 수 없어 그대로 포기하는 경우가 많습니다. 이러한 이유로 대장암은 침묵의 암으로 불리고 있습니다.

### 병원에 가야 할 대장암 신호

1. 배변 상태(얇은 변, 혈변, 악취)
2. 평소와 달라진 배변 횟수
3. 복벽에 만져지는 딱딱한 혹

## 대장암은 어떻게 예방해야 할까?

**대장암을 예방하려면 제일 먼저 먹는 것을 조심해야 합니다.** 우리가 먹는 음식 중 암을 유발하는 대표적인 것들이 있습니다. 이를테면 **탄음식, 가공육 같은 1군 발암물질들**입니다. 이 발암물질들을 가장 많이 먹을 때가 바로 회식과 외식입니다. 이런 자리들을 가급적이면 멀리하는 것이 좋겠지만 사실상 그러기 어렵습니다. 그렇다면 한 달에 한 번으로 횟수를 정하거나, 메뉴를 건강한 메뉴로 바꾸는 등의 변화가 필요합니다. 삼겹살처럼 굽는 고기 대신 샤부샤부처럼 끓여 먹는 요리, 하다못해 족발로 대신하는 것이 좋습니다.

**두 번째로 대장암을 예방하는 데 중요한 것은 올바른 배변 습관입니다.** 변이 마려우면 편한 곳에 가서 시원하게 해결하는 습관을 들이는 것이 좋습니다. 그런데 사회생활을 하다 보면 상황이 여의치 않아 변을 참게 되고, 미루거나, 과도한 긴장으로 변이 나오지 않는 경우도 있습니다. 이런 배변 습관이 반복되면 변비로 이어지고, 악순환되며, 술까지 마시면 설사까지 발생해 대장 건강은 점점 악화됩니다.

올바른 배변 습관을 잡으려면 일단 내 배변 습관을 관찰해야 합니다. 내가 편한 환경에서 변을 보고, 내 몸에 시간을 투자해야 합니다. 그리고 무조건 힘을 주는 배변은 좋은 습관이 아닙니다. 편하게 몸에 기운을 빼고, 호흡을 크게 한 뒤, 뱃속 움직임을 느끼는 자연스러운 배변이 대장 건강에 좋습니다.

**대장 건강을 위해서는 주기적인 검진도 중요합니다.** 건강검진 기준으로 50세 이상부터는 5년에 한 번 대장 내시경을 권장합니다. 그런데 몇 가지 위험 요인들이 있는 경우면 더 자주 해야 합니다. 가족력이나 다른 이유의 고위험군에서는 의사와 상담하여 검사 시작 시기와 간격을 정하는 것이 필요합니다. 그런데 대장암 의심 증상이 나타났을 때 건강검진을 한다는 분도 있습니다. **하지만 건강 검진은 증상이 없는 사람이 미리 이상을 확인하고 예방을 위한 수단입니다.** 없던 변비, 설사, 체중감소 같은 이상 증상이 있으면 건강검진이 아니라 소화기 내과에 가야 합니다. 그리고 어떤 검사와 치료가 필요한지 전문의와 상의 후, 필요에 따라 대장 내시경을 받는 것이 좋습니다.

오늘 내가 먹은 음식이 내일의 배변을 만드는 것처럼, 내가 지금 먹은 음식과 생활 습관이 5년 뒤의 나를 만듭니다. 그리고 1 cm 크기의 종양은 대략 1억~10억 개의 세포로 구성되어 있습니다. 이정도 크기의 암으로 진행되기까지는 보통 5~10년이 걸리는 것으로 알려져 있습니다. 그러니, 만약 암 진단을 받았다면, 5년 전부터 식습관과 생활 습관에 문제가 있었다는 뜻이기도 합니다. 한마디로 암이라는 건, 5년 뒤에 생기는 것이 아니라 지금부터 생기는 것입니다. 5년 뒤에 암이 되지 않으려면 오늘을 잘 살아야 합니다. 좋은 음식, 생활 습관을 내 몸에 선물해야 대징암에서 밀어질 수 있습니다.

## 여성암 발병률 1위 '유방암'

현재 여성암 발병률 1위는 유방암입니다. 통계에 따르면 2020년 기준, 유방암 진단 건수가 약 2만 5천 건을 기록했습니다. 이렇게 **유방암의 발병률이 증가하는 데는 서구화된 식습관, 비만, 초경 연령의 변화, 출산·수유 경험의 감소, 여성호르몬 노출 증가 등 다양한 요인이 복합적으로 영향을 미칩니다. 육류와 지방 섭취가 증가하면 유방암 위험이 높아진다는 연구 결과도 있습니다.** 그리고 유방암의 또 다른 특징은 초기 검진으로 발견되는 암 중 하나라는 겁니다.

유방암은 무증상으로 진행되는 경우가 많아 자가 검진만으로 조기 진단이 어려울 수 있습니다. 정기적인 유방촬영술 등 검진을 통해 조기 발견하는 것이 중요합니다. 그런데도 유방암이 무서운 것은 유두에서 피가 섞인 분비물이 나오는 경우입니다. 이것은 유방암의 가능성이 있으므로 반드시 검사가 필요합니다. 가슴에서 혹이 만져질 정도면 종양의 크기가 1~2 cm, 혹은 그 이상일 수 있습니다. 이 경우 일부 환자에서 미세 전이가 발생할 수 있습니다. 암세포는 혈관, 림프관을 타고 전신으로 이동할 수 있습니다.

**유방암은 뼈, 폐, 간, 뇌 등 다양한 장기로 전이될 수 있습니다.** 특히 뼈 전이가 흔한 편이므로, 척추, 갈비뼈 통증 등 증상이 있을 때는 검사를 적극적으로 해 볼 필요가 있습니다.

**또 한 가지 유방암이 무서운 이유는** 치료 과정입니다. 유방암 치료에는 유방 전체를 제거하는 수술과 유방 일부만 절제하는 보존술이 있습니다. 최근에는 유방 보존술과 유방재건술이 활발히 시행되고 있지만, 수술 후 신체 변화에 대한 심리적 부담이 있을 수 있습니다.

### 유방암이 급증하는 이유는?

유방암 발병률이 높아진 주된 이유는 앞서 언급한 대로 '서구화된 식사'를 꼽습니다. **쉽게 말해 '지방이 많이 포함된 음식'을 주로 먹기 때문입니다.** 유방암은 여성호르몬(에스트로겐)과 관련된 암으로, 체내 지방이 많아질수록 에스트로겐 분비가 증가할 수 있습니다. 동물성 지방의 과다 섭취와 비만은 에스트로겐 농도를 높여 유방암 위험을 증가시킬 수 있습니다. 그래서 지방이 다량 함유된 서구화된 음식을 계속 섭취하고, 내 몸에 지방이 많이 쌓일수록, 에스트로겐이 많이 분비되어 암에 걸릴 확률이 높아집니다. 또, 호르몬에는 꼭 에스트로겐만 함유된 것이 아니라, 성장 호르몬, 과도한 동물성 지방도 포함되어 있습니다. 그래서 투플러스 1등급 한우처럼 지방이 많은 고기는 피하는 것이 좋습니다.

## 유방암은 어떻게 치료해야 할까?

암은 늦게 발견되면 치료가 어려울 수 있지만, 희망을 놓지 않고 긍정적인 마음으로 공격적 치료, 수비적 치료를 병행하면 치료 효과를 높일 수 있습니다. 공격적 치료는 암 센터에서 시행하는 수술, 항암, 방사선 치료를 들 수 있습니다. 수비적 치료는 생활 습관 개선, 면역력 강화가 있습니다.

우리나라의 암 치료 성과는 전 세계에서 1등으로 최고 수준이라 할 수 있습니다. 이는 미국과 일본보다도 뛰어난 성과입니다. 실제로 암 환자의 5년 생존율은 72%이고, 특히 공격적인 치료법에서 두각을 나타내고 있습니다. 그런데 수술, 방사선 치료 후엔 면역력이 낮아진다는 단점도 있습니다. 그래서 암 자체는 줄었을지 모르지만, 이후 발생하는 재발에 관해서는 관심이 떨어지는 것이 현실입니다. 실제로 항암 치료 이후, 암의 재발 방지 관련 교육을 받은 환자들이 거의 없습니다. 대부분 암 환자들이 알아서 공부하는 것이 현실입니다.

유방암 치료 후에는 적절한 유산소 운동이 도움이 될 수 있습니다. 걷기, 가벼운 조깅 등 꾸준한 신체활동은 체력 회복과 재발 방지에 긍정적인 영향을 줄 수 있습니다. 헬스로 근육을 기르기 위한 운동이 아니라 유산소 운동이 좋습니다. 하루에 30분, 빠른 걸음으로 3~4km 걷기, 러닝 머신, 가벼운 조깅 등으로 내 몸에 대사를 30분 정도 돌게 하는 것을 추천합니다.

## 가장 무서운 암, '췌장암'

### 췌장암은 왜 초기 발견이 어려울까?

보통 췌장암 하면 가장 무섭고 공포스러운 암으로 여깁니다. **췌장암은 진단 시점에 이미 상당히 진행된 상태로 발견되는 경우가 많아 5년 생존율이 약 15%로 매우 낮은 암입니다.** 소설 〈아버지〉를 보면 시한부 인생을 선고받은 아버지가 등장합니다. 아버지의 시한부 삶을 결정지은 암이 바로 췌장암입니다. 이렇게 시한부를 대표하는 질환 중 하나가 췌장암입니다. 실제로 암은 진단 기수에 따라 사망률이 달라지는데 췌장암은 1, 2기에 발견될 확률이 낮습니다. 증상도 워낙 애매하고, 전이도 워낙 빠르다 보니 3, 4기에 발견되는 경우가 특히 많습니다. 특히 4기 췌장암은 5년 생존율이 1% 미만으로, 매우 예후가 나쁩니다.

췌장암의 또 다른 문제는 대장암처럼 증상이 정말 애매합니다. **제일 대표적인 증상이 소화불량, 상복통, 체중감소인데 일상에서 겪을 수 있는 흔한 증상들입니다.** 이를테면 상복통은 배탈, 십이지장궤양, 위궤양 등으로 나타날 수 있는 증상입니다. 또 체중 감소는 다이어트 때문이거나, 잘못 먹은 음식, 식욕부진으로 발생할 수 있는 증상이기도 합니다. 그래서 눈에 띄게 체중이 감소하거나, 황달 같은 증상이 발생했을 때 췌장암 4기 진단을 받고 이미 치료할 수 없을 정도로 늦은 경우가 많습니다. 이땐 이미 간 전이, 담낭과 담도를 막아 손을 쓸 수 없는 경우가 대부분이기 때문입니다.

이렇게 췌장암의 증상이 애매하거나 초기 증상이 딱히 없는 이유는 췌장의 위치 때문이기도 합니다. 췌장은 복부에서 봤을 때 눈에 띄게 드러나는 장기가 아닙니다. 십이지장 뒤, 등 쪽 가까이 숨어 있다시피 위치한 데다 잘 만져지지도 않는 장기입니다.

그리고 간이나, 폐처럼 막이 있어 닿으면 아프다거나 하지도 않습니다. 대신 간, 담낭, 담관, 대혈관, 대동맥, 대정맥, 척추까지 주변 전이도 빠른 특징이 있습니다. 그래서 **만약 평소 상복통이 있었는데 내시경에서 이상 없어도, 6개월 내 3~4 kg 이상 체중이 감소했으면 검사 해 봐야 합니다.** 그런데 막상 췌장을 검사하려고 해도 쉽지 않습니다. 보통 복

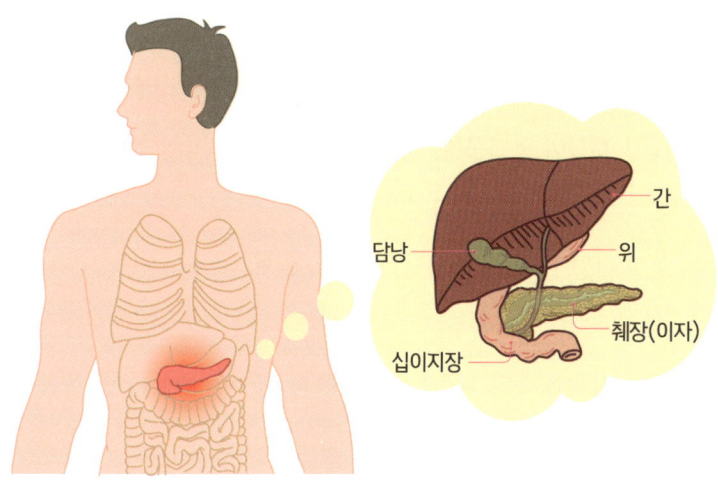

췌장과 주변 장기

부에 문제가 있으면 일반적으로 복부 초음파를 시행하지만, 췌장은 위치상 복부 초음파로 관찰이 어렵습니다. 췌장 진단에는 조영제를 사용한 복부 CT나 내시경 초음파(EUS)가 도움이 됩니다. 하지만 복부 CT를 찍어보더라도 아주 작은 초기 병변은 놓칠 수 있습니다. 그렇기 때문에 췌장암은 초기에 놓칠 가능성이 굉장히 높은 까다로운 암입니다.

### 췌장암이 보내는 긴급 신호는?

**췌장암의 또 다른 증상 중 하나는 허리 통증입니다.** 복부 쪽에 위치한 장기에 문제가 생겼는데 허리 통증이 생기는 이유는 왜일까요? 사실 복부 장기들은 문제가 발생했을 때, 등 쪽이나 앞쪽으로 통증이 발생하기도 합니다. 왜냐하면 췌장은 후복막에 있는 장기이기 때문에 척추 통증이 아니더라도 주위 신경을 자극해 허리 쪽으로 연관통이 발생할 수 있습니다. 연관통의 다른 예로, 흉통이 발생했을 때는 왼쪽 턱, 팔 쪽이 아프기도 합니다. 심장 근육을 담당하는 신경 다발, 왼쪽 팔과 턱 쪽에 닿는 신경 다발이 연결되어 있기 때문입니다. 이처럼 우리 몸은 장기별로 연관통이 있습니다. 그리고 췌장과 관련된 연관통은 등 쪽, 오른쪽 어깨, 허리 부근입니다. 만약 이 부위를 다치지 않았으며, 눌러서 아픈 것이 아니라면 안쪽에 위치한 장기 문제를 의심해야 합니다.

**췌장암의 중요한 증상 중 하나가 황달입니다.** 특히 췌장 머리 부위에 암이 생기면 담도를 막아 황달이 나타날 수 있습니다. 물론 황달 증상이 있다고 해서 모두 다 췌장암은 아닙니다. 황달은 간 대사에 문제가 있어 피부로 나타나는 현상입니다. 간염, 담낭염이 심할 때, 담도염이 막혀 역류하거나, 췌장에 문제가 있을 때 발생합니다. 소화 불량, 체중 감소, 식욕 부진도 췌장암 관련 증상이지만 황달이 가장 직접적인 연관성이 높은 증상입니다. 그래서 황달 증상이 발생했을 때는 미루지 말고, 빨리 원인을 찾아야 합니다.

췌장암과 관련된 다른 위험 요인도 있습니다. **흡연, 음주, 가족력, 비만 등이 그것입니다.** 이런 경우 췌장암을 주의해야 할 필요가 있습니다. 그런데 당뇨병이 오래됐다고 해서 무조건 췌장암이 진행되진 않습니다. 하지만 **췌장암이 발생하면 없던 당뇨병이 생기기는 합니다.** 왜냐하면 췌장은 인슐린의 분비와 조절을 담당하고, 소화 기능을 올리는 효소들을 분비하는 장기입니다. 그런데 대표적으로 생기는 암세포가 췌관에 있는 세포인데, 췌관 세포가 암으로 진행되는 경우가 많습니다. 그러면 췌관을 막고, 소화 효소가 잘 분비되지 않습니다. 그래서 인슐린 분비에도 문제가 생기면, 혈당이 급격하게 오르거나 내리고, 당뇨병을 진단받습니다. 이럴 경우 췌장암을 의심해 볼 수도 있습니다. 그래서 특히 50대 이상에서 갑자기 당뇨를 처음 진단받았다면 췌장 문제를 의심해 보고 적극적으로 검사를 해봐야 합니다. 당뇨병이 있는 경우 췌장암의 발생 위험이 2배 이상 높아지는 것으로 알려져 있습니다. 특히 50대 이상에서 갑자기 당뇨병이 진단된 경우 췌장암을 의심해 볼 수 있습니다.

마지막으로 췌장암과 관련된 정말 의외의 증상도 있습니다. **치아 상태도 췌장 건강과 관련되어 있습니다.** 일부 연구에서는 치주질환이 췌장암 발생 위험을 60%가량 높일 수 있다는 보고가 있습니다. 그래서 치주염 증상처럼 치아에 문제가 있으면 바로 치료할 필요가 있습니다. 또한 스케일링도 6개월에 한 번 꼭 하는 것이 중요합니다. 염증은 꼭 췌장암 때문만이 아니라, 고혈압, 당뇨 등 혈관 질환과 대사 질환의 위험 요인 중 하나이기 때문입니다. 이 질환들은 혈관들이 좁아지고 염증이 생기는 원인 때문에 발생하는 데다, 암 역시 염증 반응이 악화가 되면서 면역력이 하락하면 발병합니다. 그래서 구강에서는 치주염, 장에서는 유해균 과증식 상태가 되지 않도록 하여 혈관 염증 상태를 개선하는 것이 좋습니다.

유해균 과증식 상태란 장 안에 있는 유익균과 유해균의 비율 중 유해균들이 너무 많아지고 유익균들이 적어지는 상태를 얘기합니다. 그런 상태가 되면 유해균들에서 나오는 독소들과 내 몸에 있는 장벽들이 면역반응으로 싸우게 됩니다. 그러면 장벽에 있는 세포들은 느슨해지고, 이렇게 염증 반응 때문에 공간이 넓어지면 박테리아들 혹은 독소들이 우리 몸의 세포 안쪽으로 밀려들어오게 됩니다. 그래서 장 건강이 유지될 수 있게 유산균을 넣어주는 것보다는 유산균이 잘 살 수 있는 환경을 만들어주는 것이 훨씬 더 중요합니다.

### 췌장암 의심 증상

1. 이유 없는 허리 통증
2. 황달(위험 신호)
3. 50대 이상 갑자기 생긴 당뇨
4. 입 속 세균

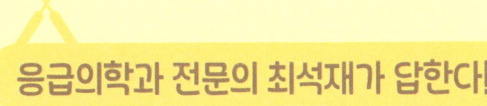

응급의학과 전문의 최석재가 답한다!

# 06 모르면 온갖 질병을 부르는
# 지방간

지방간은 도대체 왜 계속 증가할까?

지방간은 어떻게 치료해야 할까?

간에 도움이 되는 영양제는?

## 지방간은 도대체 왜 계속 증가할까?

현대인들 사이에서 지방간은 점점 증가하고 있습니다. 간은 해독뿐 아니라 영양소의 대사, 저장, 합성 등 다양한 기능을 담당합니다. 우리가 섭취한 탄수화물, 단백질, 지방 등이 간에서 대사 과정을 거치는데, 과도한 영양 섭취나 대사 이상이 있으면 간에 지방이 축적될 수 있습니다. 예를 들어, 아프리카 기아 관련 영상을 보면 배만 볼록하고 팔다리는 얇은 아이들을 볼 수 있습니다. 이유는 단백질 섭취 부족과 흡수 장애로 인해 혈중 알부민이 감소하여 복수가 발생하는 상태입니다. 이제 우리나라는 이런 문제는 거의 사라졌습니다. 대신 오히려 간에서 과도할 정도로 에너지가 가득 차서 유지를 못하는 문제가 생겼습니다.

예를 들면, 자연 상태의 통곡물 같은 음식을 먹으면 어떨까요? 혈당이 천천히 올라갔다가 소비되어 없어집니다. 하지만 가공된 탄수화물을 과다 섭취하면 일부는 글리코겐으로 저장되지만, 저장 용량을 초과한 에너지는 지방산으로 전환되어 간에 축적됩니다. 그러면 **우리 몸 곳곳에 지방으로 축적되고, 그렇게 지방 세포가 모여 지방간이 됩니다**. 이러한 지방간은 방치할 경우 지방간염, 간경변증을 거쳐 간암으로 진행할 수 있어 주의가 필요합니다.

## 지방간은 어떻게 치료해야 할까?

지방간이란 말 그대로 간에 지방이 쌓여 있는 상태를 말합니다. **간 내 지방 비율이 5%가 넘어가면 지방간으로 간주합니다.** 지방간은 CT, 초음파로 확인할 수 있는데 간 수치로도 어느 정도 확인할 수 있습니다. 그리고 간 수치가 40 이상 상승하면 지방간을 넘어, 간염으로 진행될 위험이 있습니다. 그 상태에서 더 진행되면 간경화, 심하면 간암으로 악화할 수 있습니다. 지방간일 때는 아직 간 수치도 더 높아지지 않았고, 지방만 쌓여 있는 상태라고 할 수 있습니다. 만약 지방간 진단을 받았다면 '지방간은 현대인 누구에게나 발생할 수 있는 것'이라고 우습게 생각할 것이 아니라, '지금은 돌아올 수 있는 상태니까 지금부터 바꿔야겠다'라고 꼭 생각해야 합니다. 지방간 단계에서는 적절한 식이조절과 체중감량을 통해 간의 지방 축적을 줄이면 회복이 가능합니다. 지방간이나 간염 상태에서 더 진행되면 돌이키기 힘들기 때문에 이때 습관을 바꾸는 것이 중요합니다.

**우선 간에 독소를 없애는 습관이 중요합니다.** 그런데 우리는 일상생활에서 스스로 간에 독성물질을 공급하고 있습니다. 간 건강에 영향을 미치는 주요인은 술입니다. 술을 찬찬히 뜯어보면 당이 들어있고, 그 안에 열량도 있습니다. 그러니까 술을 마신다는 건, 열량만 있고 영양분은 거의 없는 물질을 마시는 겁니다. 물론 그중 일부는 알코올 성분이기 때문에 온몸에서 열을 내면서 날아가긴 합니다만 그 외의 물질들은 간에 무리를 줍니다. 즉, 간에는 무리만 주고 쓸데없는 에너지는 몸에 남습니다. 결국 술은 대사 과정에서 주로 지방으로 전환되어 간에 축적되며, 이에 따라 지방간이 발생하게 됩니다. 이 과정을 거치면서 간에 미세한 염증을 만들어냅니다. 여기에 잦은 외식, 밥, 빵, 면, 단순 당을 많이 먹고, 빠르게 먹는 습관, 채소를 안 먹는 습관들까지. 요즘 간은 여러 가지로 치명적인 위협을 받고 있습니다.

술로 인한 지방간도 있지만, 비알코올성 지방간도 있습니다. 이런 **비알코올성 지방간은 주로 비만, 당뇨병, 고지혈증 등 대사질환과 잘못된 식습관에 의해 발생합니다.** 과도한 탄수화물을 계속 섭취하면 간에 미세한 염증을 반복적으로 유발할 수 있습니다. 특히 단순당을 과다하게 섭취하면 비알코올성 지방간, 간염으로 발전할 가능성이 높아집니다. 그래서 정제 탄수화물, 트랜스 지방, 포화지방, 단백질이 많은 음식보다 비타민, 무기질, 섬유질, 그리고 항산화 물질이 풍부한 음식을 먹는 것이 중요합니다. 물론 운동도 해야 합니다.

## 간에 도움이 되는 영양제는?

간 건강을 위해 영양제를 찾기도 합니다. 그런데 안 좋은 습관은 그대로 유지하면서 영양제를 먹으면 괜찮다고 생각하면 안 됩니다. 간 건강을 위해서는 금주는 당연히 해야 하고, 절식과 소식, 식후 운동 같은 생활 습관 개선이 먼저입니다.

그다음 헛개나무 추출물 같은 생약을 보조로 챙겨 먹을 수 있습니다. 그리고 간 질환 환자에게 사용되는 우르소데옥시콜산(UDCA)이나 시리마린(밀크시슬 추출물) 등은 보조적으로 사용될 수 있습니다. 하지만, 지방간 치료의 근간은 식이조절과 운동을 통한 생활 습관 개선입니다.

응급의학과 전문의 최석재가 답한다!

# 07 모르면 안 되는 세상에서 가장 잔인한 병
## 치매

치매가 잔인한 이유

치료가 가능한 치매가 있다?

치매를 예방하는 기적의 음식은?

## 치매가 잔인한 이유

    중·노년이 걱정하는 질환 중 하나는 치매입니다. 실제로 치매 환자는 점점 증가하고 있습니다. 통계에 따르면, 55~60세까지 인구 2~3% 정도가 치매로 이어지고, 그 뒤로는 5년마다 2배씩 증가합니다. 그리고 60~64세는 4~6% 정도가 치매 인구가 되고 65~70세는 6~8%, 80세가 되면 20%로 5명 중 1명이 치매로 고생할 수 있습니다. 심지어 85세로 넘어가면 무려 47%로 증가하는데, 이 말은 85세 노인의 반은 치매로 고통받는다는 겁니다. 그런데 치매는 환자 본인뿐 아니라, 가족들도 함께 괴로운 세상에서 가장 잔인한 질환이기도 합니다.

    우선 치매에 걸리면 기능이 저하되고, 기억력 저하를 포함한 다양한 인지기능 장애가 나타나기 시작합니다. 특히 최근 기억부터 인지하지 못하는 증상이 흔하며, 길을 잃거나 가족을 알아보지 못하는 경우도 있습니다. 진행되면 일상생활에 필요한 기능이 점차 저하되고, 일부 환자에게서는 배변 조절에 어려움을 겪을 수 있는 안타까운 상황이 됩니다. 그런데 나이가 든다고 해서 무조건 치매로 이어지진 않습니다. 현재 현대인들의 생활 습관에 문제가 있기 때문에 치매 입원율도 점점 높아진다고 추정할 수 있습니다. 그리고 무엇보다 치매의 주요 원인으로는 알츠하이머병, 혈관성 치매 등이 있으며, 일부 기전은 밝혀졌지만, 아직 완전히 규명되지 않은 부분도 있습니다.

## 치료가 가능한 치매가 있다?

하지만 **원인을 알고 치료가 가능한 치매도 있습니다.** 바로 치매 중 15%~20% 정도를 차지하는 혈관성 치매입니다. 혈관성 치매는 뇌의 작은 혈관들이 막히거나 손상되어 발생하는 치매입니다. CT, MRI로 진단할 수 있습니다. 혈관성 치매의 경우 위험인자(고혈압, 당뇨, 고지혈증 등) 관리와 재발 방지 치료가 중요하며, 일부 환자에게서는 항혈소판제 등 혈액을 묽게 하는 약물이 사용될 수 있습니다. 근본적인 회복보다는 진행을 억제하는 것이 치료의 주된 목표입니다.

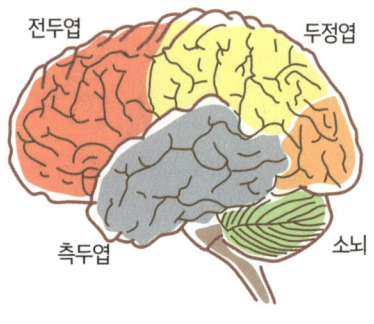

뇌의 구조

## 치매를 예방하는 기적의 음식은?

**혈관 건강을 잘 유지하는 것이 혈관성 치매 예방에 도움이 될 수 있습니다.** 치매 예방에 도움이 되는 식단은 넓게 보면 혈관 건강에 좋은 식단과 유사합니다. 혈관 건강에 좋은 음식에는 전곡류 식사와 채소, 과일이 있습니다. 또 하나는 달걀을 추천합니다. **달걀노른자에는 뇌 기능에 중요한 영양소인 콜린*이 풍부하게 들어 있습니다.** 콜린은 신경전달물질인 아세틸콜린의 합성에 필요하며, 아세틸콜린은 신경과 신경세포 사이에서 정보를 전달하는 역할을 합니다.

> *콜린
> - 신경전달물질인 아세틸콜린의 원료이자 필수 영양소
> - 식품으로 주로 섭취하며 뇌, 신경, 간, 혈관 건강 등에 효과적

그렇다고 달걀을 무조건 많이 먹는다고 좋은 것은 아닙니다. 달걀도 동물성 식품이므로 과도하게 섭취할 경우 열량 과잉으로 체지방이 늘 수 있습니다. 그래서 곡물 사료가 아니라, 풀을 먹고 넓은 공간에서 스트레스를 받지 않고 동물 복지 기준에 맞게 자란 닭의 달걀이 좋습니다. **한 알에 600원~800원 정도인 난각번호 '1번 달걀'이나 2번 달걀을 추천합니다.** 왜냐하면 우리 신경세포와 뇌세포들의 조직은 지방 세포에서 만들어집니다. 그래서 어떤 지방이 몸에 들어가느냐에 따라 건강이 좌우되기 때문입니다. **똑같은 지방이라도 혈관을 좁게 만드는 동물성 지방보다 식물성 지방을 먹어야 합니다.** 식물성 지방은 불포화 지방산인데, **오메가6와 오메가 3 비율을 보는 것이 중요합니다.** 오메가3 같은 경우는 혈관

을 개선하는 좋은 역할을 합니다. 그래서 오메가3 지방산의 함량이 높은 달걀이나 식품을 섭취하는 것이 혈관 건강에 도움이 될 수 있습니다. 일반적으로 오메가6와 오메가3의 이상적인 섭취 비율은 4:1 이하가 권장됩니다. 그런데 공장식 축산업에서 나온 동물들과 달걀의 비율은 1:20, 1:60, 심하면 1:100이고, 오메가6 비율이 상대적으로 매우 높습니다. 그래서 그나마 차선책으로 콜린과 눈에 좋은 레시틴 성분이 들어 있는 난각번호 1, 2번 달걀을 추천하는 겁니다.

또 달걀을 어떻게 먹는지도 중요합니다. 식물성 기름으로 요리하더라도 고온에서 튀기거나 과도하게 가열하는 것은 좋지 않습니다. 일부 유해 물질이 생성될 수 있기 때문입니다. 그래서 달걀은 삶거나 찌는 방식이 더 건강한 조리법입니다. 그래서 달걀을 먹더라도 찌거나, 삶아서 반숙으로 먹는 방법이 좋습니다.

**또 걷기 운동을 하면 치매 예방에 도움 됩니다.** 여러 가설에 따르면, 걷기 운동이 치매 예방에 도움이 된다고 알려져 있습니다. 대표적인 것은 걸으면 심장 박동이 빨라진다는 가설입니다. 그러면서 체온이 높아지고, 땀도 나면서 혈액순환을 촉진합니다. 혈액순환이 촉진되면서 뇌세포들이 활성화되고, 신경 전달 물질들이 늘어나는 원리입니다. 따라서 치매 예방에 효과가 있다는 가설입니다.

**실제로 통계를 보면, 빠른 걸음으로 하루에 6천~8천 보를 걸으면 치매 위험을 낮출 수 있다고 알려져 있습니다.** 혹은 체력이 안 된다면 꼭

만 보가 아니더라도, 25%에 해당하는 4천 보만 걸어도 치매를 예방하는 데 많은 도움이 됩니다.

> ### 🍴 중·노년을 위한 치매 예방법 🍴
>
> 1. 난각 번호 1, 2번 달걀 섭취
> 2. 달걀 프라이보다 삶거나 쪄서 섭취
> 3. 하루에 최소 4천보 이상 걷기

## 기억장애 체크 리스트법 (6개 이상이면 검사 필요)

❶ 자신의 기억력에 문제가 있다고 생각하십니까? ☐ 예 ☐ 아니오

❷ 자신의 기억력이 10년 전보다 나빠졌다고 생각하십니까? ☐ 예 ☐ 아니오

❸ 자신의 기억력이 같은 또래의 다른 사람들에 비해 나쁘다고 생각하십니까? ☐ 예 ☐ 아니오

❹ 기억력 저하로 인해 일상생활에 불편을 느끼십니까? ☐ 예 ☐ 아니오

❺ 최근에 일어난 일을 기억하는 것이 어렵습니까? ☐ 예 ☐ 아니오

❻ 며칠 전에 나눈 대화 내용을 기억하기 어렵습니까? ☐ 예 ☐ 아니오

❼ 며칠 전에 한 약속을 기억하기 어렵습니까? ☐ 예 ☐ 아니오

❽ 친한 사람의 이름을 기억하기 어렵습니까? ☐ 예 ☐ 아니오

❾ 물건 둔 곳을 기억하기 어렵습니까? ☐ 예 ☐ 아니오

❿ 이전에 비해 물건을 자주 잃어버립니까? ☐ 예 ☐ 아니오

⓫ 집 근처에서 길을 잃은 적이 있습니까? ☐ 예 ☐ 아니오

⓬ 가게에서 2~3가지 물건을 사려고 할 때 물건 이름을 기억하기 어렵습니까? ☐ 예 ☐ 아니오

⓭ 가스불이나 전기불 끄는 것을 기억하기 어렵습니까? ☐ 예 ☐ 아니오

⓮ 자주 사용하는 전화번호(자신 혹은 자녀의 집)를 기억하기 어렵습니까? ☐ 예 ☐ 아니오

출처: 중앙치매센터(https://www.nid.or.kr)

신경외과 전문의 이정표가 답한다!

# 2부

## "50대 이후 모르면 고생하는 통증과 운동법"

신경외과 전문의 이정표가 답한다!

# 01 모르면 삶의 질이 수직으로 하락하는 허리 통증

허리는 나이가 들면 다 아픈 걸까?

모르면 후회하는 '기적의 1분 허리 운동'

모르면 허리 건강 망치는 최악의 자세

## 허리는 나이가 들면 다 아픈 걸까?

중·노년이 되면 입에 달고 사는 말 중 하나가 '나이가 들어서 허리가 아프다.'입니다. 초고령화 시대로 진입한 만큼 우리나라에서 허리통증을 호소하는 환자들도 증가했습니다. 실제로 심사평가원 자료에 따르면, 허리 통증으로 병원에 방문한 환자가 2024년 기준, 5년 사이 15만 명 이상 증가했습니다. 그 원인을 파악해 보면, **대표적으로 증가한 실내 위주 생활을 들 수 있습니다.**

최근 들어 갈수록 더워지는 여름과 불규칙한 한파, 미세먼지가 잦은 날씨로 외출 하기 힘들어졌습니다. 그리고 불과 얼마 전까지는 코로나 팬데믹으로 실내 생활이 익숙한 이유도 있겠습니다. 여기에 스마트폰의 발달, 편리해진 배달 문화, 구독 서비스는 집 앞 슈퍼와 마트 방문도 줄어들게 했습니다. 이렇게 집 안에서 많은 것이 편하게 해결되고, 즐길 것이 많아지면서 점점 외출은 줄고, 실내에서 앉아 있거나 혹은 소파에 누워있는 생활이 증가했습니다. 그러다 보니 운동량은 갈수록 줄어들었고, 근육은 약해지면서 허리에 부담은 늘어 통증으로 이어진 겁니다. 또, 허리가 아프니 움직이기도 싫어지고, 더 외출하기 힘들어져 운동량이 줄어드는 악순환이 반복됩니다.

그런데 **허리 건강이 무너지면 차츰 어깨에서 목, 그리고 무릎까지 통증이 번지면서 삶의 질은 급속도로 수직 하락합니다.** 특히 노년이 되어 운동량이 줄게 되면 근감소증으로 이어집니다. 또 골다공증까지 생겨서 자칫 넘어지기라도 하면 골절이 발생할 수 있습니다. 그렇게 되면 걷잡을 수 없이 건강이 전체적으로 악화하고, 우울감까지 덮쳐 정신 건강까지 위협받습니다. 허리 건강이 무너진다는 것은 나이가 들면 자연스럽게 아픈 것에 그치는 것이 아니라, 노년 건강까지 무너지는 일이기 때문에 적극적인 치료가 필요합니다.

## 모르면 후회하는 '기적의 1분 허리 운동'

본격적인 허리 운동을 하기 전 코어 운동을 하는 것이 좋습니다. 코어를 강화하는 동작 중엔 플랭크, 브릿지, 슈퍼맨 등이 있는데 이 중 제일 대표적인 것은 플랭크 운동입니다.

코어를 강화할 때 강조하는 것은 **코어 근육의 긴장을 풀기 위한 이완과 스트레칭입니다.** 대부분 간단하고 약한 허리 통증은 허리 스트레칭으로 충분히 호전될 수 있습니다. 그런데 만약 이 운동을 해도 여전히 아프다면 병원에서 전문적인 치료를 받는 것을 추천합니다.

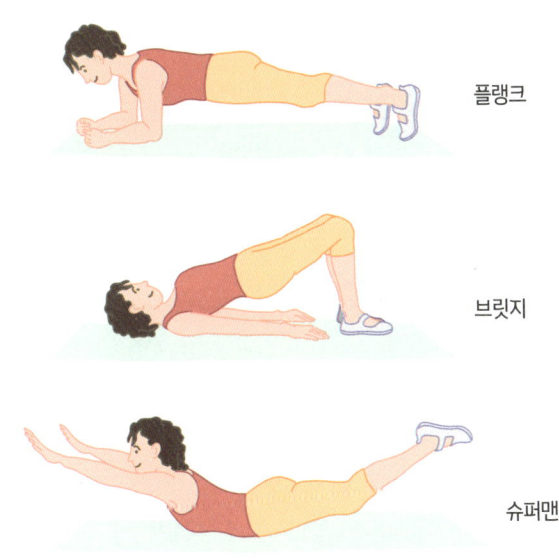

대표적인 코어 강화 동작들

## 허리 통증 99% 잡는 기적의 운동 ① 맥켄지 신전 운동

맥켄지 신전 운동은 허리 통증에 정말 탁월한 운동으로, 몇 번만 따라하면 허리가 부드러워지고 통증도 감소하는 걸 체감할 수 있습니다. 운동을 할 때, 요가 매트 위나, 긴 테이블이 있다면 그 위에서 따라 해도 됩니다.

### ✂ 맥켄지 신전운동 ✂

❶ 편안하게 엎드린 상태로 호흡을 가다듬는다.

❷ 양쪽 팔꿈치를 모아 지지한 채, 상체를 일으킨다.
　★ 이때 통증이 없는 각도까지 상체를 세운다.

❸ 30초 동안 버티다 상체를 내린다.
　(❷, ❸번 동작을 두 번 정도 반복)

❹ 푸쉬업 하듯 팔을 전체적으로 쭉 늘린다.

❺ 3초 세고 제자리로 돌아온다.
　(❹, ❺번 동작을 10번 반복)
　★ 허리가 아프면 끝까지 올리지 말고 아픈 부위에서 멈춘다.

★ 자세한 운동 방법은 QR 코드를 참고하세요 ★

## 허리 통증 99% 잡는 기적의 운동 ② 허리 비틀기

허리 비틀기 운동도 허리 통증을 잡는 데 효과적인 운동입니다. 우리 척추와 척추 사이를 인대가 붙잡고 있습니다. 이 인대를 마치 빨래를 짜듯 비틀어, 뒤쪽으로 튀어나온 디스크 안쪽으로 밀어 넣는 운동입니다.

### ✂ 허리 비틀기 운동 ✂

❶ 하늘을 보고 누운 상태에서 손은 바닥을 잡는다.
　★ 요가 매트를 깔고 한다면 상체가 틀어지지 않도록 주의
❷ 그 상태에서 다리 한쪽을 반대쪽 다리에 얹고 꼰 상태로 비틀어 30초 버틴다.
　★ 허리가 빨래 짜듯 늘어나는 느낌이 드는 것이 중요
❸ 반대쪽 다리도 반복한다.

★ 자세한 운동 방법은 QR 코드를 참고하세요 ★

매일 누워서 맥켄지 신전 운동과 허리 비틀기 운동을 하는데 2분이면 충분합니다. 이 두 가지 운동만 잘해도 대부분의 허리 통증이 완화되는 데 큰 도움이 됩니다.

## 앉아서 허리 통증 잡는 5분 운동법

다음은 앉아서도 쉽게 따라 할 수 있는 운동법입니다. 동작들도 간단하고 짧기 때문에 5분만 따라 하면 허리 통증에 큰 도움이 됩니다.

### ✂ 앉아서 허리 통증 잡는 5분 운동법 ✂

① 허리를 곧게 펴고 양쪽 발은 바닥에 평평하게 둔다.
② 오른쪽 팔꿈치는 오른쪽 무릎에, 왼쪽 팔꿈치는 왼쪽 무릎에 서로 닿게 당긴다.
③ 손을 펭귄처럼 만들어 걷는다.
④ 양손 끝을 하늘로 늘어난다는 느낌으로 뻗는다.
⑤ 모든 동작은 30초씩 시행하고, 3~5번 반복한다.

★ 자세한 운동 방법은 QR 코드를 참고하세요 ★

## 허리 통증 잡는 초간단 엉덩이 운동법

**허리 통증을 완화하고 싶다면 엉덩이 근육에도 신경 써야 합니다.** 엉덩이 근육, 즉 둔근은 허리를 지지하는 중요한 요소 중 하나이기 때문입니다. 중심이 온전해야 균형을 잡을 수 있는데, 그 중심 역할이 코어와 엉덩이 근육이라고 할 수 있습니다. 척추에서 엉덩이와 골반까지가 코어 근육이라고 할 수 있습니다. 그리고 그걸 지지하고 있는 것이 둔근입니다. 그런데 사실 엉덩이 근육 자체가 코어 근육이라기보다는 **코어를 지지하는 역할을 하는 것이 엉덩이 근육**이라고 생각하면 됩니다.

### ✄ 허리 통증 잡는 엉덩이 운동법 ✄

① 리버스 레그레이즈: 의자 뒤쪽에 서서 다리를 뒤로 민다.
② 킥백: 뒤쪽으로 발을 찬다.
③ 햄스트링 컬: 뒤쪽으로 발을 접었다 편다.
　★ 모든 동작은 30초씩 진행합니다.

★ 자세한 운동 방법은 QR 코드를 참고하세요 ★

## 모르면 허리 건강 망치는 최악의 자세

허리 건강에 있어 운동만큼 중요한 것은 올바른 자세입니다. 그리고 허리에 좋은 자세는 허리에 나쁜 행동을 하지 않는 것입니다. 그중에서도 허리를 구부정하게 만드는 자세가 정말 안 좋습니다. 그리고 많이 하시는 자세 중에 다리 꼬는 자세도 허리에 좋지 않습니다. 왜냐하면, 다리를 꼬게 되면 한쪽 근육은 늘어나고, 반대쪽은 짧아지기 때문입니다. 그렇게 되면 골반은 틀어져 불균형이 되고, 우리 몸을 지탱하는 척추에도 악영향을 줍니다. 그리고 우리나라 사람들에게 익숙한 양반다리 자세도 사실 오래 하게 되면 허리에 무리를 주기 때문에 좋지 않습니다.

허리에 제일 좋은 자세는 모델처럼 허리를 꼿꼿하게 일자로 편 상태로 앉는 것이 제일 좋습니다.

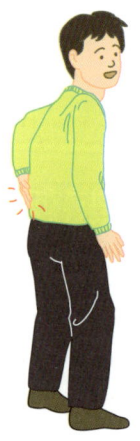

허리에 좋지 않은 구부정한 자세

그리고 과도하게 허리를 비트는 골프, 한쪽으로만 회전하는 테니스나 탁구, 허리를 계속 구부리는 자전거도 허리 디스크 환자에게 좋지 않기는 합니다. 하지만 무조건 안 좋은 운동, 좋은 운동이라는 것은 없습니다. **운동을 얼마나 내 몸에 맞게 잘 적용하느냐에 따라서 어떤 운동이든 허리 디스크에 좋게 작용할 수 있습니다.**

다만, 집에서 홈트레이닝을 할 때, 크런치 운동, 시티드 레그레이즈 운동, 플랭크 운동 등을 잘못하게 될 경우 오히려 허리가 꺾이면서 증상을 악화시킬 수는 있습니다. 그래서 자세가 올바른지 꼭 확인하는 것이 필요합니다.

**신경외과 전문의 이정표가 답한다!**

## 02 모르면 독이 되는
## 엉덩이 통증

엉덩이 통증을 방치하면 생기는 일은?

모르면 후회하는 '기적의 1분 엉덩이 운동법'

진짜 알아야 할 엉덩이 통증 잡는 습관은?

## 엉덩이 통증을 방치하면 생기는 일은?

보통 햄스트링 끝 쪽 힘줄에 염증이 생긴 분들을 보면, 이유 없이 엉덩이가 아프고, 다리가 저리는 병들이 발생한 경우가 있습니다. 이런 경우 대부분 허리 쪽에서 문제가 생긴 경우입니다. 그러면 허리 MRI로 원인을 찾아 치료를 진행하게 됩니다. 그런데 아무리 치료해도 원인을 찾지 못하고 완치가 되지 않는 경우가 있습니다. 이런 경우는 문제의 원인을 엉덩이에서 찾아볼 수 있습니다.

**대표적으로 이유 없이 엉덩이에 통증이 발생하고, 심지어 다리까지 저리는 것을 '이상근 증후군'이라고 합니다.** '이상근'이란 엉덩이 쪽에 붙어 있는 근육입니다. 이상근이 너무 두꺼워지거나, 염증으로 인해 아래쪽 좌골 신경을 자극해 눌리면서 이상근 증후군이 발생합니다. 드물지만 이상근 증후군 증상이 발생하면 엉덩이가 아프고, 다리가 저리는 허리 디스크와 유사한 증상이 생깁니다.

**그리고 '좌골신경통'을 주의해야 합니다.** 바닥에 앉을 때, 의자에 앉을 때 닿는 부위 쪽 뼈를 좌골(궁둥뼈)이라고 합니다. 그 옆을 지나가는 신경이 바로 좌골 신경인데, 이상근 근육 아래쪽에 자리 잡고 있습니다. **좌골신경통의 대표적인 증상은 엉덩이 주변과 다리 뒤쪽을 쭉 타고 내려가는 통증입니다.** 여기서 사람마다 표현하는 통증이 조금씩 다른데 **보통 번개 치듯이 내려간다, 절절거리면서 내려간다, 다리가 떨어져 나**

갈 것 같다는 증상이 있습니다. 그리고 앉아 있으면 우선 엉덩이가 저리기 시작하면서 다리도 함께 저리는 것이 특징입니다. 좌골신경통이 만성이 되거나, 급성 염증이 심하게 발생하면 근력이 약해지기 때문에 다리에 힘이 빠집니다. 그러면서 감각이 무뎌지고, 다리가 당기는 증상이 발생합니다. 아주 심할 경우에는 걷는 것도 불편하고 5분 정도 아주 잠깐 앉는 것조차 힘들 경우까지 발생해 일상생활에도 악영향을 미치는 질환입니다.

**좌골신경통을 방치하면 생기는 최악의 상황은 신경이 계속 눌리면서 발생하는 신경 손상입니다.** 신경 손상이 문제가 되는 이유는 신경은 한 번 손상되면 재생이 어려운 기관이기 때문입니다. 신경이 손상되면 발생하는 문제로는 다리에 힘이 약해지고, 방광, 항문 같은 주변 근육들도 약해져 배뇨 장애가 발생합니다. 심지어 갑자기 대소변을 가리기 힘들어지는 마미총증후군*으로 진행될 수 있습니다. 그리고 이런 문제가 발생할 경우, 병원에서 응급 수술이 필요할 수 있습니다. 왜냐하면 디스크가 터지거나, 신경이 눌리면서 발생하는 증상이기 때문입니다. 만약 수술을 통해 빨리 신경을 치료하지 않으면 영구 장애가 남을 수도 있습니다. 엉덩이 통증을 방치하면 1천만 원 이상의 의료 비용도 예상되는 심각한 상황을 초래할 수 있습니다.

*마미총증후군
척수 아래쪽에서 뻗어 나온 신경다발이 압박되거나 손상되었을 때 발생하는 질환

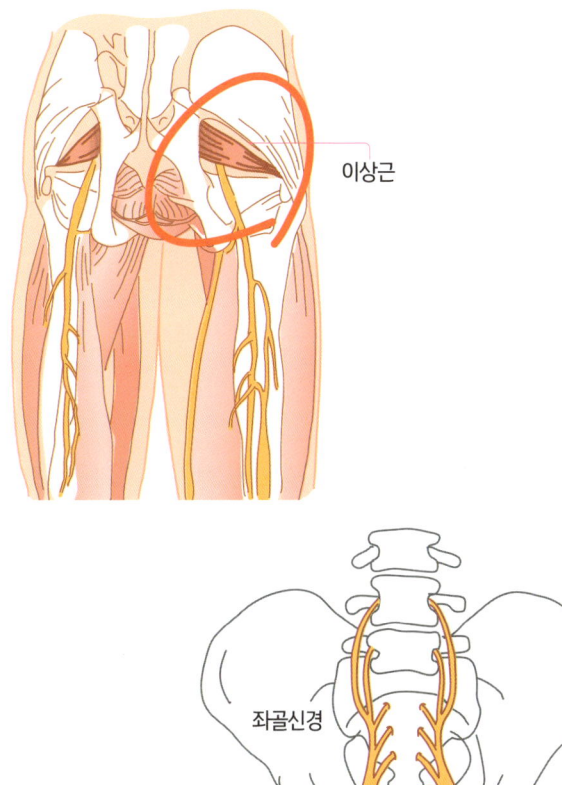

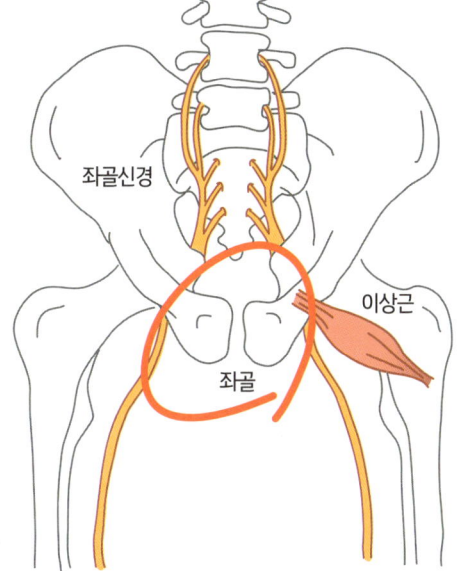

엉덩이 건강에 중요한 근육과 관절

## 모르면 후회하는 '기적의 1분 엉덩이 운동법'

엉덩이 통증을 잡고 좌골신경통을 집에서 1분 만에 해결할 수 있는 운동이 있습니다. 보통 햄스트링 끝 쪽 힘줄에 염증이 있는 분들이 좌골신경통을 많이 호소합니다. 그런데 이 부위를 갑자기 스트레칭하면 오히려 너무 아파서 운동을 못 하는 상황이 발생합니다. 그래서 일종의 마취 효과를 위해 사전 준비를 하고 운동을 하면 효과를 훨씬 높일 수 있습니다.

여기서 마취라는 것은 약물을 사용하는 식의 치료가 아니라, 주변에서 쉽게 구할 수 있는 아이스팩을 이용할 겁니다. 꽝꽝 얼린 아이스팩을 아픈 부위 주변에 대고 2분 정도 기다립니다. 잠시 기다리면 해당 부위 주변이 얼얼해지고 통증이 줄어든 것을 알 수 있습니다. 이렇게 얼음으로 엉덩이에 마취 효과를 준 다음 운동을 시작합니다.

## 1분 만에 엉덩이 통증 잡는 '기적의 스트레칭'

### 좌골신경통 스트레칭

① 장경 인대(골반 바깥쪽에서 무릎 끝까지 내려가는 인대)를 30초간 부드럽게 마사지한다.

② 뒤쪽 햄스트링 근육을 30초간 부드럽게 마사지한다.

③ 골반 앞쪽 장요근을 30초간 부드럽게 마사지한다.

★ 자세한 운동 방법은 QR 코드를 참고하세요 ★

## 1분 만에 엉덩이 통증 잡는 기적의 운동 ① 햄스트링 스트레칭

근육을 풀어주는 스트레칭을 마쳤다면 이제 본격적인 운동을 할 차례입니다. 햄스트링 부위를 이완해 주는 스트레칭인데 마사지볼을 준비하면 좋습니다. 만약 마사지볼이 없다면 테니스공, 골프공도 상관없습니다.

햄스트링 근육을 스트레칭할 때 너무 과하게 당기는 것을 주의해야 합니다. **과한 스트레칭은 오히려 근육에 손상을 입히고, 이럴 경우 근육이 회복하는데 오래 걸릴 수 있습니다.** 만약 동작을 수행하는 과정에서 통증이 느껴진다면, 즉시 운동을 멈추고 충분히 휴식을 취한 뒤 천천히 진행하는 것이 좋습니다. 또 하나의 운동당 30초 정도 진행하고, 하루에 2번~3번 정도 운동 하는 것을 추천합니다.

## ✗ 햄스트링 스트레칭 ✗

① 마사지볼, 테니스공, 골프공 등을 준비한다.

② 공을 아픈 햄스트링 부위에 넣고 1분 정도 기다린다.
(처음엔 통증이 발생할 수 있으나, 시간이 지날수록 근육이 부드러워지며 편안해집니다.)

③ 다리를 쭉 들어 뒤쪽 근육을 이완하기
(강도를 높이고 싶다면 발끝에 수건을 걸어 다리를 잡아당깁니다.)

④ 다리를 30초 정도 잡아당기고, 그대로 다리를 편다.
(만약 동작이 어려울 경우, 무릎을 굽힌 상태에서 진행해도 됩니다.)

⑤ 반대쪽 다리도 반복한다.

⑥ 무릎을 세운 상태에서 다리를 기역자로 올리고, 골반 앞쪽을 30초 동안 밀어준다.

⑦ 골반을 당겨 엉덩이 뒤쪽 근육을 30초 동안 스트레칭한다.

⑧ 반대쪽 다리도 반복한다.

⑨ 폼롤러로 햄스트링 근육과 장경인대를 마사지해 마무리한다.

★ 자세한 운동 방법은 QR 코드를 참고하세요 ★

## 1분 만에 엉덩이 통증 잡는 기적의 운동② 엎드려서 다리들기

엉덩이 통증에 좋은 운동 중에는 엎드려서 다리들기 운동이 있습니다. 좌골 신경이 압박받을 때 이완시켜 엉덩이가 시원해지고, 저림 증상을 호전할 수 있는 운동 방법입니다.

### ✄ 엎드려서 다리들기 운동 ✄

❶ 엎드린 상태에서 아픈 쪽 다리를 바깥으로 30~45도 정도 벌린다.
❷ 그 상태에서 발을 15~20도 이상 들어 올린다.
❸ 10초 버틴다.
❹ 5번 반복한다.

★ 자세한 운동 방법은 QR 코드를 참고하세요 ★

엎드려서 다리들기 운동을 할 때 특히 자세에 주의해야 합니다. **엉덩이와 허리, 코어 쪽으로 힘이 많이 들어가는 자세이기 때문에 안 좋은 자세로 운동을 하게 되면 도리어 허리가 과도하게 꺾일 수 있습니다.** 한쪽 다리당 5회씩 3세트 정도 하되, 아픈 쪽 다리를 집중적으로 더 많이 따라 하면 좋습니다.

## 1분 만에 엉덩이 통증 잡는 기적의 운동③ 브릿지 운동

브릿지 운동은 골반 주변의 근육을 강화하는 운동입니다. 엉덩이 둔근을 강화하는 운동을 통해 엉덩이 통증을 완화할 뿐 아니라, 허리를 편안하게 해주는 효과가 있습니다.

### ✄ 브릿지 운동 ✄

❶ 누운 상태에서 무릎은 90도 정도로 굽힌다.
❷ 엉덩이 근육에 힘이 들어가는 것을 느끼며 들어 올린다.
❸ 그대로 버텼다 엉덩이를 내리고 다시 들어 올린다.
❹ 10회씩 3번 반복한다.
  (동작이 익숙해졌다면 한쪽 다리를 펴고 진행합니다.)

★ 자세한 운동 방법은 QR 코드를 참고하세요 ★

브릿지 운동 역시 코어 근육, 엉덩이 근육을 강화하는 운동입니다. 힘이 많이 들어가는 자세이기 때문에 마찬가지로 과하게 운동하게 되면 오히려 통증을 악화시킵니다. 동작을 따라 할 때, 허리가 과하게 휜 상태에서 하지 않도록 유의하고, 운동하다 통증이 느껴지면 바로 운동을 멈추고 휴식하는 것이 중요합니다.

## 1분 만에 엉덩이와 허리 통증 잡는 기적의 운동

이번에는 엉덩이 자체 통증보다, 허리 디스크 때문에 엉덩이 통증과 다리 저림 증상이 발생했을 때 좋은 운동입니다. 그래서 엉덩이와 허리 통증 둘 다 효과가 좋습니다. 보통 허리 디스크 때문에 병원에 가면 견인 치료를 진행합니다. 견인 치료는 허리를 잡고 늘리는 과정을 통해, 안쪽에 눌린 디스크 압력을 낮추는 원리입니다. 하지만 병원에 자주 방문하기도 힘들고, 매번 견인 치료를 하기는 어렵습니다. 그런데 집에서도 간단하게 견인 치료를 할 수 있습니다. 이 운동은 내 체중을 이용한 견인 효과를 통해 통증을 완화하는 원리입니다.

먼저 침대나 책상, 테이블 모서리에 섭니다. 베개나 쿠션을 모서리에 두고 그 위에 엎드리세요. 엎드린 채 다리 쪽 체중이 밑으로 쏠리도록 그대로 버팁니다. 1분 정도 허리에 힘을 빼고 기다리면, 허리 근육이 이완되고 근육이 늘어나 압박된 디스크가 이완됩니다. 이때 1분 동안 천천히 호흡하며 매달려 있다고 생각하면서 하체 근육을 떨어뜨리면 편합니다. 그리고 다리를 조금 펴서 힘을 약간 주고 다시 천천히 내 다리 체중을 이용해 허리를 견인합니다. 충분히 이완됐다고 느껴지면 천천히 일어나세요. 갑자기 일어나면 이완된 근육에 순간적으로 압력이 올라가며 디스크에 악영향을 줍니다.

### ✗ 엉덩이와 허리 통증 잡는 1분 운동법 ✗

① 침대나 책상, 테이블 모서리에 선다.

② 베개나 쿠션을 모서리에 두고, 그 위에 엎드린다.

③ 허리에 힘을 빼고 체중이 다리 밑으로 쏠리도록 1분간 버틴다.

④ 다리를 조금 펴서 힘을 약간 준다.

⑤ 다시 다리를 굽히고 3번 반복한다.

★ 동작이 끝나고 일어날 때 천천히 일어나도록 주의합니다.
갑자기 일어날 시 이완된 근육 때문에 순간적으로 압력이 상승해 디스크에 악영향을 줄 수 있습니다.

★ 자세한 운동 방법은 QR 코드를 참고하세요 ★

## 진짜 알아야 할 엉덩이 통증 잡는 습관은?

엉덩이 통증을 완화하려면 운동도 효과가 좋지만, 일상생활에서 엉덩이 통증을 줄이는 생활 습관도 병행해야 합니다. 먼저 너무 오래 앉아 있는 대신 자주 일어나는 것이 좋습니다. 오랫동안 앉아 있는 자세는 그 자체만으로 좌골 신경을 압박하기 때문에 엉덩이 통증을 유발할 수 있습니다. 가능하면 30분~1시간 이상 앉아 있는 것을 피하고, 중간 중간 일어나 스트레칭을 하거나 걷는 것이 좋습니다.

무엇보다 자세를 바르게 해서 앉는 것이 중요합니다. 몸을 뒤로 기대서 앉는 구부정한 자세는 척추가 부자연스럽게 휘어집니다. 또한 역 C자 모양이 되기 때문에 허리에도 부담을 줍니다. 그리고 엉덩이 쪽 좌골 주변 신경이 눌리는 최악의 자세라 허리를 똑바로 세워 앉는 것이 중요합니다.

평상시에 자세만 바꿔도 엉덩이 통증 줄이는 데 큰 도움이 됩니다. 올바른 자세를 위해 보조 기구를 사용하면 좋습니다. 예를 들면, 등받이가 있는 의자에 앉을 때는 등받이에 너무 기대앉지 않도록 주의하는 것이 좋은데 이때 쿠션을 사용하면 됩니다. 허리 쪽에 쿠션 등을 받쳐서 허리가 편안한 각도를 유지할 수 있도록 돕습니다. 이때 허리 쿠션의 이상적인 위치는 허리띠가 있는 바로 윗부분입니다. 그러면 의자에 앉을 때 엉덩이에 부담을 주지 않고, 허리도 편합니다.

그리고 허리도 곧게 펴는 '요추 전만 자세'를 유지하는 것이 좋습니다. 이 상태에서 허리가 구부정하게 뒤로 빠지게 되면 엉덩이 뼈가 짓눌리는 느낌이 들며 통증을 유발합니다.

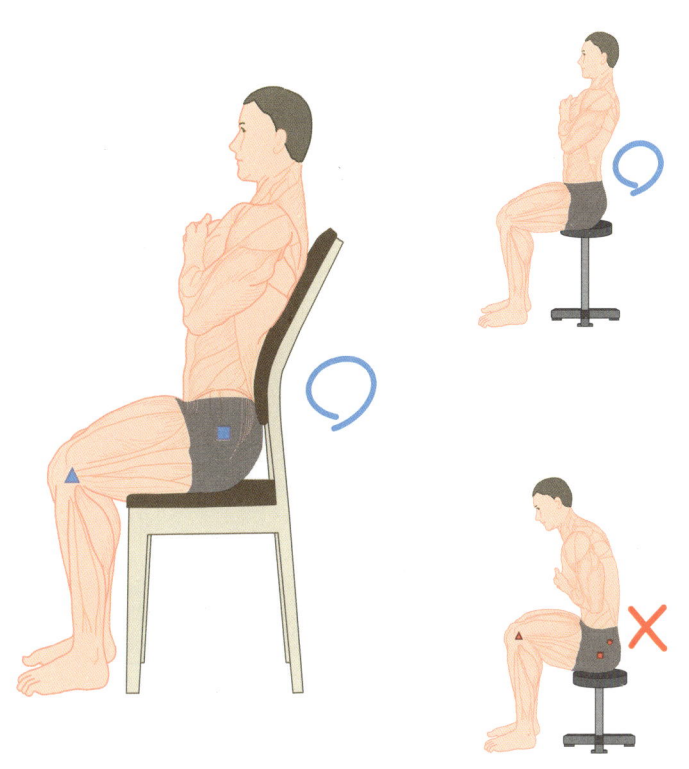

요추 전만 자세 예시 ①

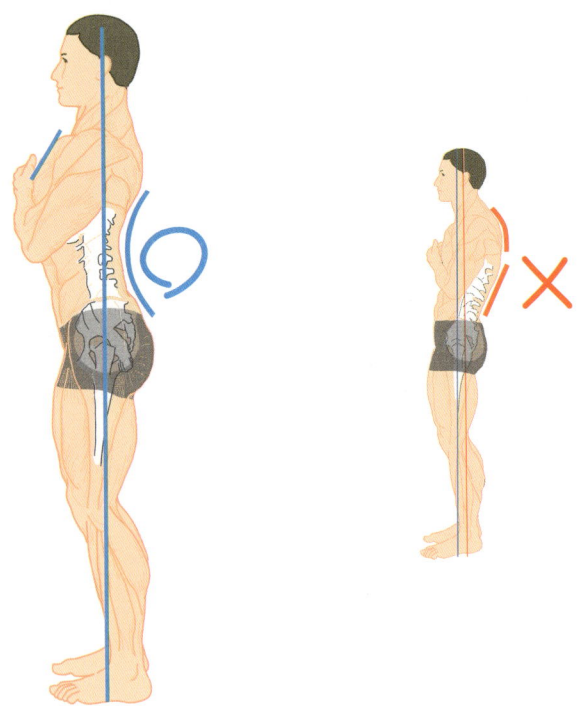

요추 전만 자세 예시 ②

신경외과 전문의 이정표가 답한다!

# 03 모르면 천만 원 날리는 목 통증

목 통증을 방치하면 생기는 일은?

반드시 신경 써야 할 목 근육들은?

모르면 손해 보는 '기적의 목 통증 퇴치 운동'

알면 도움 되는 목 건강 자가 진단법은?

모르면 후회하는 목 통증 상식들

당장 병원에 가야 하는 목 건강 위험 신호

## 목 통증을 방치하면 생기는 일은?

점점 많은 현대인이 목 통증을 호소합니다. 그리고 잦은 목 통증에 시달릴 수밖에 없는 이유는 너무 오래 앉아 있기 때문입니다.

**현대인들에게 많이 관찰되는 대표적인 자세가 '테크넥[*]'이라는 자세입니다.** 쉽게 말하면 거북목인데, 태블릿이라든가 스마트폰 같은 기계를 볼 때 고개가 앞으로 숙여지는 습관 때문에 테크넥이라고 부릅니다. 이 자세를 하게 되면, 고개가 어깨보다 앞쪽에 위치하다 보니 목 근육의 밸런스도 틀어지며 딱딱하게 굳을 수밖에 없습니다. 그래서 자세도 구부정하게 되고, 목이 앞으로 나오면서 자연스럽게 등도 함께 구부러집니다. 그 영향으로 또 척추가 틀어지니 결국 만성적인 목 통증이 될 수밖에 없습니다.

*테크넥
테블릿, 스마트폰 등을 볼 때 고개가 앞으로 숙여지는 습관

보통 아침에 일어났을 때, 목이 뻐근할 경우 며칠 쉬고 약을 복용하면 좋아지는 경우가 많습니다. 그런데 증상이 호전되지 않는 목통증을 방치할 경우 다양한 질환으로 이어집니다. **우선 목통증이 계속 진행되면 '경추척추증'으로 이어질 수 있습니다.** 경추척추증은 근육통이 오랜 시간 경과되어 척추를 건드리기 시작하며 발생하는 질환입니다. 경추 뼈 사이에 위치한 관절이 닳고 마모되는 겁니다. 그런데 문제는 하필 그 관절 옆으로 신경이 지나가기 때문에 통증을 유발합니다. 특히 신경이 등

뒤쪽 날개뼈 주변으로 지나가기 때문에 목에 통증의 원인이 있지만, 정작 등에서 통증을 호소하는 분들이 있습니다. 그리고 더욱 문제가 되는 것은 **경추척추증이 계속 진행되면 결국 디스크를 마모시킨다는 것입니다.** 그렇게 되면 경추 디스크 탈출증, 추간판 탈출증이 발생하는데, 이때 통증의 강도가 더욱 높아집니다.

디스크가 안쪽 신경을 갑자기 누르기 때문에 타는 듯한 통증, 날카로운 통증이 발생합니다. 그뿐만 아니라, 목 통증이 팔을 타고 내려가기 때문에 팔 저림 증상이 동반되고, 감각도 저하됩니다. 심할 경우 손가락을 움직이는 것조차 어려워지고, 힘이 빠지는 증상이 발생합니다. 심지어 협착증까지 유발해 중추 신경, 즉 척수를 압박해 보행에도 심각한 문제가 생깁니다. **만약 목에 통증이나 이상이 있는 경우, 즉 다리에 힘이 빠지고, 글씨 쓰기나 젓가락질처럼 미세한 동작들이 갑자기 어려워진다면 빨리 병원에 가서 확인하는 것이 좋습니다.**

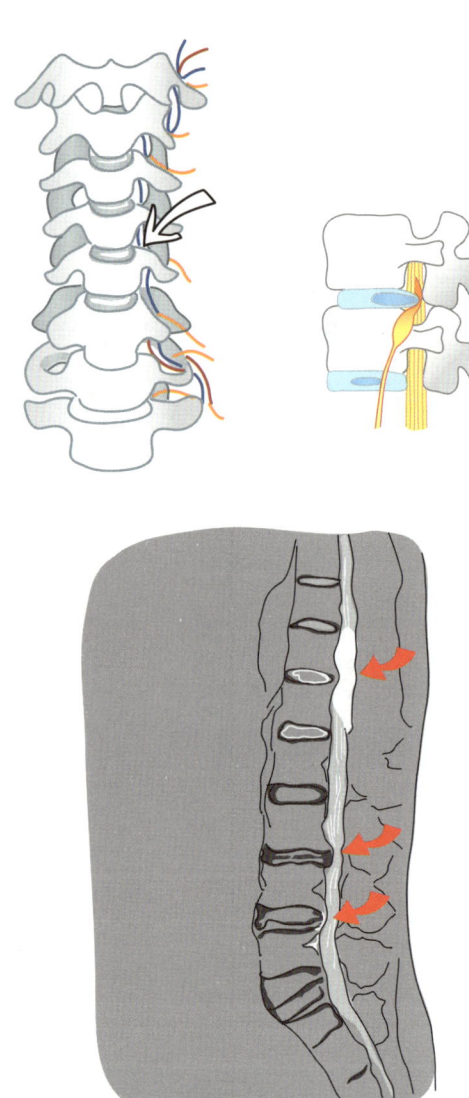

목 통증과 디스크가 진행되는 과정

**최악의 경우, 단순 목 통증이 '후종인대 골화증'이라는 심각한 병으로 진행되기도 합니다.** 목뼈 경추에는 4개의 인대가 자리 잡고 있습니다. 이 4개의 인대가 후종인대인데, 신경 앞쪽으로 길게 위치해 지나갑니다. 문제는 후종인대가 석회가 잘 끼는 환경을 갖춘 인대라는 겁니다. 그래서 **석회화가 진행 되면서 뼈처럼 천천히 자라는데 그것이 후종인대 골화증입니다.** 이 석회가 천천히 자라면서 신경을 압박하다 보니 인지하지 못하는 상태가 됩니다. 그런 상태에서 만약 운동하다 자칫 부상이라도 입으면, **석회화로 생긴 일종의 뼈가 신경을 찌르고 사지마비로 이어지기도 합니다.** 후종인대 골화증은 한번 손상되면 심각해지는 상황이 발생할 수 있어 미리 검사를 하는 것이 좋습니다.

이 외에 목 근육 때문에 발생하는 **또 다른 최악의 상황은 척추 동맥이 박리되는 상황입니다.** 실제로 지압 치료 중 갑자기 의식을 잃고 사망했다거나, 골프치다 고개를 갑자기 돌렸다가 사망한 사례가 있었습니다. 이 사례들이 동맥 박리, 즉 혈관이 찢어진 경우입니다. 그뿐만 아니라, 골프, 수영, 배드민턴, 요가처럼 목을 과하게 돌리는 동작에서 동맥 박리 가능성이 높고요. 순식간에 생명의 위협을 받을 수 있으니 조심해야 하고, 평소 목 근육을 관리하는 것이 좋습니다.

## 반드시 신경써야 할 목 근육들은?

우리 목 주변에는 다양한 근육이 자리 잡고 있기 때문에 모두 신경을 쓰는 것이 좋습니다만, 특히 신경 써야 할 네 가지 근육이 있습니다. 첫 번째로 신경써야 할 목근육은 목빗근입니다. 목을 비틀었을 때 뒷부분부터 쇄골 안쪽까지 비스듬히 내려가는 부위입니다. 두 번째 신경 써야 할 목근육은 승모근입니다. 평상시 승모근이 긴장되면 심한 통증이 발생하는 부위 중 하나입니다. 세 번째는 라운드 숄더를 유발하는 주원

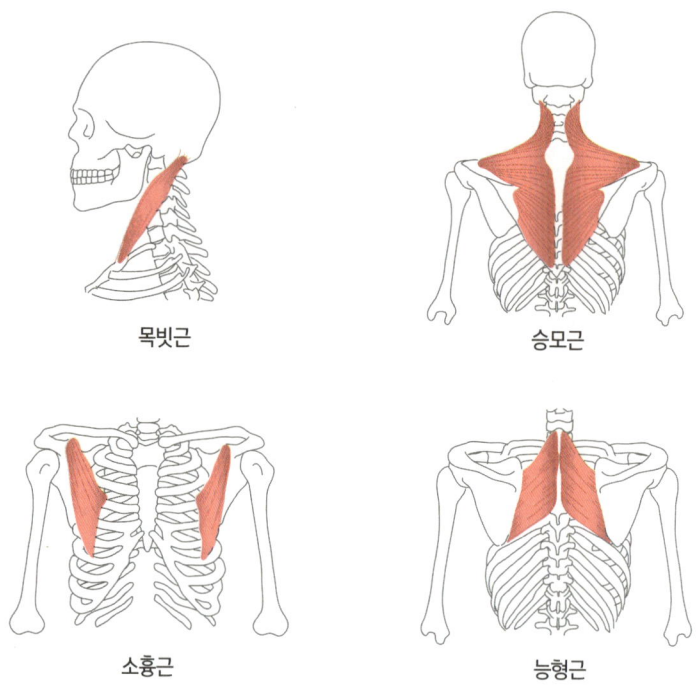

목빗근    승모근

소흉근    능형근

**인인 소흉근입니다.** 뼈 밑에 붙어있는 아주 작은 근육인데, 흔히 거북목으로 고통받게 하는 악명 높은 근육입니다. **네 번째는 견갑골 뒤쪽에 위치한 능형근입니다.**

**네 가지 근육 중에서도 가장 중점적으로 신경 써야 하는 근육은 소흉근입니다.** 왜냐하면 보통 라운드 숄더, 거북목을 치료할 때 강조하는 것이 바로 이 '소흉근 스트레칭'입니다. 소흉근만 제대로 스트레칭해도 주변에 다른 근육들은 저절로 풀어지는 경우가 많습니다. 소흉근을 잡아당기면 라운드 숄더가 되면서 상대적으로 견갑골 뒤쪽에 위치한 뒤 근육인 능형근은 약해집니다. 그래서 소흉근은 이완하고 뒤 근육을 강화하는 것을 특히 신경 써야 합니다.

---

### ✕ 신경 써야 할 목 근육 ✕

1. 목빗근
2. 승모근
3. 소흉근
4. 능형근

## 모르면 손해 보는 '기적의 목 통증 퇴치 운동'

잠자기 전 따라 하면 목 통증, 일자목, 거북목, 목디스크를 예방하는 간단한 운동법들입니다.

### 기적의 목디스크 예방 운동 ① 능형근 운동

먼저 견갑골 사이에 있는 능형근 근육을 강화하는 운동입니다. 이 운동이 왜 중요하냐면, 소흉근을 잡아당기면서 능형근의 힘이 빠지고 늘어나며 목 통증을 유발하는 경우가 많기 때문입니다. 그래서 능형근을 쫀쫀하게 잡아당겨 주면 자연스럽게 소흉근도 함께 스트레칭 되는 효과를 얻을 수 있습니다.

### ✕ 능형근 운동 ✕

❶ 팔을 손바닥 아래로 향하고 90도 각도로 구부려 옆으로 들어 올린다.
❷ 양팔을 등 가운데 근육을 쥐어짜듯 등 쪽으로 잡아당긴다.
❸ 5초 버티고 팔을 다시 제자리로 원위치시킨다.
❹ 15회씩 3세트 반복한다(팔의 각도에 따라 운동 되는 근육이 다른데, 90도보다 약간 올려서 당기면 상부 승모근까지 운동 됩니다).

★ 자세한 운동 방법은 QR 코드를 참고하세요 ★

## 기적의 목디스크 예방 운동 ② 친턱 운동

친턱 운동은 잠자기 전 침대나 요가 매트 위에서 간단하게 할 수 있는 운동입니다. 목 앞쪽 목빗근을 강화하고, 목뒤 경추를 지지하는 근육을 이완시켜 주는 효과가 있습니다. 다음 날 근육 회복과 이완을 돕기 때문에 목 통증 예방에 좋으며 수면장애에도 효과가 있습니다.

### ✗ 친턱 운동 ✗

❶ 침대나 요가 매트 위에 편안하게 눕는다.

❷ 양쪽 무릎을 굽힌다.

❸ 정수리는 위쪽으로 올라가고, 턱은 45도로 내 몸 안쪽으로 깊이 박히게 잡아당긴다.

❹ 1회 시행 시 5초씩 10번 반복한다.

★ 자세한 운동 방법은 QR 코드를 참고하세요 ★

단, 스트레칭을 할 때 잘못된 방법으로 하게 되면 오히려 통증을 악화시킵니다. 예를 들어, 목을 돌리는 동작을 할 때 자칫 잘못된 동작을 할 수 있습니다. 목이 뻐근하기 때문에 시원함을 위해 빠른 속도와 큰 동작으로 강하게 휙휙 돌립니다. 그런데 이렇게 빠르게 돌리는 것 자체가 목 근육과 디스크에 부담을 줄 수 있습니다. **목을 돌릴 땐 부드럽게 돌리는 것이 좋습니다.** 그리고 돌릴 때 원을 다 그리는 것이 아니라 반원을 그린다고 생각해야 합니다. 아니면 좌우로 가볍게 돌리고, 앞뒤로 젖히는 정도가 적당합니다. 즉, 360도 빠른 속도로 돌리는 스트레칭은 목 건강에 오히려 독이 됩니다.

## 알면 도움 되는 목 건강 자가 진단법은?

내 목 건강 상태를 스스로 진단할 방법이 있습니다. 내 목이 얼마나 유연한지, 얼마나 움직일 수 있는지 가동성을 확인하는 방법입니다.

### ✄ 목 건강 자가 진단법 ✄

① 고개를 숙였을 때, 턱이 가슴에 닿는지 확인한다.

② 고개를 뒤로 젖혔을 때, 천장을 볼 수 있는지 확인한다.

③ 턱이 양 어깨에 닿는지 확인한다(덜 돌아가는 쪽 근육이 굳어 있는 상태).

④ 고개를 좌우로 기울였을 때, 귀가 어깨에 닿는지 확인한다.

⑤ 목 주변을 손으로 눌렀을 때, 아픈 부분이 없는지 확인한다(유난히 딱딱하고, 아픈 부위가 있다면 신경이 눌려 있거나 근육이 굳은 것).

★ 자세한 운동 방법은 QR 코드를 참고하세요 ★

## 모르면 후회하는 목 통증 상식들

### 목 통증의 명의는 병원보다 올바른 자세

사실 자세만 고쳐도 오래된 목 통증을 완화할 수 있습니다. 병원에서 도수치료나 물리치료 등을 통해 목을 펴는 것은 일시적일 뿐, 집에 갈 때쯤이면 다시 틀어집니다. 그래서 스스로 자세를 바로잡아 고치는 것이 제일 중요하고, 근본적인 치료법입니다. 그리고 거북목도 마찬가지로 병원 치료보다 환자 스스로 고치는 병입니다. 거북목은 아주 꾸준히 오랜 운동과 스트레칭을 해야 좋아지는 병입니다.

목 통증을 잡고 올바른 자세를 취하려면, 우선은 앉을 때 허리를 곧게 펴고 앉아야 합니다. 어깨와 허리를 펴고, 목은 똑바로 한 채, 턱을 살짝 당깁니다. 의자에 앉을 때 모니터 높이도 내 시선에 맞게 조절해야 합니다. 서 있을 때는 어깨를 편안하게 내린 상태를 유지합니다. 어깨의 어느 한쪽으로 체중이 쏠리지 않게 균형을 유지하고, 누가 뒤에서 머리카락을 잡아당긴다는 느낌으로 서 있는 것이 좋습니다.

## 목 건강을 위한 올바른 베개 선택법

목 통증에 시달리는 분들을 보면 잘못된 베개를 선택하는 경우가 많습니다. 실제로 잠을 잘 때 베개 높이가 중요합니다. 베개 높이는 너무 높거나, 낮아도 목 건강에 좋지 않습니다. 목 건강을 생각하면 되도록 똑바로 누워서 자는 것이 제일 좋습니다만, 정자세든 옆으로 누워서 자든 목이 꺾이지 않고, 척추가 꺾이지 않는 높이의 베개가 적당합니다.

또 고려해야 할 것은 우리 목은 기본적으로 C자형 커브 형태입니다. 그래서 그 모양이 그대로 유지되는 높이의 베개가 제일 좋습니다. 누웠을 때 너무 높아 목이 숙여지거나, 너무 낮아서 꺾이면 목에 무리를 주게 됩니다. **목 커브를 제일 편안하게 해주는 베개 높이는 누웠을 때 목뒤에 팔뚝이 하나 들어가는 높이입니다.**

**목 통증 때문에 요즘 경추 베개를 많이 사용하는데 딱딱한 경추 베개는 피하는 것이 좋습니다.** 언뜻 모양만 보면 목의 굴곡을 편안하게 잡아줄 것 같지만, 너무 딱딱하면 오히려 목 근육을 더 긴장하게 만듭니다. 그리고 사람마다 목 커브는 다 다른데 딱딱한 경추 베개는 전부 같은 형태로 억지로 목 커브를 잡습니다. 대신 경추 베개 중에도 말랑하고, 내 목에 맞게 모양이 변하면서, 내 목을 편안하게 받쳐주는 제품들이 좋습니다.

## 목 꺾을 때 나는 뚜두둑 소리는 괜찮은 걸까?

목을 양옆으로 꺾을 때 뚜-둑 하는 소리가 나는 분들이 있습니다. 일단 목에서 이런 소리가 나는 이유는, 뼈가 꺾이는 소리는 아닙니다. 관절 내부엔 윤활액이라는 액체가 있고, 이 액체 안에는 또 기체가 있습니다. 그런데 목을 갑자기 확 꺾게 되면 관절 내 윤활액의 압력이 상승하고, 공기 기포가 만들어집니다. 그리고 뚜두둑 소리와 함께 이 기포가 터지게 됩니다. 마찬가지로 도수치료를 할 때 관절이 꺾이면서 나는 뚜두둑 소리도 이 기포가 터지면서 나는 소리입니다. 이렇게 목을 꺾을 때 나는 소리는 인체에 무해하긴 합니다.

**그런데 만약 관절액에서 나는 소리가 아니라, 마찰 때문에 나는 경우면 좋지 않습니다.** 특정 방향으로만 움직일 때, 인대 힘줄이 뼈 모서리에 부딪히고 갈리면서 딱 하는 소리, 으드득하는 소리가 나는 경우가 그렇습니다. 가끔 어깨를 돌릴 때 뚝뚝 소리가 나고, 몇 시간 뒤 아프기 시작하는 경우가 있는데, 이런 경우 힘줄에 염증이 생겨 통증이 발생한 겁니다. 이럴 땐 다른 방향으로 움직이는 것이 좋고, 힘줄이 갈리는 현상이 반복되면 결국 끊어질 수도 있어 주의가 필요합니다. 그리고 당장 큰 해가 없더라도 너무 한쪽으로 목을 계속 꺾고 소리를 내면 나중에 관절에 무리가 될 수 있으니 자제하는 것이 좋습니다.

## 당장 병원에 가야 하는 목 건강 위험 신호

만약 **디스크가 터졌다면** 그냥 목덜미가 뻐근한 정도가 아니라 **눈물이 쏙 빠질 정도의 통증이 발생합니다**. 그리고 팔이나 다리에서 **방사통\* 현상도 발생할 수 있습니다.** 목에서 팔로 향하는 신경이 눌리기 때문에 팔 저림 증상도 동반하는 것이니 목 통증과 함께 해당 증상이 나타나면 병원에 가야 합니다.

> **\*방사통**
> 한 지점에서 시작된 통증이 주변 넓은 부위로 퍼지는 증상

그리고 **근력이 약화한 경우, 팔, 어깨 위로 손이 잘 안 올라가기도 하고 손목에 힘이 처질 수도 있습니다.** 또 글씨를 쓰다 필기구를 떨어뜨리기도 합니다. 이렇게 힘이 빠지는 증상은 신경이 근육을 못 움직인다는 뜻이니 빨리 병원에 가야 합니다. 아주 심한 경우, 신경에서 방광에 신호를 줘야 하는데 제대로 기능을 못해 **소변 장애가 발생하기도 합니다.** 만약 다쳤는데 목이 아픈 경우, 어떤 상황이 벌어졌을지 모르니 이 역시 병원에 방문하는 것이 좋습니다.

### ✕ 병원에 가야하는 목 이상 증상 ✕

1. 디스크로 인한 팔, 다리 저림
2. 근력 약화
3. 손목 힘 처짐
4. 소변 장애
5. 부상 시 목이 아픈 경우

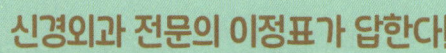

**신경외과 전문의 이정표가 답한다!**

# 04 모르면 고통에 몸부림치는
# 어깨 통증

어깨는 도대체 왜 아플까?
모르면 손해 보는 '기적의 어깨 통증 운동법'
어깨 통증이 사실은 어깨 문제가 아니었다?

## 어깨는 도대체 왜 아플까?

어깨 통증의 원인은 아주 다양하지만, 그중 제일 대표적인 것은 '**회전근개 파열**'입니다. 우리 몸에는 어깨를 회전시키는 근육 그룹이 있습니다. 그 그룹에 있는 근육들이 찢어지거나, 낡고, 약해지는 것을 회전근개 파열이라고 합니다.

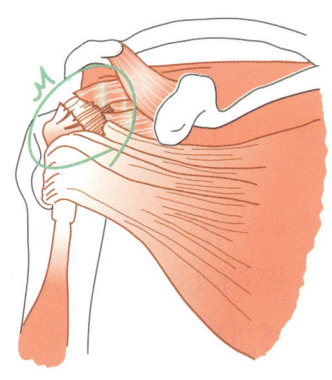

회전근개 파열

또 다른 어깨 통증의 원인으로는 '**어깨 충돌 증후군**'이라는 병도 있습니다. 어깨 충돌 증후군은 어깨를 움직일 때 뼈랑 뼈 사이가 좁아지고 부딪치는 병입니다. **또 흔히 말하는 오십견으로 불리는 동결견도 있습니다.** 나이가 50세쯤 나타난다고 해서 오십견이라고 하죠. 어깨가 굳어서 올라가지 않는 병인데, 요즘은 마치 어깨가 얼어붙어 움직이지 않아 동결견이라는 표현을 많이 씁니다. 그리고 **어깨 통증이 관절에까지 문제를 일으켜 관절염으로 진행되기도 합니다.**

## 모르면 손해 보는 '기적의 어깨 통증 운동법'

목도 그렇지만 어깨가 아프면 통증도 통증이지만, 치료비 문제도 만만치 않습니다. 1천만 원에서 혹은 3천만 원까지 의료비가 지출되는 것이 어깨 질환입니다. 그만큼 목과 어깨 질환은 오랜 시간과 큰 비용이 들기 때문에 매일 치료하기도 힘든 질환이기도 합니다. 그래서 운동 같은 방법을 통해 집에서 혼자서 치료할 수 있다면 큰 도움이 됩니다.

### 운동 전 어깨 가동 범위 확인하기

스트레칭과 근력 운동을 통해 어깨 통증을 완화할 수 있습니다. **스트레칭은 인대와 근육을 유연하게 늘려주고, 어깨 관절의 가동성을 늘려주는 데 효과적입니다.** 어깨 가동성이 중요한 이유는 어깨가 굳어버리면 움직임에 제약이 생길 수밖에 없기 때문입니다. 내가 운동하고 싶어도 어깨가 움직일 수 있는 범위가 없으니 움직일 수 없습니다. 그래서 **반드시 스트레칭을 통해 움직일 수 있는 범위, 즉 가동성을 늘려놔야만 쉽게 근력 운동을 할 수 있습니다.** 또, 똑같은 근력 운동을 해도 근육이 더 잘 붙기 때문에 스트레칭을 통한 가동성 확보는 아주 중요합니다.

그래서 어깨 운동하기 전 반드시 해야 하는 스트레칭은 내 어깨가 어느 정도로 움직일 수 있는지 가동 범위를 확인하는 겁니다. 간단하게 팔을 위로 쭉 올렸을 때 귀 옆에 붙는지 확인해 볼 수 있습니다. 그런데 이때 팔이 안 올라가거나, 팔을 올리는 과정에서 어깨에 통증이 발생한다고 해서 억지로 고개나 귀를 옆으로 대면 가동 범위를 잘못 확인하게 됩니다. 그래서 반드시 몸은 고정하고 팔만 올려 팔이 귀 옆에 붙는지 확인하는 것이 중요합니다. 또한 이 동작 자체로 스트레칭 효과를 기대할 수 있으며, 이후 운동을 수행할 때 부상을 방지할 수 있습니다.

### ✂ 어깨 가동 범위 스트레칭 ✂

❶ 팔을 앞으로 들어 올려서 귀까지 올라가는지 확인한다.

❷ 반대로 팔을 뒤로 들었을 때 60도 정도 올라가는지 확인한다.

❸ 팔을 90도로 굽혀 인사하듯 위로 올려 외회전을 확인한다.
(90도가 되는지 확인)

❹ 팔을 90도로 굽힌 상태에서 아래로 내려 내회전을 확인한다.
(60도 이상 되는지 확인)

★ 자세한 운동 방법은 QR 코드를 참고하세요 ★

## 뭉친 어깨 펴주는 기적의 20초 '어깨 후면 스트레칭'

만약 정말 시간이 없다면 '어깨 후면 스트레칭'이라도 해주는 걸 추천합니다. **날개뼈와 어깨가 붙는 부위를 누르다 보면 아픈 부분이 있는데, 원통형 근육인 '소원근'입니다.** 이 부위를 마사지 공이나 벽에 기대 문지르는 방식으로 스트레칭을 하면 어깨 가동 범위가 훨씬 늘어납니다. 그리고 무엇보다 통증이 완화되는 장점이 있습니다. 소원근 부위 위쪽에 겨드랑이 신경이 자리 잡고 있는데, 이 신경이 삼각근을 뒤쪽에서 감싸고 있습니다. 신경과 근육 사이에 어깨 후면이 끼어 있는 셈인데, 어깨 통증을 호소하는 사람 대부분이 이 부위가 취약합니다. 그래서 이 부위를 잘 풀어만 줘도 충분한 스트레칭 효과를 기대할 수 있습니다.

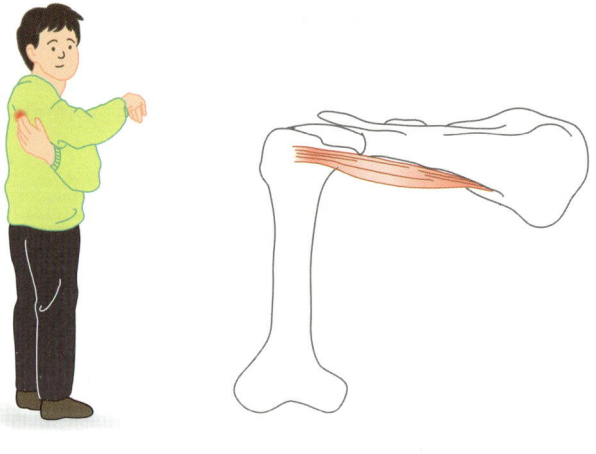

어깨 후면 부위

## 어깨 통증 퇴치하는 기적의 5분 운동법 ① 오십견: 외회전 운동

어깨 통증에 따라서 운동 방법은 비슷하면서도 조금씩 다릅니다. 그래서 증상별 통증에 좋은 운동법을 각각 준비했습니다. 첫 번째는 중·노년의 어깨 통증 중 많은 원인을 차지하는 오십견(동결견)에 좋은 운동법입니다. 오십견(동결견)으로 어깨 통증을 호소하는 분들을 보면 주로 어깨를 바깥으로 빼는 외회전 동작이 안되는 경우가 많습니다. 그래서 먼저 외회전 동작을 보다 쉽게 돕는 운동을 하는 것이 좋습니다.

### ✗ 오십견: 외회전 운동 ✗

❶ 밴드를 양손으로 잡고 옆으로 쭉 당긴다.
❷ 10~15번 반복한다.
❸ 통증이 심하면 수건을 겨드랑이에 낀다.
  ★ 반대쪽 손을 고정하고, 수건을 낀 손으로 당기면 통증은 줄이면서 쉽게 운동할 수 있습니다.

★ 자세한 운동 방법은 QR 코드를 참고하세요 ★

## 어깨 통증 퇴치하는 기적의 5분 운동법 ① 오십견: 펜듈럼 운동

오십견이라는 것은 어깨가 얼어붙듯이 굳는 현상입니다. 그래서 어깨를 부드럽게 스트레칭해 주는 것이 중요합니다. 펜듈럼 운동은 통증 없이 할 수 있는 운동입니다. 덤벨, 생수병의 무게를 활용해 진자 운동을 하면서 어깨 관절에 유연성을 길러줄 수 있습니다.

### ✂ 오십견: 펜듈럼 운동 ✂

❶ 덤벨을 손에 쥔 다음, 떨어뜨린다는 느낌으로 팔이 진자 운동을 한다고 생각하고 흔든다.
❷ 어느 정도 흔들다, 어깨가 부드러워졌으면 팔로 원을 그린다.
❸ 팔을 양옆, 앞뒤로 툭툭 흔든다.
❹ 5분 정도 반복한다.

★ 자세한 운동 방법은 QR 코드를 참고하세요 ★

## 어깨 통증 퇴치하는 기적의 5분 운동법 ① 오십견: 벽 오르기 운동

벽 오르기 운동은 의자, 탁자, 식탁, 벽의 모서리를 이용해 어깨 가동 범위를 늘리는 운동입니다. 이 운동은 굳은 어깨를 풀고, 팔을 위로 올라갈 수 있게 해주는 효과가 있습니다.

### ✄ 오십견: 벽 오르기 운동 ✄

❶ 의자 끝을 잡고 서고, 내 몸을 뒤로 물러나면서 조금씩 뺀다.
❷ 어깨 통증이 느껴질 때, 몸을 조금 더 뒤로 밀고, 1분간 호흡한다.
❸ 통증이 멈추면 다시 뒤로 간다.
❹ 동작을 반복한다.

★ 자세한 운동 방법은 QR 코드를 참고하세요 ★

## 어깨 통증 퇴치하는 기적의 5분 운동법 ②
## 회전근개 파열: 베어허그 운동과 거근 펀치

어깨는 내회전과 외회전 운동이 필수적인 부위입니다. 그런데 **회전근개 파열 증상이 있는데 가동 범위를 크게 해 운동하면 오히려 파열 범위가 더 커질 수 있습니다.** 그래서 외회전 운동처럼 동적인 운동보다 정적인 운동을 하는 것이 좋습니다. 회전근개 파열 증상에 좋은 운동은 밴드를 이용한 베어허그 운동입니다. 마치 곰이 껴안는 듯한 동작인데, 회전근개 손상을 최소화하면서 주변의 근육을 단련시켜 어깨 안정화에 도움 됩니다. 베어허그 동작에서 바로 거근 펀치 동작을 이어서 운동을 진행합니다. 거근에서 '거'는 견갑골과 갈비뼈 사이에 붙어 있는 근육입니다. 이 근육은 평상시 움직이지 않고 가만히 있는데, 이 근육을 단련하면 어깨 안정에 많은 도움이 됩니다.

### ✕ 회전근개 파열: 베어허그, 거근 펀치 ✕

❶ 밴드를 등 뒤쪽으로 걸고, 곰이 나를 껴안듯 천천히 잡아당긴다.
❷ 펀치하듯 팔을 쭉 내밀어, 거근 펀치 동작을 이어 한다.

★ 자세한 운동 방법은 QR 코드를 참고하세요 ★

## 어깨 통증 퇴치하는 기적의 5분 운동법 ③
### 어깨 충돌 증후군: 천사 날개 운동

어깨 충돌 증후군에 좋은 운동은 천사 날개 운동입니다. 이 운동을 반복하면 등과 어깨를 이완해 통증을 줄이는 데 효과적입니다. 단, 무리하게 진행할 경우 어깨 힘줄에 손상이 가거나, 끊어지기도 합니다. 그래서 팔을 올리고 내릴 때 특정 부분에서 통증이 있다면, 그 부위를 넘어가지 않도록 조심해야 합니다.

✗ **어깨 충돌 증후군: 천사 날개 운동** ✗

① 벽에 등을 붙인 채, 몸을 똑바로 한다.
② 팔을 살짝 들고, 등과 어깨를 천사 날개처럼 천천히 위로 올린다.
③ 팔을 제자리로 한 다음 다시 반복한다.

★ 자세한 운동 방법은 QR 코드를 참고하세요 ★

어깨 운동을 할 때 자칫 잘못하면 오히려 독이 될 수 있습니다. 몇 가지 주의해야 할 점이 있는데, **우선 어깨 관절은 균형을 맞추는 것이 정말 중요합니다.** 우리 몸에 있는 관절 중 180도~360도까지 가장 가동 범위가 넓은 부위입니다. 워낙 사방으로 돌아가는 관절이다 보니 운동할 때도 당기고, 밀고, 올리고, 내리는 식으로 다양하게 나눕니다. 운동을 할 때 당기는 운동, 미는 운동을 주로 하게 되는데, 한 운동만 집중적으로 하는 것이 아니라 균형을 맞춰하는 것이 좋습니다. 예를 들어, 미는 운동을 5번 했다면 당기는 운동을 5번 하는 식입니다. 그리고 강도가 너무 센 운동보다는 관절을 부드럽고, 유연하게 늘려주는 스트레칭이 어깨 건강에 훨씬 도움 됩니다.

따라서 어깨 운동을 할 때는 천천히 부드럽게 움직여야 하며, 너무 갑자기 움직이는 경우를 조심해야 합니다. 갑자기 어깨를 움직일 경우,

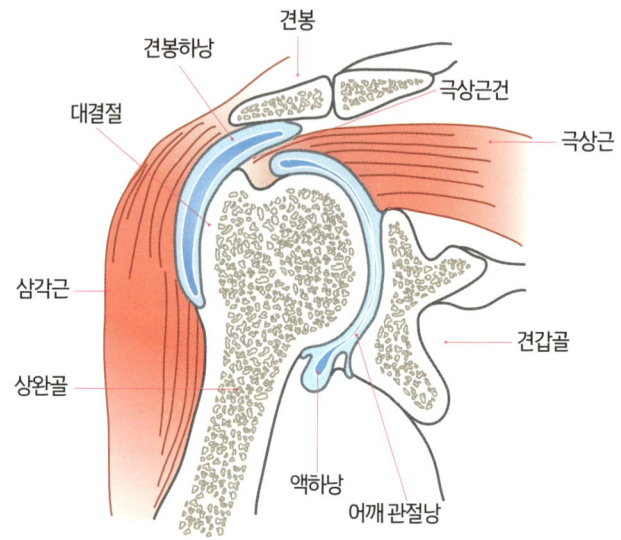

회전근개 구조

어깨에서 뚝-하는 소리가 날 수 있는데, 그런 동작은 안 하는 것이 **좋습니다**. 왜냐하면 뚝-하는 소리가 난다는 것은 충돌로 인해 힘줄이 뼈끝에서 마찰한다는 뜻이기 때문입니다. 이런 현상이 여러 번 반복되다 보면 어깨 안쪽에 위치한 윤활낭에 염증이 발생합니다. 그렇게 되면 결국 어깨 주변에 염증으로 진행되고, 염증이 오래되면 힘줄이 약해져 끊어질 수 있고요. 이럴 경우, 회전근개 파열의 원인이 되기도 합니다.

운동할 때 과도한 욕심으로 회전 반경을 크게 해도 마찰로 인해 힘줄이 갈릴 수 있습니다. 그리고 **한참 어깨가 아프다 갑자기 통증이 사라지고, 팔이 안 올라갈 때 역시 힘줄이 끊어졌을 수 있습니다.** 이럴 경우 팔이 90도 이상 안 올라간다면 빨리 병원에 가서 힘줄을 확인해 봐야 합니다.

**또한 관절에서 소리 나는 방향으로 어깨를 돌리지 않는 것도 중요합니다.** 만약 운동 중 어깨에 힘이 안 들어간다면 운동을 멈추고 당장 병원에 가는 것이 좋습니다. 그리고 어깨 통증이 아니라, 손이 저리거나 감각이 없어졌을 경우 신경에 문제가 생겼을 수 있습니다. 마찬가지로 아무 증상이 없었는데, 자고 일어난 뒤 갑자기 팔을 들어 올릴 수 없는 경우에도 빨리 병원에 가봐야 합니다.

## 어깨 통증이 사실은 어깨 문제가 아니었다?

어깨 통증 때문에 어깨 마사지를 열심히 받았는데도 계속 아프다면 **승모근 문제일 수도 있습니다.** 이럴 경우 의사도 구별하기 어려운 경우가 많습니다. 왜냐하면 어깨 관절, 승모근, 목디스크는 구별하기 어려운 질환들이기 때문입니다. 정확하게는 병이 한 가지만 발생하는 경우가 아니라, 두 가지가 복합적으로 발생하는 경우가 많아서입니다. 예를 들어, 환자가 처음에는 어깨 통증 때문에 병원에 방문하지만, 진찰해 보면 사실 목에 문제가 있는 경우가 많습니다. 반대로 어깨에 문제가 있는데 목이 아픈 경우가 있는데, 심지어 MRI를 찍어도 구별하기가 어려울 때도 있습니다. 그래서 **만약 어깨만 열심히 치료했는데도 통증이 해결되지 않는 경우 꼭 승모근, 경추도 확인해 봐야 합니다.** 실제로 승모근과 경추를 치료했더니 오래된 어깨 통증이 눈에 띄게 호전되는 경우가 많습니다.

### 목, 어깨 통증 잡는 초간단 스트레칭

목과 어깨 질환 통증은 거의 구별하기 어렵기 때문에 치료할 때 동시에 하는 것이 좋습니다. 운동과 스트레칭도 마찬가지로 목과 어깨를 동시에 해주면 큰 도움이 됩니다. 목, 어깨 통증 때문에 치료와 마사지 비용을 많이 소비하고도 해결이 안 돼서 수술하는 분들이 많습니다. 그런데 **집에서 하루에 단 5분~10분만 투자하면 1천만 원이 아니라 수천**

**만 원 이상의 효과를 볼 수 있습니다.** 물론 목과 어깨 건강이 심각하게 안 좋은 상태라면 병원에 방문해 전문적인 치료를 병행해야 하겠지만, 간단한 운동들은 통증을 잡는 데 많은 도움을 줍니다.

## 목, 어깨 통증 잡는 초간단 스트레칭

① 한쪽 손은 엉덩이 밑에 깔고, 시선은 무릎을 본다.
② 반대쪽 손으로 머리를 잡고 가볍게 아래로 당긴다.
③ 반대쪽도 똑같이 따라 한다.
④ 5초씩 10번씩 반복한다.
⑤ 천천히 고개를 반대쪽으로 돌려 90도 유지한다.
⑥ 정면을 본 뒤, 반대쪽으로 돌려 90도 유지한다.

★ 오른쪽과 왼쪽 중 안 되는 방향을 더 스트레칭합니다.

★ 자세한 운동 방법은 QR 코드를 참고하세요 ★

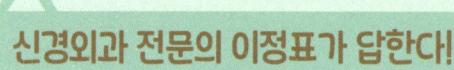

신경외과 전문의 이정표가 답한다!

# 05 모르면 반드시 후회하는
# 무릎 통증

무릎 통증은 수술로도 완치하기 어렵다?

무릎 통증의 진짜 원인은?

모르면 손해 보는 '3분 무릎 통증 퇴치 운동'

## 무릎 통증은 수술로도 완치하기 어렵다?

사실 무릎이 아플 때, 조기에 치료하거나, 그 이전에 운동을 통해 예방하면 큰 문제가 생기지 않습니다. 그런데 **문제가 되는 것은 무릎 통증을 방치해서 염증이 지속될 경우입니다.** 이럴 경우, 염증으로 인해 조직이 손상되기 시작합니다. 정말 문제가 되는 것은 시간이 지나면서 무릎이 변형된다는 겁니다. 우리 무릎은 일자 형태를 유지해야 합니다. 그런데 일명 X자, O자 다리 형태로 변형되고, 무릎 관절 모양도 변형되면 돌이키기 힘들어집니다. 아무리 무릎에 좋은 운동을 하고, 교정을 해도, 통증이 쉽게 사라지지 않고요. 심지어 수술까지 해야 하는 상황도 발생할 수 있습니다.

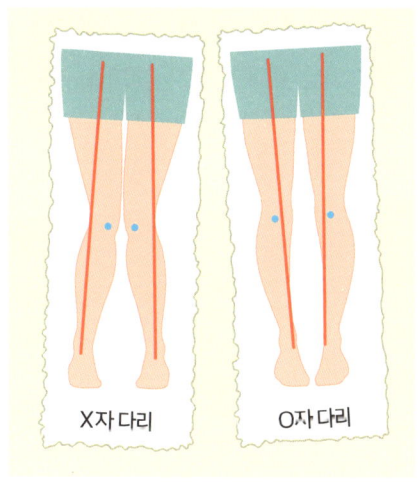

변형된 다리 형태

그런데 안타깝게도 무릎 수술을 해도 완벽하게 해결이 되지 않습니다. 통증을 10단계로 나눈다면 수술을 통해 0으로 만드는 것은 사실상 어렵습니다. **수술이란 단지 너무 아파서 걷지 못할 때, 걸을 수 있게 해 주는 수단일 뿐, 통증을 완전히 없앨 수 없습니다.** 그만큼 수술 치료 전, 열심히 관리하고 예방하는 것이 무릎 건강에서 제일 중요합니다.

실제로 환자 중에 10년 전까지만 해도 매일 등산을 하고, 러닝머신을 뛰고, 자전거를 타며 활발하게 생활하던 분이 있었습니다. 그런데 어느 날 갑자기, 운동을 할 때마다 무릎 통증이 심하게 발생했습니다. 어느 정도였냐면, 러닝머신을 조금만 걸어도 종아리가 터질 듯한 통증을 호소했습니다. 또 등산할 때도 하산할 때는 무릎 통증으로 제대로 움직일 수 없을 정도로 삶의 질이 크게 떨어졌습니다. 치료를 통해 다행히 일주일 만에 통증이 거의 사라졌는데요. 그만큼 무릎 통증은 삶의 질을 하락시키고, 빨리 치료할수록 치료 효과가 좋은 질환입니다.

## 무릎 통증의 진짜 원인은?

보통 나이가 들면서 무릎 통증이 생기는 원인은 관절염이나 연골이 닳기 때문이라고 생각합니다. 그런데 사실 **무릎 연골이 닳기 전, 다른 요인들 때문에 통증이 발생하는 경우가 훨씬 많습니다.** 예를 들어 발목, 고관절은 운동성이 좋기 때문에 자유롭게 움직일 수 있습니다. 그런데 무릎은 마치 경첩처럼 접혔다, 펼 수만 있습니다. 즉, 무릎은 한쪽으로만 움직일 수 있는 관절이라는 뜻입니다. 그런데 한쪽 근육이 뭉치고 골반의 가동 범위가 줄어들게 되면 무릎 경첩 관절 역시 회전력이 줄어들게 됩니다. 그렇게 되면 무릎이 조금씩 비틀리면서 움직일 수밖에 없습니다. 따라서 무릎에 부담을 주면서 연골을 닳게 하는 결과를 만듭니다. 결국 **무릎 자체에는 원인이 없는데, 고관절이나 발목에서 문제가 시작되는 경우가 많습니다.**

**무릎 통증에 영향을 주는 대표적인 부위는 무릎 앞쪽 허벅지, 앞쪽 대퇴사두근처럼 바깥쪽 장경인대 근육들입니다.** 이런 부위에 문제가 생기면, 무릎 관절에 압력을 주고 통증을 일으키는 원인이 되기도 합니다. 문제는 치료를 받아도 쉽게 해결되지 않는다는 겁니다.

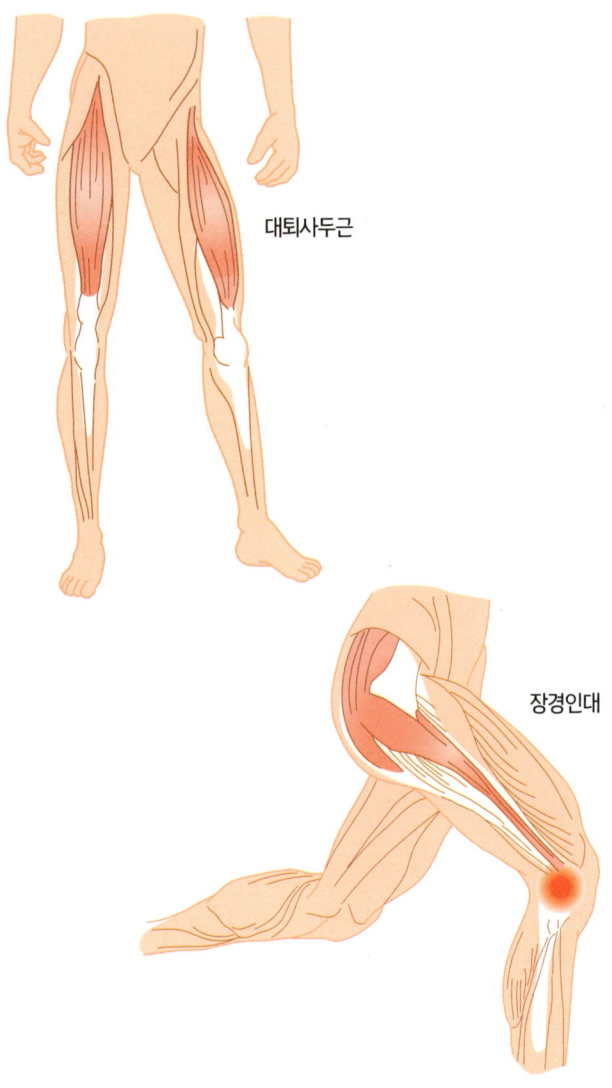

무릎과 관련된 주요 근육들

무릎을 사이에 두고 위아래에 근육들이 자리 잡고 있습니다. 무릎 위에는 대퇴사두근이라는 허벅지 위 근육이 있고, 안쪽에 내전근, 바깥쪽에는 장경인대가 있습니다. 그리고 뒤쪽에는 햄스트링 근육과 종아리 근육들이 있습니다. 쉽게 말해, 교량과 교량을 유지하는 기둥, 띠들이라고 생각하면 됩니다. 교량을 유지하는 띠 역할의 인대와 근육들이 무릎을 잡고 있는 겁니다. 그런데 다리 위에 있는 상판을 수리해도 기둥이나 지지대가 약하면 무너지게 됩니다. **마찬가지로 무릎 통증이 발생했을 때, 근력이 약하면 통증도 계속 발생합니다.**

예를 들어 계단을 오르고, 내릴 때 허벅지 근육량이 부족하면 자세가 흔들리며, 경첩 관절도 덩달아 흔들리면서 무릎 관절에 악영향을 줍니다. 그래서 근력 운동을 통해 근육을 강화하면, 무릎의 유연성이 강화되어 관절염 진행을 막을 수 있습니다. 그만큼 근육은 무릎 건강에서도 중요한 역할을 합니다.

# 모르면 손해 보는 '3분 무릎 통증 퇴치 운동'

### 하체 튼튼! 마법의 무릎 통증 퇴치 운동: 준비운동

일단 통증이 없어야 운동을 할 수 있습니다. 그래서 운동 전에는 무릎 주변 근육을 이완키고 풀어주는 것이 좋습니다. 그중 무릎 앞 근육과 안쪽 근육을 풀어주는 것이 가장 편합니다.

> ✂ **무릎 통증 퇴치 운동: 준비 운동** ✂
>
> ❶ 중간에서 아래로 타고 내려가면서 멍울처럼 걸리거나 아픈 부위를 10~20초간 지그시 눌러준다.
> ❷ 통증이 심할 경우 30초간 가만히 누른다.
>
>
>
> ★ 자세한 운동 방법은 QR 코드를 참고하세요 ★

## 하체 튼튼! 마법의 무릎 통증 퇴치 운동: 운동 방법

이 운동은 하루에 3분, 앉아서 할 수 있는 간단한 운동입니다. 인형이나 쿠션, 베개가 있으면 좋고, 없어도 큰 상관은 없습니다. 모든 운동은 30초간 유지한다고 생각하면 됩니다.

### ✂ 무릎 통증 퇴치 운동: 운동 방법 ✂

① 의자 끝을 잡고 허벅지를 번갈아서 든다.
② 한 발씩 무릎을 편다(허벅지 앞쪽 근육이 쪼이는 느낌이 들어야 한다).
③ 인형, 쿠션, 베개를 허벅지 사이에 끼고 다리를 30초간 쪼인다(힘들면 살짝 풀었다 다시 쪼인다).
④ 뒤꿈치만 30초간 들었다 내린다(강도가 약하면 두 손으로 무릎을 누른다).
⑤ 반대로 앞 발가락만 30초간 들어 올린다.
⑥ 의자 끝에 살짝 엉덩이를 걸쳐서 내려갔다가 올라오도록 스쾃한다.
⑦ 허벅지 앞쪽 대퇴 사두근과 장요근을 스트레칭한다(몸을 살짝 옆으로 틀어 허벅지를 뒤쪽으로 빼 늘려준다).

★ 자세한 운동 방법은 QR 코드를 참고하세요 ★

만약 운동 중 무릎 통증이 발생했을 때, 한쪽 무릎의 크기가 다른 쪽보다 더 커졌다면 문제가 발생했을 가능성도 의심해 봐야 합니다. 이때 무릎뼈를 눌러봤을 때 출렁거린다면 물이 찼을 가능성이 높습니다. 이때 무릎에 차 있는 액체가 물이나 피, 세균 감염으로 인한 염증일 수 있기 때문에 꼭 병원에 가서 확인해 봐야 합니다. 혹은 운동 중 힘이 빠져 주저앉는 경우, 오금이나 무릎 앞쪽으로 찌릿한 경우는 신경통이나 허리 문제일 수 있기 때문에 마찬가지로 병원 방문이 필요합니다.

# 06 모르면 아침마다 고생하는 발바닥 통증

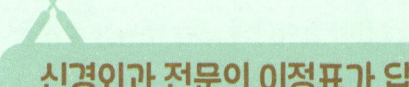
신경외과 전문의 이정표가 답한다!

모르면 헷갈리는 발바닥 통증

족저근막염은 왜 아침에 더 아플까?

모르면 손해 보는 족저근막염 퇴치법은?

## 모르면 헷갈리는 발바닥 통증

보통 발바닥에 통증이 생기면 '족저근막염'부터 의심하는 경우가 많습니다. 그런데 발바닥의 모든 부위가 족저근막염으로 진행되지 않습니다. 족저근막은 발의 아치를 유지해 주는 일종의 막을 일컫습니다. 이 족저근막은 뒤꿈치부터 앞꿈치까지 연결이 되어 있는데, 걸을 때 미세한 손상이 반복되면 찢어지게 됩니다. 그러다 보면 결국, 만성 염증으로 진행되고 뒤꿈치 부위에 통증이 발생하는데 이것이 '족저근막염'입니다. 발에 계속 반복적으로 충격을 가하기 때문에 찢어지고, 또 그 과정이 반복되다 보니 미세한 손상이 염증으로 이어지는 셈입니다. 그래서 스테로이드를 처방해 염증을 완화하는 치료를 진행하기도 합니다. 즉, 족저근막염은 발바닥 전체 부위에 통증이 발생하는 것이 아니라, 뒤꿈치 부위에 발생하는 질환이라고 생각하면 됩니다.

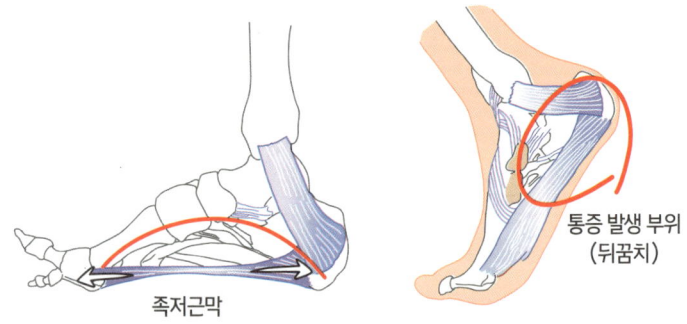

족저근막염 위치

## 족저근막염은 왜 아침에 더 아플까?

신경외과 의사인 저도 족저근막염으로 수개월 동안 통증에 시달려 그 고통을 누구보다 잘 압니다. 족저근막염 통증은 밤에는 어느 정도 괜찮다가, 아침에 눈을 뜨면서 괴롭기 시작합니다. 족저근막염 환자들이 제일 무서워하는 순간이 바로 일어나서 침대 아래로 발을 딛는 순간입니다. 매일 통증의 강도가 다르기 때문에 오늘은 얼마나 아플지 알 수 없습니다. 그만큼 족저근막염 통증은 생각 이상으로 괴롭고 삶의 질도 하락하는 괴로운 질환 중 하나입니다. 쉽게 말해, 족저근막염은 발에 생기는 테니스 엘보와도 같습니다.

**그렇다면 족저근막염 통증은 왜 아침에 더 심해질까요?** 나이가 들수록 지방층이 얇아지면서 위축되고, 걸을 때마다 충격 흡수 기능이 저하됩니다. 그리고 족저근막 주변에 신경이 끼는 경우도 발생하는데, 미세한 손상이 심해질수록 이 현상은 더욱 악화합니다. 또한, 우리 발바닥의 아치를 잡아주는 족저근막이 미세한 손상으로 떨어져 나가고 찢어지는데, 이 찢어진 부위가 밤사이에 회복되고 붙기 시작합니다. 그런데 문제는 **하룻밤 사이에 찢어진 상태가 완전히 회복되어 붙지 않는다는 사실입니다.** 그렇게 일부분만 **회복되다만 상태에서 아침에 바닥에 발을 딛게 되면 다시 통증이 발생하고 족저근막이 찢어지게 됩니다.** 그리고 근육과 피부 사이에 거미줄처럼 얽힌 근막이 자리 잡고 있습니다. 이 근막은 근육이 움직일 때 부드럽게 움직이도록 윤활 작용을 해주는데, 이 부분이 손상되면 유착됩니다. 그리고 아침에 발을 디딜 때 충격으로 뜯어지며 통증이 발생하게 됩니다. 이 과정이 아침마다 반복되다 보니, 밤보다 더 고통스럽게 느껴지는 겁니다.

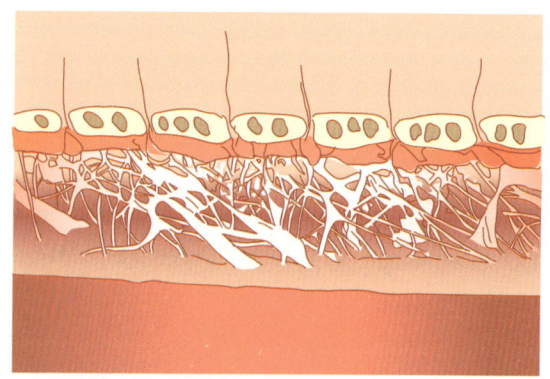

족저근막의 확대 모습
(부드럽게 움직이는 윤활제 역할)

## 모르면 손해 보는 족저근막염 퇴치법은?

### 600원으로 족저근막염 통증에서 벗어나는 법

족저근막염의 문제점은 보통 3~6개월, 심하면 몇 년까지 치료 기간이 굉장히 오래 걸린다는 점입니다. 치료법도 무궁무진해 환자 입장에서는 복잡하고 어렵게 느껴질 수밖에 없습니다. 그런데 단돈 500원, 혹은 600원 정도 저렴한 가격으로 집에서 족저근막염 통증을 어느 정도 완화할 수 있습니다. **저렴하고, 효과를 인정받은 족저근막염 치료법은 바로 '종이테이프'입니다.** 약국과 인터넷에서 쉽게 구할 수 있는 데다 무엇보다 병원에 매일 방문할 필요도 없는 장점도 있습니다. 그뿐만 아니라, 매일 밤 스스로 족저근막염을 치료할 수 있다 보니 치료 기간을 효과적으로 줄일 수 있습니다.

종이 테이핑의 치료 원리는 사실 아주 간단합니다. 아침에 발 디딜 때 족저근막이 찢어진다면, 밤사이에 최대한 붙게 하는 겁니다. **테이핑을 통해 근막을 늘려놓은 상태로 만든 뒤 잠을 자면, 찢어진 부위의 근막이 유착되지 않고 회복되며 통증도 줄어듭니다.** 다만 처음에 할 때는 아무래도 발을 묶고 있다는 이물감 때문에 불편할 수 있습니다. 그래도 일주일만 참으면 적응할 수 있으며, 무엇보다 2주 정도 꾸준히 시행한다면 통증에 큰 효과를 볼 수 있습니다.

테이핑 요법의 단점은 접착제 때문에 피부가 예민하다면 트러블이 발생할 수 있습니다만, 병원에서 사용하는 의료용 종이 반창고는 트러블 발생 확률이 비교적 낮습니다. 그래도 만약 테이핑 치료가 번거롭고 트러블 등의 문제로 힘들다면 병원에 가서 반깁스를 요청하는 것도 방법입니다. 깁스 자체가 족저근막염 치료법 중에 하나고, 의료보험 적용이 되기 때문에 병원에 따라 다르겠으나 약 2만 원 정도면 처리 가능합니다.

### ✕ 족저근막염 종이 테이핑 치료법 ✕

① 반창고로 엄지발가락을 포함해 발가락을 감싼다(발가락을 다 감싸기 힘들면 엄지나 검지만 감싸도 됩니다).

② 발가락을 고정한 다음, 테이프를 종아리 쪽으로 올린 뒤, 테이프로 종아리를 둘러 고정한다.

③ 너무 꽉 조이면 피가 안 통하기 때문에 살짝 여유를 두고, 한 바퀴~두 바퀴 감싼다.

④ 다시 발가락 쪽으로 내려와 감싸 고정한다.

⑤ 테이프가 다른 곳에 붙지 않게 정리하고 취침한다.

★ 자세한 운동 방법은 QR 코드를 참고하세요 ★

## 30초 만에 족저근막염 통증에서 벗어나는 법

이번엔 숟가락으로 간단하게 마사지하면서 족저근막염 통증을 완화하는 방법입니다. 숟가락의 곡선을 활용하기 때문에 어느 부분으로 문질러도 상관없습니다. **단, 아픈 부위를 찌르거나 직접 자극하는 것은 좋지 않습니다.** 또 밤사이 염증이 심해지기 때문에 잠자기 전 스트레칭을 해야 좋은 효과를 볼 수 있습니다.

### ✗ 30초 족저근막염 마사지 ✗

① 발을 올려놓고 엄지발가락을 뒤로 꺾고, 발바닥에 팽팽하게 튀어나온 띠, 족저근막을 찾는다.

② 아픈 뒤꿈치 대신, 안 아픈 주변 부위에 로션을 바른다.

③ 안 쓰는 숟가락의 굴곡을 이용해 천천히 마사지한다.

④ 1초에 1 cm 이동하는 식으로 뒤꿈치 쪽으로 쓸어올린다.

⑤ 통증이 있는 부위는 10초 멈췄다 다시 진행한다.

⑥ 3~5회 반복한다.

★ 자세한 운동 방법은 QR 코드를 참고하세요 ★

## 일상 속 족저근막염 통증 퇴치법

일상생활을 하면서도 틈틈이 족저근막염을 치료할 수 있습니다. 평소 앉아 있는 시간이 많으니, 그 시간을 활용하는 겁니다. **테니스공이나 골프공을 발바닥으로 굴리면서 마사지하면 통증 완화에 좋습니다.**

그리고 **온찜질과 냉찜질도 적절히 해주면 도움이 되는데**, 집에 남는 아이스팩을 아픈 부위에 올려놓으면 염증을 줄이는 데 좋습니다. 그리고 온찜질은 근막과 주변 근육 이완에 도움됩니다. 다만, **온찜질을 할 때는 화상에 주의해야 합니다.** 뒤꿈치와 발바닥을 찜질하다 보면 감각이 무뎌지는 경우가 있어 저온화상이 발생하는 경우가 있습니다.

## 병원에서는 어떻게 족저근막염을 치료할까?

치료할 때 제일 중요한 것은 족저근막염의 발병 원인, 즉 근본적인 원인을 찾는 것입니다. 발의 모양, 주변의 혈관 정맥, 운동으로 인해 신체에 무리가 갔는지 등, 근본 원인을 찾아 교정해 가면 더 쉽게 치료할 수 있습니다.

예를 들어, 평발은 족저근막염이 잘 생기는 조건 중 하나입니다. 혹은 발 자체에 해부학적인 문제가 있는 경우도 있습니다. 그럴 경우, 병원에서는 발 모양에 맞춰 디자인해 신발 안쪽에 깔창을 넣는 인솔을 제작합니다. 이때 특히 신경 쓰는 부분은 뒤꿈치 쪽에 쿠션을 조금 더 넣어 충격을 완화하는 치료를 합니다. 그다음은 약물 치료나 주사 치료를 이용해 염증을 줄이는 과정을 진행합니다. 그런데 아무래도 발바닥에 주사를 놓는다는 것 자체가 환자나 의료진에게도 긴장되는 치료 방법입니다. 그래서 요즘에는 주사 치료보다는 체외 충격파 치료를 많이 진행합니다.

**신경외과 전문의 이정표가 답한다!**

# 07 모르면 또래보다 늙는 중·노년
## 운동의 중요성

겉모습에 속으면 안 되는 진짜 이유는?

중·노년의 근력 운동이 10년을 바꾼다

몰라서 손해 봤던 제대로 운동하는 법은?

모르면 손해 보는 맞춤형 운동법

중·노년의 인생을 바꾸는 올바른 걷기 운동

## 겉모습에 속으면 안 되는 진짜 이유는?

요즘 밖에서 사람들을 보면 겉모습은 참 젊어 보이는 분이 많습니다. 하지만 모순되게도 우리나라 사람들의 노화는 정말 급속도로 진행되고 있습니다. 쉽게 말하면, '체격은 좋아졌는데, 체력은 떨어졌다.' 즉, **외모는 젊어 보여도, 노화는 과거보다 더 빨리 진행되고 있습니다.**

노화를 굳이 정의하자면, 얼굴에 주름이 늘고, 검버섯이 생기며, 피부 색소 침착이 일어나고, 흰머리가 생기고, 볼살이 꺼지는 외적인 변화가 있습니다. 여기에 근육이 약해지고, 골밀도가 감소하는 신체적인 변화도 노화의 증상입니다. 문제는 이 신체적인 노화가 빨라졌다는 겁니다.

**노화가 빨라지는 원인을 살펴보면, 식습관, 생활 양식, 환경 오염, 스트레스 그리고 특히 과식이 있습니다.** 초가공식품과 당, 정제 탄수화물 섭취가 증가함에 따라 혈당 관리가 어려워지면서 노화가 촉진된 겁니다. 또 생활 습관을 살펴보면, 지난 30년간 한국인의 스마트폰 사용 증가로 신체 활동은 줄고 먹는 양은 늘어나면서 비만율이 증가했습니다. 좌식 생활과 불규칙한 식습관은 신체 기능을 저하시켰고, 여기에 수면 장애와 스트레스가 많아지면서 수면의 질도 낮아졌습니다.

**유난히 노화가 빨리 진행되는 사람의 특징 역시 건강하지 않은 식습관과 생활 습관을 가졌다는 겁니다.** 정크푸드를 많이 먹고, 불규칙한 수면과 스트레스를 많이 받고, 운동이 부족한 습관을 지닌 사람들입니다. 이런 습관을 지닌 사람들은 결국 호르몬 불균형이 발생해 면역력이 저하되고, 혈관의 건강도 나빠지면서 노화가 빨라집니다. 노화 속도가 빠른 사람들의 또 한 가지 특징은 근육 감소량이 현저하게 나타난다는 점입니다. 왜냐하면 나이가 들면 근육이 줄어들고, 몸에서 단백질을 합성할 수 있는 능력이 저하되기 때문입니다. 그리고 나이가 들면서 활동량도 떨어지니 근육을 생성할 기회가 줄어드는 겁니다. 즉, 근육이 부족해지면서 단백질 합성도 저하되니 노화 속도가 빨라지는 것입니다.

## 중·노년의 근력 운동이 10년을 바꾼다

중·노년에게 유산소 운동보다 근력 운동을 조금 더 추천하는 이유는 **유산소 운동을 하려면 근육이 필요하기 때문입니다.** 근육이 없으면 유산소 운동조차 어렵습니다. 20대보다 50대일수록, 즉 중년일수록, 중년보다 노년일수록, 근육을 유지하고 운동하는 것이 중요합니다. 나이가 들면 정상적인 생활을 하더라도 어쩔 수 없이 근육이 1년에 1%씩 줄어듭니다. 이에 따라 기초 대사량도 감소합니다. 그렇게 되면 연쇄 작용이 발생해 건강에 악영향을 미칠 수밖에 없습니다. 그런데도 운동까지 안 한다면 노화뿐 아니라, 질병 발생 속도가 더욱 빨라질 수밖에 없습니다. 또 특별한 병이 없더라도 나이가 들면 신체 기능이 저하되기 때문에 병치레하기도 합니다.

**근육의 기능은 여러 가지가 있지만 가장 대표적인 것은 대사의 기능을 유지한다는 겁니다.** 근육의 기능이 저하되면 심혈관에도 영향을 끼치며, 똑같은 음식을 먹어도 살이 찌고, 몸무게 변화로 인해 몸의 균형 감각도 떨어져, 사고 위험도 증가합니다. 또한 근육은 몸속 혈당을 흡수해 저장하고 배출하는 것을 돕습니다. **즉, 근육이 튼튼하고 많아야 당뇨병 예방에도 도움이 됩니다.** 또한 실제로 근육량이 적은 사람들은 근육이 많은 사람에 비해 심장질환 발병 확률이 70~80% 정도 높습니다. 즉, 평균 수명은 늘어났는데, 노화 때문에 발생한 질병들로 남은 인생을 고통 속에서 보내지 않으려면 중·노년일수록 근력 운동을 해야 합니다.

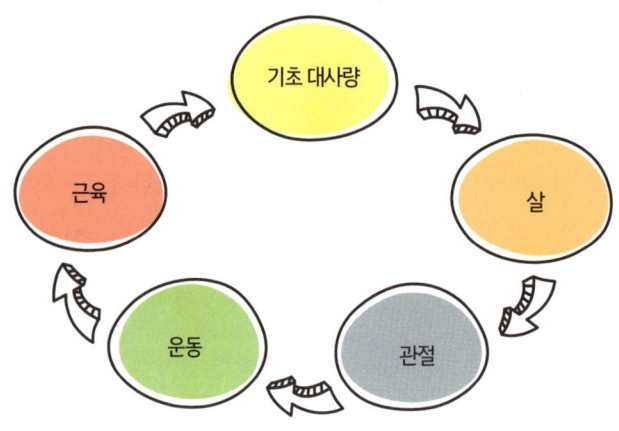

근력 운동과 건강의 관계

근육이 중요한 또 다른 이유는 치매 발병률과도 관련 있다는 사실입니다. 근육은 뇌 건강과도 밀접한 관련이 있기 때문에 근육이 튼튼한 사람들은 치매 발병 확률도 더 낮습니다. 그리고 근육은 신체 기능을 유지해 주는 기능을 하므로 근육이 풍부한 사람들은 같은 나이라도 더 활동적이고, 노화가 천천히 진행됩니다. 그렇기 때문에 나이가 들어도 스스로 할 수 있는 생리적인 기능들이 잘 유지됩니다.

건강한 노후를 위해 근력 운동을 추천하는 이유는 이 밖에도 무궁무진합니다. 근력 운동은 근력이 약한 중·노년층, 특히 무릎 수술을 해서 근력이 약해진 분들에게 더욱 필요합니다. 수술 후엔 대퇴 사두근이 약해지기 때문에 이를 단련하는 데 근력 운동이 큰 도움이 됩니다. 특히 인공 관절 수명이 5~10년이기 때문에 근력 운동을 통해 인공관절 수명을 늘릴 수 있습니다. 단, 주치의와 상담을 통해 운동을 진행하는 것이 좋습니다. 또 재활이 필요한 사람, 고관절이나 발목이 좋지 않은 사람도 근력 운동을 하면 도움이 됩니다. 그리고 근력 운동은 따로 운동 시간을 마련하지 않아도 실내에서 충분히 할 수 있는 장점이 있습니다.

그뿐만 아니라, 젊은 사람보다 똑같은 근육량을 얻기 위해서 더 많이 운동해야 하므로 근력 운동이 더 효율적입니다. 또한, 근육이 강화되면 전체적인 신체 균형이 좋아지고 관절이 유연해지기 때문에 관절염 진행을 늦출 수 있으며, 관절 건강을 개선할 수 있습니다. **관절에 압력이 줄어들어 관절 건강을 지킬 수 있기 때문에 나이가 들수록 근력 운동은 더더욱 필요합니다.** 단, 근력 운동 전후에는 반드시 마사지와 스트레칭을 병행해 몸을 충분히 이완해 주는 것이 중요합니다.

2018년에 발표된 '프론티어스 인 뉴로사이언스'라는 논문에 따르면, 운동을 통해 뇌를 발달시키고 혈액 순환을 개선했다는 것을 증명한 바 있습니다. 연구진은 생쥐의 아랫다리를 28일 동안 묶은 뒤, 앞다리로 밥을 먹고 생활하는 실험을 진행했습니다. 한 달 후, 뇌를 검사한 결과 뇌 안 신경 줄기세포가 무려 70% 감소했습니다. 이 실험이 증명한 것은 다리를 움직일 때, 다리 신경에서 뇌 쪽으로 향하는 것 자체가 뇌를 자극했으며, 뇌 안에 신경 줄기세포를 생성했다는 겁니다. 결국, 팔다리 운동을 통해서도 뇌를 자극할 수 있다는 것입니다. **뇌에서 일방적으로 팔다리를 움직이게끔 명령을 내리는 것이 아니라, 뇌와 팔다리가 서로 영향**

**을 주고받는 양방 통행인 셈입니다.**

그리고 실제 세포 수는 적지만, 근육을 부피로 따지면 우리 몸의 약 30%를 차지합니다. 근육이 차지하는 부피가 크다 보니 에너지 소모량은 많을 수밖에 없습니다. 그래서 운동으로 근육량이 늘어날 때, 세포 숫자가 늘지 않고 근육의 부피가 커지고 그 안에 있는 세포핵이 늘어나는 겁니다. 그런데 우리 몸은 가성비를 많이 따지는 편입니다. 근육량이 늘어나면 그만큼 에너지 소비가 많아집니다. 자동차로 생각하면 연비가 너무 떨어지는 셈입니다. 즉, 큰 근육을 유지해야 하니까 쓰지 않는 근육은 점점 부피를 줄입니다. 그런데 다행인 건, 부피만 줄이고 근육 안에 세포핵은 그대로 있습니다. **그래서 우리가 젊었을 때 운동을 많이 하고 근육량을 키우면 그만큼 세포핵이 많아집니다.** 만약 나이가 들어 같은 강도의 운동을 하더라도, 젊은 시절 운동을 한 사람이 더 근육이 발달하는 겁니다.

또한, **근력 운동 중에서도 하체 운동에 집중해야 하는 이유 역시, 하체 근육이 더 크기 때문입니다.** 크기가 커서 같은 운동을 해도 쉽게 키울 수 있고, 하체 근육이 튼튼해야 낙상을 예방하고 균형 잡는 데도 도움이 됩니다. 특히 하체 근육은 코어 근육과 연결됩니다. 그래서 **하체 근육이 안정되면 코어 근육이 좋아지고, 허리, 골반 통증 완화와 질병 예방에도 도움 됩니다.** 또 근육량 자체가 많아지니 혈압, 혈당도 안정되고, 만성 질환도 예방합니다. 또 비만으로 인한 우울증 같은 사회적인 문제도 막을 수 있습니다.

반대로 적절한 운동을 통해 근육과 관절 그리고 대사 기능을 개선하지 않으면 전신의 근육이 감소하는 근감소증, 골다공증, 치매 같은 질환 등, 많은 문제가 발생하게 됩니다. 대신 하루라도 젊었을 때 운동을 꾸준히 한 사람은 나이가 들어서도 근감소증이 생길 확률이 현저히 낮아집니다. 근육이 튼튼하면 똑같이 넘어져도 골절이 발생할 확률도 낮고, 노년에 누워서 지내는 시간도 줄어들게 됩니다. 근력 운동을 꾸준히 한 사람과 그렇지 않은 사람의 노후는 많은 차이가 날 수밖에 없습니다. 근력이 없어, 팔다리에 힘이 빠지니 혼자서 화장실 가기도 어렵습니다. 반면 근력 운동을 많이 한 사람은 기대 수명, 건강 수명이 늘어날 수밖에 없습니다. 즉, 근력이 강할수록 노년이 달라진다는 뜻입니다. 근력 운동을 한다는 것은 노년기를 위해 건강을 저축하는 것으로 생각하면 됩니다.

## 몰라서 손해 봤던 제대로 운동하는 법은?

통계를 보면 해마다 조금씩 늘고 있기는 하지만, 운동하는 인구는 여전히 적은 편입니다. 2019~2022년 유산소 운동을 충분히 하고 있는 성인은 47%로 절반도 안 됩니다. 여기에 근력 운동을 충분히 하는 인구는 4분의 1 정도에 해당할 정도로 더 낮습니다. 근력 운동과 유산소 운동을 같이 하는 인구는 5분의 1도 안 될 정도인데, 운동을 충분히 하지 않는 인구가 무려 80%가 넘는다는 뜻입니다. 하지만 막상 환자들은 만 보 이상 걷고, 운동을 많이 한다고 대답합니다. 그런데 환자들의 다리를 보면 근육이 부족하고 앙상합니다. 그 뜻은 제대로 된 운동이 아니라, 효과를 내지 못하는 운동으로 시간을 낭비했다는 겁니다. '걷는 것만으로도 충분히 운동이 된다'라는 믿음 때문에 오히려 적절한 운동을 하지 못하는 경우가 발생합니다. 그래서 무조건 나 혼자 운동을 하기 보다는 전문가와 의논하거나, 주변 사람들과 함께 계획을 짜서 운동하는 것이 더 좋은 방법이 될 수 있습니다.

### 이렇게 운동하면 오히려 늙는다?

운동할 때 약간의 통증은 괜찮지만 참기 어려운 통증, 갈수록 강해지는 통증이 발생한다면 잘못된 운동을 하는 겁니다. 또 준비 운동 없이 운동을 바로 시작하는 경우도 오히려 독이 됩니다. 운동에 재미를 붙이고 근력을 키우다 보면 약간의 고통을 참으며 하는 경우가 있습니다. 그런데 운동에 재미를 붙이다가 가끔 준비 운동 없이 운동하는 경우, 부상이 발생합니다. 그래서 **반드시 준비 운동을 통해 몸의 유연성을 높이는 것이 중요합니다.** 그리고 최소한 운동 전 10분 정도 몸의 체온을 높이고 관절을 부드럽게 풀어 부상을 방지해야 합니다. 또한 운동 전엔 물을 섭취해 탈수를 방지해야 부상도 막을 수 있습니다. 만약 탈수 현상이 일어나면 근육에 쥐가 날 수 있는데, 이럴 경우 경련과 함께 부상이 악화하기도 합니다.

**또 걷는 운동을 한다면 내리막길만 걷지 않아야 합니다.** 계단 역시 내려가는 동작만 해서는 안 됩니다. 이 두 가지 행동은 무릎 압력이 3~5배 상승하기 때문에 적절히 조절하는 것이 좋습니다.

**그리고 주의해야 할 것은 근력 운동을 하더라도 자세를 똑바로 해야만 부상을 예방할 수 있습니다.** 엉뚱한 관절에 무리가 가기 때문에 부상 확률이 올라가는 겁니다. 또 정확한 자세로 운동을 해야 내가 원하는 근육에 자극이 전달됩니다. 만약에 운동했는데 제대로 자극이 안 되면 힘들고, 시간만 낭비하는 셈입니다. 운동으로 내 몸의 변화를 느껴야 재미를 느낄 수 있고, 정확한 자세로 꾸준히 해야 효율적이고, 동기 부여도 됩니다. 그래서 차라리 강도가 약하더라도 제대로 된 자세로 조금씩 늘려나가는 것이 좋습니다.

## 중·노년이 운동 전 모르면 안 되는 주의사항

중·노년이 본격적으로 운동하기 전 한 가지를 강조하자면 **적절한 휴식입니다.** 중년이 되면 마음은 20대지만 몸의 나이는 그렇지 않습니다. 그런데 마음의 나이에 맞춰 20대처럼 운동을 세게 하면 다음 날 몸에 고통이 따릅니다. 그리고 휴식 없이 통증을 운동으로 해결하려고 또다시 고강도 운동을 진행하게 되면 부상으로 이어질 수밖에 없습니다. 따라서, 중·노년이 운동할 때는 하루 운동했다면 하루에서 이틀은 쉬어야 부상을 방지할 수 있습니다.

보통 중년이 넘어가면 좋아하는 운동이 주로 등산과 골프였습니다. 그런데 요즘은 젊은 층이 즐겨한다고 생각했던 필라테스, 요가뿐 아니라 주짓수, 복싱도 즐겨합니다. 운동을 하는 것은 정말 좋지만, 부상을 입지 않도록 내 체력과 몸 상태에 맞는 목표와 계획을 세워 달성해 가면서 운동하는 것이 좋습니다.

그리고 **우리 몸의 근육은 대근육과 소근육이 있는데 처음엔 대근육 위주로 운동하는 것이 좋습니다.** 대근육은 골반 쪽 엉덩이 근육, 허벅지 근육이 속합니다. 대근육 운동으로는 대표적으로 스쿼트, 브릿지, 힙 어브덕션이 있습니다. 이런 운동을 섞어서 하면 목표를 달성해 가는 재미도 있고, 꾸준히 이어 나가는 데 큰 도움이 됩니다.

## 오히려 독이 되는 운동이 있다?

중·노년이 운동할 때 조심해야 하는 운동이 있습니다. 우선 **아스팔트나 시멘트처럼 노면이 너무 단단하고 울퉁불퉁한 곳에서 하는 운동입니다.** 마찬가지로 등산할 때 돌부리가 많고, 급격한 경사가 있는 등산로를 피하는 것이 좋습니다. 이런 바닥에서 달리기 같은 운동을 하면 발목을 접질리거나 충격을 흡수해 관절 통증 악화, 골절 등의 위험이 증가할 수 있습니다. **대신 적당히 쿠션감이 있는 곳에서 운동하는 것이 좋습니다.** 예를 들어 러닝 머신 위, 중력의 영향을 좀 덜 받는 수영이 도움 됩니다. 왜냐하면 관절에 부담을 주지 않고 전신을 골고루 발달시킬 수 있는 운동이고, 물의 저항을 이용한 운동이라 근력 강화에도 도움 됩니다. 같은 이유로 아쿠아 운동도 좋습니다.

**그리고 너무 격한 운동보다 몸의 유연성과 균형 감각을 돕는 요가가 더 좋습니다.** 이런 운동은 동시에 근력 운동이 된다는 장점도 있습니다. 유산소 운동으로는 자전거 타기도 좋습니다. 자전거 운동은 심혈관에 도움 되고, 특히 실내 자전거는 넘어져 부상 위험도 적기 때문에 추천합니다.

**또 점프가 포함된 운동도 피하는 것이 좋습니다.** 왜냐하면 점프하는 행동 자체가 힘줄의 탄력이 좋아야 할 수 있는 운동이기 때문입니다. 그런데 나이가 들수록 유연성과 탄력이 떨어지는데 점프하다 충격으로 관절에 무리가 갈 수 있습니다. 그리고 그 과정에서 넘어지면 낙상에 의한 골절도 발생할 수 있어 피하는 것이 좋습니다. 대신 되도록 충격이 적은 에어로빅 같은 운동이 좋습니다.

| 추천 운동 | 비추천 운동 |
|---|---|
| 쿠션 있는 곳에서 걷기<br>러닝 머신<br>수영<br>요가<br>자전거<br>에어로빅 | 아스팔트에서 하는 운동<br>점프가 포함된 운동<br>경사를 오르내리는 운동 |

## 질환마다 하면 안 되는 운동은?

**질환마다 오히려 독이 되는 운동들도 있습니다.** 예를 들면, 심장 질환이 있다면 심박수가 높이 올라가는 운동은 좋지 않습니다. 만약 심장 질환이 있는데 고강도 인터벌 트레이닝을 할 시, 목표 심박수를 너무 높게 정한다면 심장에 무리가 갑니다. 또 심장 질환자는 추운 데서 운동하는 것을 피해야 합니다.

골다공증, 관절염이 있는 사람은 몸에 충격을 크게 주는 운동을 피하는 것이 좋습니다. 예를 들면, 강하게 뛰는 달리기, 계속 점프하는 테니스가 있습니다. 이런 운동은 한쪽으로 뛰다 갑자기 방향을 전환해 반대로 뛰는 동작이 많으므로 부상 위험도 큽니다. 그리고 골절 위험도 큰데 허리 골절, 골반 골절, 대퇴골 골절 등이 한 번 발생하면 건강이 급격히 나빠질 수 있어 낙상에 특히 신경 써야 합니다.

당뇨병 환자들은 장시간 운동을 하면 혈당이 떨어질 수 있어 시간을 신경 써야 하고요. 고혈압 환자들은 순간적으로 역기 같은 무게를 드는 운동을 피해야 합니다. 이런 운동은 혈압을 급격하게 올릴 수 있어 고혈압 위험을 높일 수 있습니다.

천식 같은 만성 폐쇄성 폐질환처럼 폐가 좋지 않은 사람은 차갑고 너무 건조한 곳에서 운동하는 것을 피해야 합니다. 이런 환경에선 기도 수축을 유발할 수 있습니다.

### 질환별로 운동 시 주의해야 하는 사항

1. 심장질환: 고강도 인터벌 트레이닝을 할 땐 목표 심박수 낮게 설정. 따뜻한 곳에서 운동
2. 골다공증, 관절염: 몸에 충격이 크게 오는 운동 주의(강하게 달리기, 계속 점프하는 운동, 테니스)
3. 당뇨병: 장시간 운동 시 혈당 주의
4. 고혈압: 순간적으로 무거운 것을 드는 운동 주의(예 역도)
5. 폐질환: 차갑고 건조한 곳 주의

## 중·노년도 고강도 운동을 할 수 있을까?

중년 이후, 고강도 운동을 한다면 각별히 조심해야 합니다. 고강도 운동은 짧은 시간 안에 거의 한계치까지 몸을 쓰는 운동입니다. 따라서 혹시라도 과하게 고강도 운동을 매일 하면 부상의 위험이 커질 수밖에 없습니다. 그런데 50대가 넘으면 회복 시간이 오래 걸리기 때문에 운동 강도를 적절히 조절하고, 충분히 휴식을 취하는 것이 좋습니다. 고강도 유산소 운동은 건강에 도움이 되지만, 중·노년이라면 조심스럽게 계획을 세워서 운동하는 것을 추천합니다.

고강도 유산소 운동은 근육을 아주 강한 강도로 사용하는 운동이며, 세포의 노화를 가속할 수 있습니다. 운동할 때 한 번에 근육 내에서 산소 요구량이 많아지기 때문에 숨을 크게 쉬고, 몸 안에 산소를 많이 받아들입니다. 보통 시간당 20리터 정도의 산소를 마시고, 운동할 때는 10배 이상 증가합니다. 이때 활성 산소가 생기는데 이 활성 산소가 세포에 손상을 주는 경우가 발생합니다. 원래는 비정상적인 문제가 있는 세포를 손상하기 때문에 적당한 수준의 활성 산소는 도움이 됩니다. ==그런데 어느 수준을 넘어가면 몸에서는 산소 요구량이 많아지는데== 운동 후, 많은 산소가 갈 곳이 없어지는 상태가 됩니다. 그 산소들이 활성 산소로 변하고 결국 관절, 근육, 피부, 내장 기관 같은 곳에서 세포 노화를 일으켜 수명이 단축되기도 합니다. 즉, ==운동 끝나고 갈 데가 없어진 활성 산소가 혈관, 뇌세포를 공격하는 일들이 생기는 겁니다.==

**따라서, 고강도 운동을 하고 싶은 중·노인에게 추천하는 방법은 전문가에게 배우는 것입니다.** 누구한테 배우는 것은 부끄럽고, 자존심 상하는 것이 아닙니다. 무엇이든 나보다 잘하는 사람은 그 분야의 선생님, 예를 들면 트레이너입니다. 전문가에게 배워야 다치지 않고, 내 체력을 점검해 그에 맞는 운동을 계획해서 제대로 할 수 있습니다.

　　**간단한 예를 들면 목표 심박수를 정해야 합니다.** 심장이 뛰는 가장 최대의 심박수는 220에서 내 나이를 빼는 건데, 나이가 50이라면 내 최대 심박수는 170이 됩니다. 그러면 운동할 때 최대 심박수를 170으로 설정하고 처음 운동할 땐 60으로, 익숙해지면 80으로 유지하면서 운동하는 식으로 계획을 세워야 합니다. 내 심박수가 얼마나 뛰는지 정확히 도움을 받는 방법 중에는 웨어러블 기기를 활용하는 것도 좋습니다.

## 모르면 손해 보는 맞춤형 운동법

근력 운동의 중요성을 비유하자면 마치 대교와도 같습니다. 이를테면, 현수교는 이 밧줄과 철근으로 다리를 유지합니다. 기둥 위로 교량이 있고, 교량 사이를 철근으로 지탱한다면 철근 가닥들이 바로 근육에 속합니다. 근육이 약해졌다는 것은 철근이 끊어진 것과 같습니다. 즉, 철근이 끊어지면 철근이 지탱하던 교량은 무너진다는 건데 근육이 무너지면 우리 몸도 무너지는 것과 마찬가지입니다.

근력 운동 중에서도 코어 운동이 특히 중요합니다. 왜냐하면, 코어 근육은 사이즈가 크지 않습니다. 그렇지만 척추를 붙잡고 안정시키는 데 아주 중요한 역할을 하므로 코어 근육을 강조하는 겁니다. 코어 근육을 강화하면 일단 자세가 좋아지고, 다른 근육을 이용한 운동이 수월해집니다. 그래서 우선 코어를 강화하는 것이 중요합니다.

그래서 코어를 강화하는 운동부터, 앉아서 따라 할 수 있는 초간단 운동, 자기 전에 할 수 있는 운동, 무릎과 허리가 안 좋은 사람도 쉽게 따라 할 수 있는 운동 등 맞춤형 운동을 다양하게 준비했으니, 내 몸 상태에 맞는 운동을 꾸준하게 따라 하셔서 튼튼한 대교를 지으시길 바랍니다.

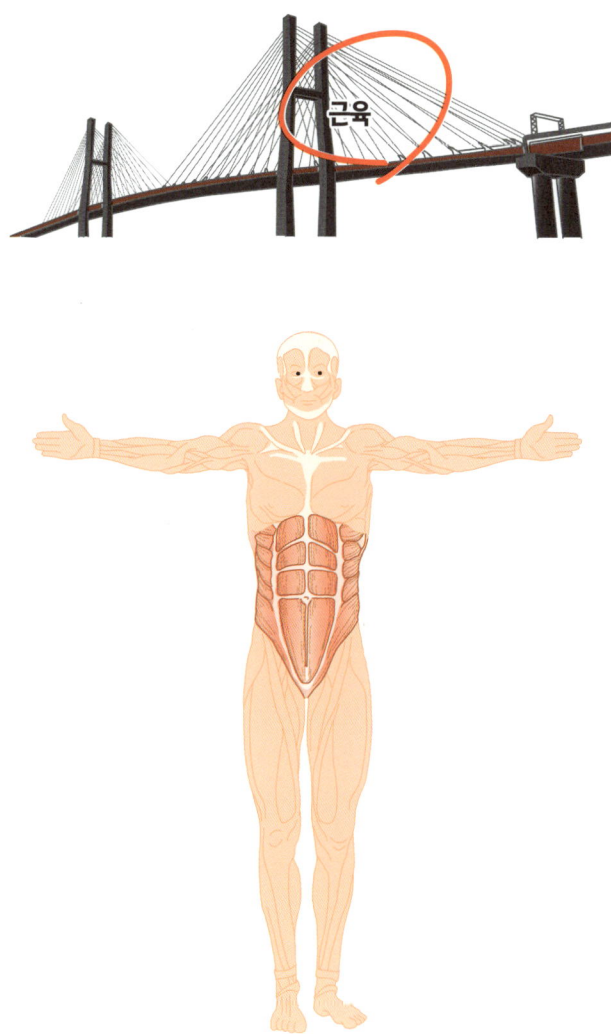

코어 운동의 중요성

07 _ 모르면 또래보다 늙는 중·노년 운동의 중요성

## 앉아서 하는 초간단 코어 운동 ① 윗몸 일으키기

먼저 앉아서 할 수 있는 간단한 동작으로 코어 근육을 강화하면 허리, 복부 근육을 단련시켜 자세도 안정되고 허리를 보호할 수 있습니다. 그리고 균형감과 유연성도 좋아지고, 허리 통증도 완화됩니다. 또한, 코어 운동을 통해 일상생활에서 발생하는 부상도 예방할 수 있습니다.

✗ 앉아서 하는 초간단 코어 운동 ① 윗몸 일으키기 ✗

❶ 양손을 가슴 위에 얹고 균형을 잡는다.
❷ 의자 끝에 엉덩이를 걸친 다음, 뒤쪽으로 기대 살짝 버틴다.
❸ 앞쪽으로 인사하듯이 그대로 내려온다.

★ 자세한 운동 방법은 QR 코드를 참고하세요 ★

## 앉아서 하는 초간단 코어 운동 ② 자전거 타기

### ✂ 앉아서 하는 초간단 코어 운동 ② 자전거 타기 ✂

❶ 양손으로 의자 옆을 잡고 균형을 잡는다.

❷ 다리를 들어 올린 채 자전거 타듯 다리를 움직인다.

❸ 복근에 힘이 조여지는 걸 느끼면서 10초 정도 공중에서 다리로 자전거를 탄다.

★ 자세한 운동 방법은 QR 코드를 참고하세요 ★

## 노년 근력 책임지는 근력 운동 ①

✂ **노년 근력 책임지는 근력 운동 ①** ✂

① 의자 등받이를 붙잡아서 중심을 잃고 넘어지지 않도록 한다.

② 다리를 뒤쪽으로 차올리며 골반을 뒤쪽으로 뺀다.

③ 반대쪽 다리도 똑같이 반복한다.

④ 10번 반복한다.

★ 자세한 운동 방법은 QR 코드를 참고하세요 ★

## 노년 근력 책임지는 근력 운동 ② 힙어브덕션

### ✂ 노년 근력 책임지는 근력 운동 ② 힙어브덕션 ✂

① 엉덩이를 옆으로 뺀다.

② 다리를 옆으로 올려 5초 버티고 내린다.

③ 반대쪽 다리도 똑같이 반복한다.

④ 다리를 앞으로 끌어 올리며 골반을 앞으로 뺀다.

⑤ 5초 버티고 제자리로 오는 동작을 10회 반복한다.

★ 자세한 운동 방법은 QR 코드를 참고하세요 ★

## 노년 근력 책임지는 근력 운동 ③ 골반 운동

### ✖ 노년 근력 책임지는 근력 운동 ③ 골반 운동 ✖

❶ 다리를 번쩍 들지 말고, 옆으로 살짝만 든다.

❷ 옆구리를 조여서 골반을 앞으로 든다.

★ 자세한 운동 방법은 QR 코드를 참고하세요 ★

## 노년 근력 책임지는 근력 운동 ④ 종아리 운동

### ✖ 노년 근력 책임지는 근력 운동 ④ 종아리 운동 ✖

❶ 양쪽 발을 들어 종아리를 자극한다.

❷ 한쪽 발로 진행해도 상관없다.

❸ 5초씩 버티고 10회 반복한다.

★ 자세한 운동 방법은 QR 코드를 참고하세요 ★

## 노년 근력 책임지는 근력 운동 ⑤ 스쾃

### ✕ 노년 근력 책임지는 근력 운동 ⑤ 스쾃 ✕

❶ 어깨 넓이로 다리를 벌리고 넘어지지 않게 균형을 잡아 쭉 앉는다 (무릎이 너무 앞으로 나오면 효과가 떨어집니다. 무릎이 안 좋다면 발을 바깥쪽으로 넓게 벌립니다).

❷ 무릎 통증으로 90도까지 앉기 힘들 수 있으니, 본인이 가능한 정도까지 앉는다.

❸ 5초 버티고 올라오는 동작을 10회 반복한다.

❹ 본인 능력에 따라, 20회~40회 해도 되지만, 너무 많이 하는 것보다 20회 후, 휴식한 다음 20회를 반복하는 것을 추천한다.

의자 스쾃    일반 스쾃

★ 자세한 운동 방법은 QR 코드를 참고하세요 ★

만약 무릎도 아프고, 유연성이 떨어져 스쿼트를 하기 어렵다면, 월 스쿼트로 대체하면 좋습니다. 월 스쿼트는 벽에 짐볼을 놓고하는 운동으로, 무릎에 부담을 덜 줄 수 있습니다.

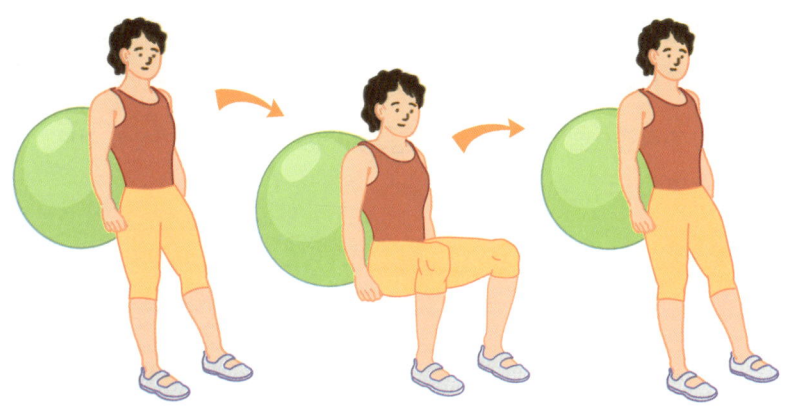

월 스쿼트

## 노년 근력 책임지는 근력 운동 ⑥ 브릿지

### ✗ 노년 근력 책임지는 근력 운동 ⑥ 브릿지 ✗

❶ 하늘을 보고 눕는다.

❷ 무릎을 살짝 굽히고, 엉덩이를 위로 올린다.

❸ 5초 버티고 내리는 동작을 10회 반복한다.

❹ 강도를 높이고 싶다면 한쪽 다리를 들고 진행한다.

★ 자세한 운동 방법은 QR 코드를 참고하세요 ★

## 노년 근력 책임지는 근력 운동 ⑦ 버드독

### ✕ 노년 근력 책임지는 근력 운동 ⑦ 버드독 ✕

① 무릎을 굽혀 푸쉬업하듯 엎드린다.
② 오른손과 왼쪽 다리를 쭉 뻗고 5초 버틴다.
③ 팔과 다리를 제자리에 둔다.
④ 왼손과 오른쪽 다리를 쭉 뻗고 5초 버틴다.
⑤ 10번 반복한다.

★ 다리를 뻗을 때 허리가 너무 휘지 않도록 1자로 뻗습니다.

★ 자세한 운동 방법은 QR 코드를 참고하세요 ★

## 의자에 앉아서 하는 쉬운 근력 운동

### ✂ 의자에 앉아서 하는 쉬운 근력 운동 ✂

① 토레이즈: 앉아서 발가락만 들었다 3초 세고 내린다.

② 힐레이즈: 뒤꿈치만 들었다 3초 세고 내린다.

③ 레그 레이즈: 무릎을 쭉 편 상태로 3초 세고 내린다(강도를 높이고 싶다면 발목에 모래주머니를 착용합니다).

④ 니레이즈: 앉은 상태에서 허벅지를 위로 들어 올려 3초 세고 내린다 (번갈아 시행).

⑤ 테라 밴드 운동: 밴드를 끼고, 다리 한쪽은 고정해 한쪽 다리만 옆으로 벌려 3초 버틴다.

⑥ 마무리 등 운동: 양쪽 손으로 밴드를 잡고 등을 벌린다는 느낌으로 3초간 버틴다.

★ 모든 동작은 10번씩 반복합니다.

★ 자세한 운동 방법은 QR 코드를 참고하세요 ★

## 운동 초보를 위한 초간단 벽 운동법

　운동을 하고 싶어도 무릎, 고관절, 허리가 아파서 못 하겠다는 분들이 있습니다. 이번엔 그런 분들을 위한 벽을 이용한 간단한 운동법입니다. 단 30초씩만 하면 되는 데다 특별한 도구, 비용도 필요 없고 공간과 시간 제약도 없다는 장점도 있습니다. 또 운동 때문에 발생하는 층간 소음 문제에서도 자유롭습니다. 특히 벽을 이용한 운동은 무릎, 골반, 허리 등 관절염으로 통증 있는 분도 쉽게 운동할 수 있습니다. 무엇보다 하체 근육 위주의 운동이다보니 복부 지방을 제거하는 데 탁월한 효과가 있습니다. 그리고 당연히 코어 근육이 안정되다 보니 자세가 좋아지고, 전신 유연성이 향상됩니다. 여기에 스트레스 감소 효과와 함께 심리적 안정감과 우울증 예방도 됩니다. 또한 혈압도 낮아지고, 혈당 개선에 효과가 있어 건강에 좋은 운동입니다.

　단, 운동할 때 허리는 반듯이 펴고, 골반 균형을 유지한 상태에서 해야 부상 없이 운동 효과를 볼 수 있습니다. 그리고 **벽에 몸을 대고 하는 운동이라, 욕심을 내다 중심을 잃으면 턱을 부딪쳐 부상을 당할 수 있어 주의해야 합니다.**

## 운동 초보를 위한 초간단 벽 운동법

① 종아리 운동
  - 벽을 바라보고 서서 팔꿈치로만 살짝 기댄다.
  - 종아리 힘으로만 발 뒤꿈치를 들었다 내려오는 동작을 30초간 반복한다(만약 강도가 약하면 한쪽 발로만 15초씩 진행합니다).

② 푸쉬업
  - 벽을 짚고 30초간 푸시업을 한다(벽에서 너무 멀리 서면 힘이 빠지면서 턱이 벽에 부딪힐 수 있습니다).

③ 사이드 플랭크
  - 한쪽 팔꿈치만 벽에 대고, 다른 쪽 팔꿈치는 90도 각도를 유지한 채 몸을 뒤로 젖힌다.
  - 양쪽 번갈아 가며 30초간 진행한다.

④ 스쾃
  - 벽을 등지고 서서 스쾃을 한다.
  - 엉덩이가 내려올 때 벽을 살짝 터치한다(너무 세게 부딪치면 꼬리뼈 부상 위험이 있습니다).

⑤ 벽에 기대 버티기
  - 벽에 기대 스쾃 자세로 30초간 버티기

★ 자세한 운동 방법은 QR 코드를 참고하세요 ★

## 자기 전 누워서 하는 진짜 쉬운 운동

만약 서서 하거나, 앉아서도 운동하기 힘들다면 자기 전, 누워서 할 수 있는 운동도 있습니다. 브릿지 운동은 누운 상태로 엉덩이만 들면 되는 운동이라 비교적 쉽습니다. 그리고 엎드려서 할 수 있는 플랭크, 엎드린 채 뒷발을 차올리는 킥백도 있습니다. 또 옆으로 다리를 올리는 사이드 레그 리프트 운동도 도구 없이 누워서 쉽게 할 수 있습니다.

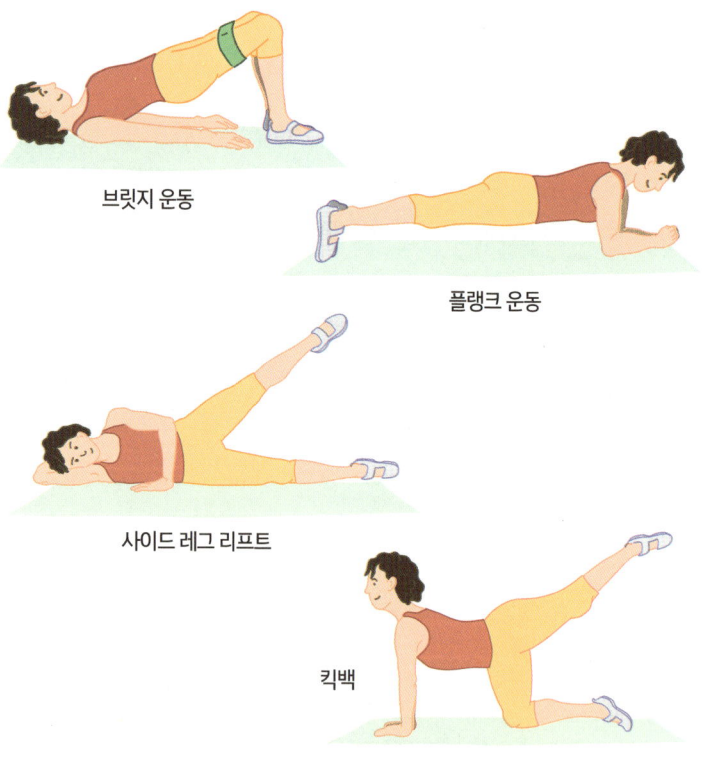

누워서 할 수 있는 간단한 운동들

## 수명 연장해 주는 뒤꿈치 운동의 효과

일본의 나가노현은 장수 마을로 유명한 곳입니다. 연구진들이 이 장수 마을에서 뒤꿈치 들기 운동 효과를 연구한 적이 있습니다. 연구 결과, 뒤꿈치 들기 운동을 했을 뿐인데 발바닥 근육이 튼튼해졌다고 합니다. 그뿐만 아니라, 상체에 있는 삼두 근육까지 함께 좋아졌습니다.

즉, **뒤꿈치 들기 운동은 상하체 발달에 모두 도움이 되고, 균형 개선에 좋다는 사실이 확인된 겁니다.** 그때부터 뒤꿈치 들기 운동이 전 세계적으로 유행하며 그 효능이 알려졌는데요. **뒤꿈치 들기 운동이 주는 효과 중의 하나는 종아리의 장딴지근과 가자미근이 강화된다는 것입니다.**

이 근육들이 강화되면 균형감이 좋아지고, 안정성이 높아지기 때문에 낙상을 예방합니다. 특히 다리 근력이 좋아지기 때문에 관절을 보호하는 효과가 있습니다. 그리고 체중이 골고루 분산되니까, 골반이 허리를 안정적으로 잡아주고, 허리 통증과 무릎 통증도 좋아집니다. 여기에 혈액 순환이 개선되는 효과까지 있는 것으로 알려졌습니다. 그리고 **종아리는 다리에 있는 제2의 심장이라고 부릅니다.** 종아리 근육이 좋아야 다리 쪽에서 심장으로 피를 뿜어주기 때문에 혈액 순환에 도움이 됩니다.

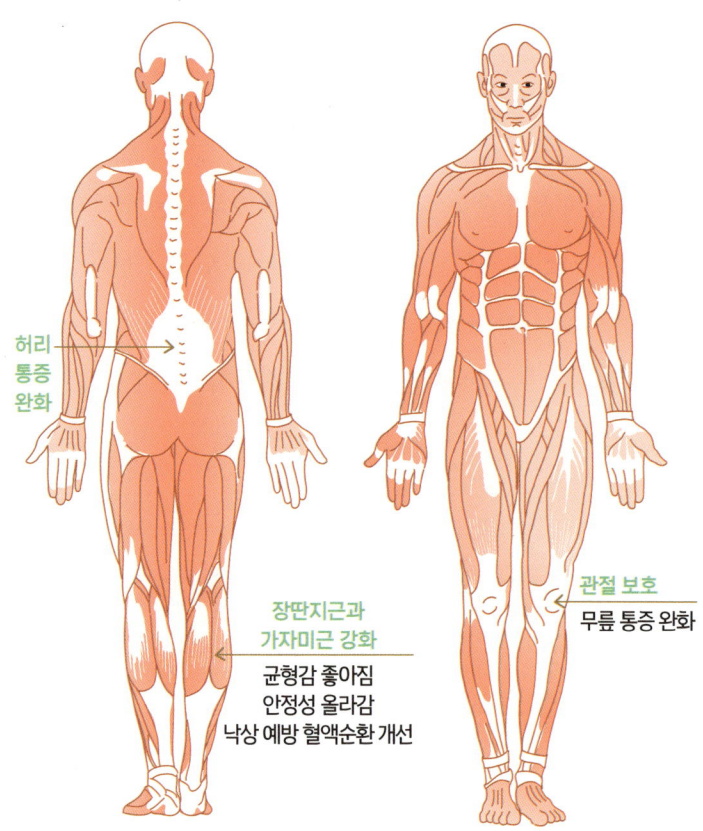

뒤꿈치 들기 운동의 효과

## 수명 연장해 주는 서서 뒤꿈치 들기 운동

하체 종아리 근육을 자극하는 운동은 앉아서도, 서서도 할 수 있습니다. 운동 방법에 따라 자극받는 근육이 조금씩 다른데 서서 뒤꿈치를 들게 되면 종아리 전체에 퍼져 있는 장딴지근 즉, 하체 전체 근육에 너 많은 자극을 줄 수 있습니다. 그래서 **서서 뒤꿈치 들기 운동을 하게 되면 우리 몸의 균형과 안정성을 잡는 데 큰 도움이 됩니다.** 그런데 사실 처음에 서서 뒤꿈치 들기 운동을 하게 되면 좀 어렵긴 합니다. 그래서 균형을 잡을 수 있도록, 내 몸을 지지할 수 있는 의자 뒤에서 진행하는 것이 좋습니다.

### ✂ 수명 연장해 주는 서서 뒤꿈치 들기 운동 ✂

1. 다리는 어깨 너비로 편안하게 서서, 뒤꿈치를 쭉 들어올린다(종아리만 이용해서 드는 것이 아니라, 체중을 앞쪽으로 민다라는 느낌으로 자연스럽게 엉덩이, 등에 힘이 들어가야 합니다).
2. 뒤꿈치를 내릴 때 살짝 탁-하고 충격이 느껴지게 합니다(너무 강하면 족저근막염이 발생할 수 있습니다).
3. 10번 3세트 반복한다.

★ 자세한 운동 방법은 QR 코드를 참고하세요 ★

동작이 익숙해지면 지지대 없이 운동해도 됩니다. 단, 바른 자세를 유지해야 하는데 발은 어깨 너비로 벌리고, 허리는 곧게 펴고, 무릎은 편안하고 자연스럽게 하는 것이 좋습니다. 그리고 호흡도 뒤꿈치를 올릴 때 들이마시고, 내릴 때 '후~' 뱉도록 신경 쓰면서 운동하는 것이 좋습니다. 만약 운동 도중 통증을 느끼면 중단하고 휴식을 취해야 합니다.

## 수명 연장해 주는 앉아서 뒤꿈치 들기 운동

**앉아서 뒤꿈치 운동을 하게 되면 가자미 근육에 조금 더 집중이 됩니다.** 특히 무릎, 발목이 안 좋은 분은 앉아서 운동하는 것이 좋습니다.

앉아서 뒤꿈치 들기 운동을 할 때 손으로 너무 꽉 누르면 어깨와 승모근에 통증이 발생합니다. 그리고 손으로 누르는 것이 힘들다면 그냥 종아리에 모래주머니를 달고 하는 것도 방법입니다.

또 종아리 근육을 단련하는 발뒤꿈치 운동은 평지, 계단 끝에서도 할 수 있습니다. 다만 균형이 흐트러져서 넘어질 수 있으니까, 앞에 의자 모서리 같은 데를 잡고 하는 것도 좋습니다. 또 양치질할 때 운동하면 따로 시간을 내지 않더라도 하루에 세 번 운동할 수 있습니다.

혹시 만약에 근육이 너무 약하거나, 질병이 있는 경우 쥐가 나거나 근육이 찢어질 수 있습니다. **운동 전에 먼저 정맥, 근육 등에 다른 질병이 있는지 먼저 확인해 보는 것이 좋습니다.**

## ✂ 수명 연장해 주는 앉아서 뒤꿈치 들기 운동 ✂

❶ 양손으로 무릎을 지그시 누르고 다리는 밀며 강도를 높인다.

❷ 그 상태로 발꿈치를 들어 5초간 버티다 내린다.

❸ 10회씩 3번 반복한다.

★ 자세한 운동 방법은 QR 코드를 참고하세요 ★

## 사라진 근력 되찾아주는 기적의 10분 운동법

이번엔 집에서 맨손으로 해도 충분하지만 2,3 kg짜리 덤벨이나 생수병처럼 무게를 추가하면 더 효과가 좋은 근력 운동법입니다.

### ✂ 사라진 근력 되찾아주는 기적의 10분 운동법 ✂

❶ 이두근 운동
- 덤벨을 들었다 내린다.

❷ 숄더 프레스
- 덤벨을 든 채, 양팔을 90도 각도로 만든다.
- 그대로 위로 들어 올리고, 어깨를 위로 쭉 올린다.

❸ 삼두근 운동
- 초보는 한쪽 팔로 다른 팔을 잡고 머리 뒤로 덤벨을 내렸다 들어 올린다.
- 익숙한 사람은 양쪽 팔을 동시에 내렸다 들어 올린다.

❹ 등 운동
- 엉덩이를 살짝 뒤로 빼 척추 모양을 잡는다.
- 양팔을 뒤로 당겨 등을 잡아당긴다(뒤쪽으로 견갑근을 모아준다는 느낌으로 당깁니다).

❺ 엉덩이 운동
- 양팔을 다리 넓이 정도로 벌린 뒤, 그대로 밑으로 내려갔다가 엉덩이 힘으로 일어난다(허릿심으로 일어나면 허리에 무리가 갈 수 있으니 반드시 엉덩이 힘을 사용합니다).

❻ 종아리 운동
　- 양 팔을 모아 턱 아래에 놓는다.
　- 뒤꿈치를 들었다 내리면서 종아리도 함께 자극한다.

❼ 스쾃
　- 발을 어깨너비로 벌린 뒤, 그대로 천천히 앉았다가 일어난다.

❽ 무릎 들기 운동
　- 덤벨 없이 똑바로 선 상태에서 가볍게 무릎을 들었다 내린다.
　- 모든 동작은 10~15회 반복합니다.

★ 자세한 운동 방법은 QR 코드를 참고하세요 ★

# 중·노년의 인생을 바꾸는 올바른 걷기 운동

## 몰라서 손해 봤던 걷기 운동의 장점은?

일단 걷기 운동은 쉽고, 아무 때나 할 수 있고, 비용도 없으며, 운동화와 두 다리만 있으면 되는 좋은 운동입니다. 무엇보다 무릎 관절, 고관절이 안 좋은 사람도 쉽게 할 수 있는 운동이라는 것이 걷기 운동의 큰 장점입니다. 그리고 걸음을 걷는다는 것은 균형을 잡는 운동입니다. 자연스럽게 체중이 앞쪽으로 이동하고, 다리와 척추 쪽 근육들도 함께 움직입니다. 따라서 자연스럽게 상체도 움직이고, 전신 근육이 함께 움직이는 전신 운동인 셈입니다.

또 운동을 통해 근육에서는 '마이오카인'이라는 호르몬이 분비됩니다. **마이오카인의 다양한 좋은 역할 중에서 인슐린 저항성을 꼽을 수 있습니다.** 그뿐만 아니라, 지방과 염증을 감소, 인슐린 분비도 촉진, 지방 제거 그리고 엔돌핀, 세로토닌, 멜라토닌처럼 당뇨 예방에 좋은 호르몬을 분비합니다. 따라서 **걷기를 통해 마이오카인을 많이 얻을 수 있으며, 근육도 쉽게 성장 하므로 전신 근육이 함께 좋아지는 효과를 얻을 수 있습니다.**

또한, **걷기 운동을 하면 치매 예방에 도움 되며, 우울증 감소에도 효과적입니다.** 보통 공원에서 걷기 때문에 좋은 공기와 풀숲에서 나는 향기들이 기분을 좋게 합니다. 또 낮에 받는 햇빛은 정신 건강에 이로우며, 행복 호르몬으로 불리는 세로토닌이 많이 분비됩니다. 그리고 걷다 보면, 지인을 만나 인사를 하기도 하고 보기 좋은 풍경들을 눈에 담습니다. 이러한 정서적 안정감이 우울증 감소에 도움을 주는 것입니다. 특히, 햇빛을 통해 얻는 비타민D는 우울증에 도움이 될 뿐 아니라, 몸의 면역력을 높이고 골다공증 예방에도 탁월합니다.

### 건강하게 걷는 방법은 따로 있다?

다만, 이렇게 좋은 걷기 운동도 차라리 안 걷느니만 못하고 독이 되는 경우가 있습니다. 걸음은 균형을 잡는 운동이다 보니, 당연히 균형이 잘 잡힌 상태에서 걸어야 몸에 무리가 가지 않습니다. **그런데 걷는 자세가 좋지 않다면 균형이 깨지고, 근육들은 훨씬 더 많은 에너지를 소비하며 넘어지지 않기 위해 균형을 맞추려 무리하게 됩니다.** 또한, 자세를 구부정하게 해서 걷거나, 고개를 숙여서 걷게 되면 근육에 부담을 주게 됩니다. 이를테면 코어 근육, 척추 기립근이 무리하게 되고, 이 근육에 부담을 오래 주면 척추가 변형되고 관절염까지 발생할 수 있습니다. 또 걸을 때, 땅에 발을 디딜 때 무릎을 과도하게 피는 과신전 걸음이라는 것이 있습니다. 무릎 앞쪽에 대퇴 사두근이 약할 때, 몸을 제대로 지지하지 못해 무릎이 과도하게 꺾이는 자세입니다. 이렇게 되면 무릎이 충격을 많이 받고 오히려 독이 됩니다. 즉, 건강을 위해 걷기 시작했는데 오히려 병을 얻지 않으려면 올바른 자세로 걷는 것이 중요합니다.

올바르게 걷기 위해서는 우선 7단계로 나눠 생각해 보면 됩니다. 우선 **첫 번째, '내 키가 커졌다는 느낌'을 가져야 합니다.** 쉽게 생각하면, 머리가 천장 끝에 닿았다, 우주복을 입고 서 있다고 생각하는 겁니다. 키가 커지는 느낌이 드는 순간, 척추가 부드럽게 늘어나면서 몸의 균형을 찾아가기 시작합니다.

올바르게 걷는 **두 번째 단계는 '기울기'입니다.** 균형을 잡으려면 한쪽으로 기울면 안 됩니다. 그래서 걸어갈 때 앞이나 뒤쪽으로 너무 쏠리지 않게 내 몸이 중립을 지키도록 해야 합니다.

올바르게 걷는 **세 번째 단계는 '시선'입니다.** 걸을 때 보면 의외로 잘못된 시선을 보고 걷는 분이 많습니다. 본능적으로 넘어지지 않으려 땅을 보고, 자꾸 밑을 보다 보면 고개를 숙이고 걷게 됩니다. **걸을 땐 앞을 보며 걷고, 5~6 m 앞을 본다는 느낌으로 멀리 봐야 합니다.** 앞을 보며 걸어도 웬만해서는 넘어지지 않으니 안심하고, 천천히 넓게 본다는 느낌으로 시선을 두는 것이 좋습니다.

올바르게 걷는 **네 번째 단계는 '턱'입니다.** 걸을 때 턱을 너무 당기지 말고, 살짝 들어 지면과 평행을 이루도록 둬야 합니다. 이 턱 위치만 잘 둬도, 시선은 자연스럽게 앞을 볼 수 있습니다.

올바르게 걷는 **다섯 번째 단계는 '어깨에 힘 빼기'입니다.** 그런데 은근히 어깨에 힘을 빼는 것이 어렵습니다. 스트레스가 많을수록 어깨가 긴장된 상태가 됩니다. 이 긴장된 상태를 완화하려면, 우선 어깨를 위로 하게 한 뒤, 힘을 주고 툭-하고 떨어뜨립니다. 이때 견갑골이 당긴다는 느낌을 줘도 좋습니다. 그다음 숨을 천천히 들이 마셨다 내쉬는 것을 반복하면 됩니다.

올바르게 걷는 **여섯 번째 단계는 '코어 근육에 힘주기'입니다.** 스스로 코어 근육을 컨트롤하려면 배꼽 아래쪽 즉 단전에 힘을 주면 됩니다. 배꼽 아래쪽을 살짝 긴장을 줘 아랫배에 힘을 주면 코어 근육에 긴장감을 준 상태로 걷는 데 도움 됩니다.

올바르게 걷는 **일곱 번째 단계는 '골반'입니다.** 걸을 때 골반의 균형을 잡고 걷는 것이 중요합니다. 골반이 너무 한쪽으로 쏠리거나, 꺾어지거나, 뒤로 빠지는 자세는 좋지 않습니다. 편안하게 힘을 빼고, 골반이 부드럽게 움직인다는 상상만 해도 한결 편하게 걸을 수 있습니다.

> ✕ **올바르게 걷기 7단계** ✕
>
> 1. 키가 커졌다고 생각한다.
> 2. 한쪽으로 기울지 않는다.
> 3. 멀리 앞을 보며 걷는다.
> 4. 턱을 살짝 들고 걷는다.
> 5. 어깨에 힘 빼고 걷는다.
> 6. 코어 근육에 힘 준다.
> 7. 골반 균형을 잡는다.

그런데 사실 걸으면서 이 7단계를 다 신경 쓰기 쉽지 않습니다. 그래서 **걸을 때 제일 쉬운 것은 첫 번째 단계인 '내 키가 커졌다고 생각하기'입니다.** 걸을 때 처음 15초만 키가 커진다고 신경 써도 나머지 6개는 해결되는 경우가 많습니다. 그리고 걷다가 오르막길이나 내리막길처럼 **경사면을 마주하게 됐을 때, 횡단보도 앞에 섰을 때 한 번 더 인지하고 바로잡는 것이 좋습니다.** 경사면을 걸을 때는 내 몸의 각도가 달라지고, 신호를 기다리는 동안에도 자세가 흐트러지기 때문입니다. 다만, 이 15초 동안 신경 쓸 때 너무 신경을 써 몸이 뻣뻣하게 굳지 않도록 합니다. 그렇게 되면 걸음이 더 불편해지기 때문에 적당히 힘을 빼고 부드럽게 걷는다고 집중하면 도움 됩니다.

## 걷기 운동 전 꼭 해야 하는 운동이 있다?

우리 몸은 효율성을 따집니다. 사용하지 않는 근육은 점차 퇴화시키고, 자주 사용하는 근육은 더욱 발달시킵니다. 따라서 건강한 신체를 유지하려면 다양한 운동을 통해 몸을 균형 있게 활용하는 것이 중요합니다. 그런데 걷기 운동은 동작이 적고 단조롭기 때문에 운동 효과가 다소 떨어질 수가 있습니다. 그래서 **걷기 운동 같은 유산소 운동을 할 때 근력 운동을 함께 하는 것이 좋습니다.** 유산소 운동을 하기 전, 근력을 키워야 자세를 바르게 할 수 있고 혈압 유지와 콜레스테롤, 당 조절에도 효과가 있습니다.

만약 근력 운동 없이 유산소 운동만 한다면 보통 3~40분 이상 해야 합니다. 러닝머신, 자전거는 하다 보면 1시간~2시간 하기도 합니다. 그러다 보면 근육 손실 위험이 발생합니다. 처음엔 지방이 점점 줄고, 살이 빠지지만 어느 수준을 넘어가면 근육이 함께 손실됩니다. 이는 **에너지를 충당할 곳이 지방으로는 부족해서 내 몸속에 있는 근육까지 태워서 에너지로 사용하는 것입니다.** 그렇게 되면 필요한 근육까지 줄고, 신체 균형이 깨지게 됩니다. 즉 **코어, 허벅지 근육이 약해지면서 허리 통증과 무릎 부상으로도 이어질 수 있습니다.** 또한 유산소 운동을 과하게 하면 보상 작용*이 발동해 기초 대사량을 줄여버립니다. 이에 따라 운동에 의한 칼로리 소모는 유지되지만 기초 대사량이 줄었으니 살이 빠지지 않습니다.

> *보상 작용
> 생체 기관의 일부가 장애를 받거나 없어졌을 때, 보충하거나 다른 기관이 그 일을 대신하는 것

## 이렇게 걸으면 차라리 안 걷는 것이 낫다?

만약 매일 걷는데 아플 경우, 잘못된 운동을 하는 겁니다. 너무 많이 걸었을 수도 있고, 잘못 걸었을 수도 있습니다. **걷다가 골반, 허리, 무릎 같은 부위에 통증을 느끼면 일단 멈춰야 합니다.** 만약 아픈 부위를 극복한다고 더 강하게 운동하면 부상은 더 심해질 수 있습니다. 통증이 있다면 일단 멈추고, 어떤 동작으로 움직일 때 어디가 어떻게 아픈지 확인해야 합니다. 만약 운동 중 얼음을 구할 수 있다면 찜질을 해주는 것이

좋고, 아픈 부위가 너무 붓는다면 압박붕대 등으로 압박 후 일단은 쉬어야 합니다. 그리고 **하루, 이틀 쉬었는데도 여전히 통증이 있다면 꼭 병원에서 원인을 찾아야 합니다.** 너무 아프고 힘든데 1만 보, 2만 보 이상 계속 걷는 것은 잘못된 걷기 방법입니다. 힘들지만 극복하겠다고 2만 보 이상 걷게 되면, 우리 몸은 만성적인 에너지 부족 상태에 빠집니다. 근육을 늘리려고 하는 운동인데, 근육을 태워 에너지를 보충하다 보니 오히려 근육이 감소합니다. **힘든데 참아가며 억지로 2만 보 이상 걷지 말고, 만보나 빠른 걸음으로 6~7천 보를 걷는 것이 적당합니다.**

그리고 평발, 묘족처럼 발 모양 교정이 필요한데 무작정 만 보를 걷게 되면 발바닥, 무릎, 허리 통증의 원인이 됩니다. 또 척추와 척추 기립근이 약한 상태에서 걷다 보면 자세가 흐트러집니다. 자세가 흔들거리고, 흐트러지게 되면 그 자체가 허리 디스크에 악영향을 줄 수 있습니다. 허벅지 근육이 약한 상태에서 무작정 걷기만 하면 무릎 관절을 지지하는 지지대가 약해져 관절에 더 무리를 주기도 합니다. 그래서 무작정 오래 걷는 것보다 내 몸 상태를 알고 적절히 운동 방법을 선택해야 합니다.

걸을 때 오히려 건강을 해치는 경우가 한 가지 더 있습니다. 바로 스마트폰을 보면서 걷는 겁니다. 막상 걷다 보면 심심하다 보니 자연스럽게 스마트폰에 손이 가게 됩니다. **그런데 시선을 정면에서 6 m정도 앞에 둬야 좋은데, 스마트폰을 보면 고개는 바닥을 향하게 됩니다.** 그렇게 되면 고개가 숙여진 상태로 걷게 되고, **목디스크가 생길 가능성도 높**

**아집니다.** 걸을 때 너무 심심하다면 음악을 듣거나, 인터벌 러닝을 하는 것이 좋습니다.

### 걷기와 달리기 중 뭐가 더 좋을까?

걷기와 달리기 둘 중에 어떤 것이 더 좋은 운동이냐고 묻는다면 개인적인 차이가 있다고 답할 수밖에 없습니다. 개인의 운동 능력, 현재 건강 상태에 따라서 달라지기 때문입니다. 다만 칼로리 소비로만 따졌을 때는 달리기가 더 많은 칼로리를 소비합니다. 그런데 단순하게 생각할 수 없는 것이 고관절 질환, 허리 통증이 있는데 무리하게 달리다 보면 질환을 악화시킬 수 있습니다. 고관절과 허리에 질환이 있다면 오히려 달리기보다 걷는 것이 더 좋을 수 있습니다. **그래서 추천하는 방법은 걷기와 달리기를 합친 인터벌 러닝입니다.** 처음에는 빨리 걷기로 시작하고, 어느 정도 약간 땀이 난다 싶으면 1분 정도 가볍게 뜁니다. 그러다 다시 1분 걷고, 1분 뛰고, 30초 전력 질주하고 이런 식으로 시간을 재서 걷기와 달리기를 반복하는 방법입니다. 이렇게 인터벌 러닝을 하게 되면 근육의 수축과 이완을 반복하기 때문에 근육 운동도 되고, 탄력도 좋아지면서 전체적으로 유연성을 늘려줄 수 있습니다. 단, 높은 운동 효과를 볼 수 있지만 관절에 문제가 있는 사람은 당연히 주의해야 합니다.

## 러닝머신은 야외 걷기와 효과가 다르다?

일단 러닝 머신과 야외에서 걷는 효과는 사실 비슷합니다. 차이가 있다면, 밖에서 걸으면 공기도 좋고, 햇빛도 쬘 수 있다는 장점이 있다는 것입니다. 반면 러닝머신은 벽을 보고 걷는 경우가 많아서 지루하고 흥미도 떨어집니다. 그래서 러닝머신 앞에 모니터를 달아두는데 대부분 시선이 아래쪽을 향하게 됩니다. 운동할 때 고개를 들고 멀리 앞을 봐야 하는데 모니터가 아래에 있으니, 자세가 흐트러집니다. 또 러닝머신에는 넘어짐 방지를 위해 손잡이가 달려있는데 여기에 매달리다시피 운동하는 경우가 있습니다. 그런데 체중을 팔에 실어서 걷다 보면 자연스럽게 몸이 앞으로 숙여지고 구부정한 자세로 운동하게 됩니다. 즉, 속도가 운동 수행 능력에 비해 빠르거나, 각도가 높다는 뜻이고, 바르지 않은 자세로 운동하고 있다는 뜻입니다. 그래서 러닝머신을 할 때는 손잡이를 잡지 않고 운동할 수 있는 속도와 경사를 찾는 것도 중요합니다.

그런데 러닝머신을 할 때 장점이 있습니다. 걷기 운동을 하다 보면 내 자세가 좋은지, 나쁜지 모르는 경우가 많습니다. 이걸 알려면 야외에서는 힘들지만, 실내에서 러닝 머신으로 운동할 때는 방법이 있습니다. 3~5분 정도 스마트폰으로 촬영한 모습을 보고 교정해 나간다면 자세가 좋아질 수 있습니다.

## 맨발 걷기에 대한 오해와 진실

얼마 전부터 맨발 걷기가 유행하고 여러 매체에서 보도하기도 했습니다. 그런데 맨발 걷기에도 장점과 단점이 있습니다. 인류가 처음 탄생했을 때는 신발이란 것이 없었습니다. 맨발로 걸으면서 바닥에 여러 장애물들과 울퉁불퉁한 요철을 발바닥으로 밟기 때문에 안 쓰는 근육을 사용했습니다. 그랬기 때문에 발이 더 유연해지기도 했지만, 발바닥은 아주 예민한 부위이기도 합니다. 신발에 아주 작은 자갈 하나가 들어가도 불편할 정도로 감각이 예민합니다. 그래서 **예민한 부위에 자극을 주면, 뇌 활동을 촉진하면서 치매 예방, 만성 질환에도 도움이 된다는 이유로 맨발 걷기가 유행했습니다.**

하지만 맨발 걷기는 단점도 분명합니다. 발바닥에 지방이 별로 없는 분들에게 특히 그렇습니다. **지방이 위축되면 걸음을 걸을 때 충격을 더 많이 받고, 걷다가 족저근막염이 생기기도 합니다.** 그리고 바닥을 걷다 보면 상처를 받기 쉬운데, 만약 당뇨가 있다면 상처 회복이 더딜 수 있습니다. 그렇게 되면 상처에 감염되고, 염증으로 진행되어 질환이 되기도 합니다. 그래서 **당뇨병이나 발바닥 지방층이 얇은 사람은 맨발 걷기를 조심하는 것이 좋습니다.** 실제로 환자 중에 맨발 걷기를 하다가 중족골 쪽에 염증이 심하게 발생해 치료 받은 사례가 있었습니다. 어떤 운동이든 현재 나의 건강 상태를 고려해서 진행하는 것이 중요합니다.

"걷는 것은 인간 최고의 명약이다."
히포크라테스

가정의학과 전문의 이진복이 답한다!

# 3부

## "50대 이후 모르면 고생하는 비만과 극복법"

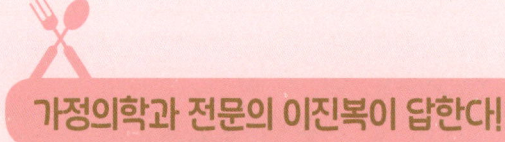

# 01 WHO가 정의한 신종 전염병
# 비만

가정의학과 전문의 이진복이 답한다!

비만은 체중만 문제가 아니다?
중·노년 비만 환자가 늘어나는 이유는?
비만에서 벗어나야 하는 진짜 이유는?

## 비만은 체중만 문제가 아니다?

과거 우리 조상들은 비만을 다소 긍정적인 개념으로 생각하는 경향이 있었습니다. 이를테면, 뚱뚱한 체격은 풍채가 좋고, 호방하며 건강하다고 말입니다. 하지만 이제 비만은 만병의 원인이며, 질병 그 자체다라고 지목받고 있습니다. **실제로 WHO에서도 '비만은 신종 전염병'이라고 발표할 만큼 비만은 전 세계인의 문제로 떠올랐습니다.** 그리고 우리나라에서도 갈수록 비만 환자들이 늘고 있습니다. 실제로 비만 클리닉을 방문하는 환자도 완경기 여성부터 젊은 여성, 3~40대 남자들까지 다양해졌습니다. 심지어, 의사 입장에서 '비만클리닉 침대가 버틸 수 있을까?' 걱정될 정도로 심각한 중증 비만 환자가 많아졌다는 것은 매우 심각한 문제입니다. 이렇게 현대 사회가 비만 환자가 늘어날 수밖에 없는 환경이 되어버렸지만, 비만에 대처하는 방법은 부족한 것 또한 함께 고민해 봐야 할 문제입니다.

비만은 단순히 살이 찌는 외면의 문제, 혹은 몸이 무거워지면서 무릎 건강이 악화하는 문제에서 끝나지 않습니다. **비만이 진짜 문제가 되는 것은 시간이 지날수록 내장 지방을 더 크게 만든다는 점입니다.** 이 내장 지방이 몸속에 축적되면 지방에서 분비되는 온갖 해로운 물질들이 혈관을 통해 수많은 질병을 유발합니다.

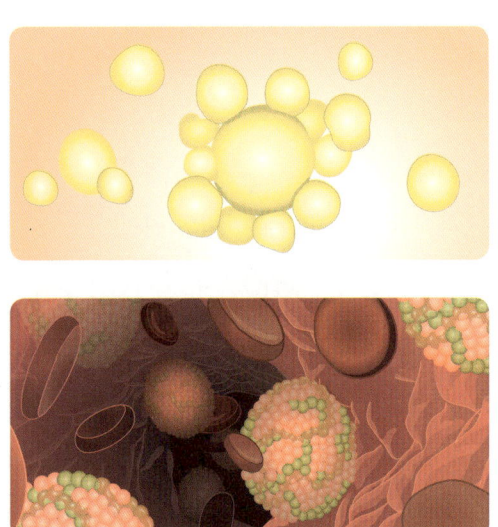

비만으로 인한 내장 지방 생성과 혈관을 통한 이동

그리고 몸속에서 남는 에너지가 지방 세포에 저장되면, 이 지방 세포에 공급하기 위해 혈관이 더 확장되어야 합니다. 즉, 체중이 증가할수록 혈관 길이도 함께 늘어나는 것입니다. 이때 세포에 혈액을 원활히 공급하기 위해, 더 많은 미세혈관이 생기고요. 또, 세포들에 산소와 적혈구들을 공급하기 위해 혈압이 점점 상승하는 과정이 발생합니다. 따라서 **남는 혈당을 조절하지 못하면 당뇨로 이어지고, 여러 질환이 생기는 악순환이 반복됩니다.**

그뿐만 아니라, 말단 세포들이 암이 증식하기 좋은 환경인 저산소증, 저체온증 상태가 되기도 합니다. 그리고 지방세포는 다양한 호르몬

물질을 분비하는데 이는 유방암, 난소암, 전립선암의 주요 원인이 됩니다. 즉, 한마디로 비만은 고혈압, 당뇨병, 고지혈증, 지방간, 통풍 그리고 관절염, 암까지 만병을 유발하는 질환입니다.

특히, 내장 지방에 의한 복부비만은 노년기 다양한 질병의 원인이 됩니다. **심혈관계 질환, 당뇨병, 고혈압, 간 질환 등 만성질환을 일으키며 건강을 악화시키는 것이 바로 내장 지방에 의한 복부비만입니다.** 이를테면, 복부에 쌓인 지방들은 몸에 염증을 유발합니다. 이 염증들은 혈관 곳곳에서 문제를 일으키고, 대사증후군을 유발합니다. 무엇보다 지방으로 인한 염증은 면역력을 저하하기 때문에 노년기 만성 질환들을 유발합니다.

노년기 비만이 치명적인 이유는 이 시기에는 근육량이 감소하기 때문입니다. **근육량이 감소하면서 대사율도 함께 저하되는데 복부 비만까지 있다면, 심장 질환, 염증성 질환, 당뇨 등에 훨씬 더 취약한 상태가 됩니다.** 그런데 이 상태에서 비만으로 혈관 안쪽에 염증까지 발생한다면 어지럼증과 낙상 위험도 커집니다. 노년기에 낙상으로 상처를 입게 되면 건강은 급속도로 악화하고, 삶의 질 역시 하락하기 때문에 건강 수명과 기대 수명도 낮아집니다. 이렇게 비만이 부르는 파급효과는 노년의 남은 삶을 힘들게 만듭니다.

## 중·노년 비만 환자가 늘어나는 이유는?

가만히 생각해 보면 젊었을 때는 마음 편히 먹고, 어느 정도 불규칙한 생활을 해도 체중이 많이 증가하지는 않았습니다. 그런데 중·노년이 되면, 젊었을 때처럼 같은 양을 먹어도 체중이 많이 증가하는 것을 체감하게 됩니다. 특히 근육량은 점점 줄어들고 뱃살은 날이 갈수록 늘어납니다.

이렇게 **나이가 들면 살이 더 찌는 첫 번째 이유는 기초 대사량이 떨어지기 때문입니다.** 중·노년이 되면서 점점 활동하지 않게 되는데 이는 게을러져서가 아닙니다. 젊었을 때는 기초 대사량이 높기 때문에 뛰고, 운동하고, 활발히 활동할 수 있었습니다. 하지만 나이가 들수록 에너지를 저장하려는 몸으로 변합니다. **즉, 중·노년의 몸은 에너지를 조금이라도 더 갖고 있으려고 하지만, 에너지를 소모할 여력은 떨어집니다.** 그래서 젊었을 때처럼 똑같은 양을 먹는다면, 증가한다고 볼 수 있습니다.

**나이가 들면 살이 더 찌는 두 번째 이유는 근력이 부족해졌기 때문입니다.** 우리 몸은 20대를 정점으로 근육이 점점 줄어듭니다. 팔과 다리 근육은 약해지고 복부만 발달하는 이른바 거미, 올챙이형 체형으로 변하게 됩니다. **근육이 부족해졌다는 것은 에너지를 소모할 힘도 함께 사라졌다는 뜻입니다.** 근육 부족과 기초 대사량 저하는 항상 관련되어 있습니다.

**나이가 들면 살이 더 찌는 세 번째 이유는 성호르몬의 저하입니다.** 여성은 젊었을 때 허리가 잘록하고 엉덩이가 큰 체형을 가졌습니다. 그런데 중·노년이 될수록 여성 호르몬이 감소하기 때문에 점점 엉덩이와 허리가 일자가 됩니다. 남자도 마찬가지로 나이가 들수록 남성 호르몬이 감소하는 변화를 겪습니다. 남자들의 남성 호르몬은 근육을 이루는 바탕인데 나이 들수록 가랑비에 옷 젖듯 천천히 감소합니다. 그리고 근육이 줄어들며, 근력이 저하되고, 이는 내장 비만으로 이어지기도 합니다.

**나이가 들면 살이 더 찌는 네 번째 이유는 스트레스입니다.** 나이가 들수록 스트레스에 취약해지는 분이 많은데, 특히 여성은 갱년기가 되면 심적으로 위축되고 우울증까지 생기곤 합니다. 그런데 우리 몸은 스트레스를 받으면 '코르티솔'이라는 호르몬을 생성합니다. 문제는 이 코르티솔이 내장 비만을 자꾸 축적하기 때문에 살이 찔 수 있다는 겁니다.

## 우리도 모르게 살이 찌는 최악의 습관

현대인들의 가장 나쁜 생활 습관은 아무 때나 먹는다는 점입니다. 밤, 낮 구분 없이 먹고, 심지어 자다 깨서도 먹습니다. 그런데 **이렇게 불규칙하게 먹는 습관은 몸에서 인슐린이 아무 때나 분비되어, 지방을 축적하는 과정을 반복하게 된다는 것입니다.** 우리 몸속 장기 중에서는 쓸수록 발전하는 장기들이 있지만, 췌장은 쓸수록 고갈되는 장기입니다. 특히 우리나라 사람들의 췌장은 서양인에 비해 작은 편입니다. 그런데도 혈당 조절이 불규칙해서, 인슐린이 무분별하게 분비되는 습관은 결국 췌장을 손상시킵니다. 그래서 '규칙적인 시간에 음식을 먹고 나머지 시간엔 쉰다'는 습관을 지니는 것이 중요합니다.

**체중 관리를 할 때도 수면 습관은 중요한 역할을 합니다.** 요즘 다이어트 경향을 보면, 예전에 비해 운동보다 수면을 중시하는 사람이 상당히 증가했습니다. 그런데 수면 장애를 겪는 현대인들도 매우 많아졌습니다. 수면 장애의 근본적인 원인은 스마트폰, 태블릿 PC, TV 같은 인공 발광 조명입니다. **스스로 인공적인 빛을 뿜는 화면을 계속 보고 있으면 뇌는 마치 낮인 것처럼 인식합니다.** 뇌는 낮이라고 생각하니, 밤에 누워 있어도 쉽게 잠들 수 없는 것입니다. 그리고 어렵게 잠이 들어도 수면의 질은 떨어지게 됩니다. 그래서 밤에는 스마트폰을 멀리하고, 주변을 조용하게 하며, 암막 커튼을 치는 등 어두운 환경에서 잠을 자는 것이 좋습니다.

하지만 현대인들의 식사, 수면 습관을 보면 잘못된 경우가 정말 많습니다. **우리가 밤 10시부터 새벽 2시까지 잠자는 동안 호르몬들이 돌아다니면서 우리 몸을 보수합니다.** 그리고 이때 다이어트를 돕는 지방 세포도 정리합니다. 즉, 밤에 잠을 잘 자야 몸에서 분비되는 호르몬, 특히 성장 호르몬이 다이어트를 돕습니다. 성장 호르몬은 아이들뿐 아니라, 성인에게서도 분비되는데 살을 빼주고 식욕을 억제하는 유익한 역할을 합니다. 그런데 새벽 2시 넘어서까지 깨어 있거나, 먹는 잘못된 생활 습관 때문에 성장 호르몬으로부터 얻는 혜택을 스스로 놓치는 셈입니다.

**또, 현대인들의 물 섭취는 매우 부족한데, 이는 좋지 않은 습관입니다.** 일부 사람들은 하루 2L의 물을 꼭 마실 필요는 없다고 하지만 그래도 2L 마시는 것을 권장합니다. 다이어트와 비만에는 물이 정말 중요합니다. 그리고 몸의 대사를 위해서도 수분은 꼭 필요한데 현대인들은 만성 탈수에 시달립니다. 물은 적게 마시고 대신 커피나 탄산음료 섭취가 증가했습니다. 그런데 이런 습관은 이뇨 작용을 일으켜 오히려 수분이 부족해집니다.

물을 마시는 것과 관련해, '물 많이 마셔서 부종이 생기는 거 아닌가?', '부종이 생기면 물을 적게 마시라고 하던데?' 이런 질문들을 받기도 합니다. 대부분의 부종은 병적인 것이 아니라, 특발성 부종*이라 건강에 문제가 없는 경우가 많습니다. 이런 경우를 보면 물이 부족했던 경우이며, 물이 많이 섭취된 상태에서 이 물을 붙잡고 안 내보내려 하는 것입니다.

> *** 특발성 부종**
> 특별한 원인이나 질병이 원인이 아닌 부종. 대개 안좋은 생활습관 때문인 경우가 많다.

**물을 잘 마셔야 기초 대사량도 올라가며, 식전에 물을 마시면 포만감도 상승해 다이어트에 도움이 됩니다.** 그런데 몸에 탈수 현상이 생기면 허기를 느끼게 되고, 물보다 정제 탄수화물을 찾게 됩니다. 이 현상을 바로 가짜 식욕이라고 합니다. 그런데 이 가짜 식욕을 제거하는 데도 수분이 중요합니다.

물을 마실 때는 사실 찬물보다 미지근한 물이 좋긴 합니다. 미지근한 물은 몸이 놀라지 않고, 교감 신경을 자극하지 않기 때문입니다. 그런데 연구에 따르면, 찬물을 충분히 마시면 기초 대사량이 소량 더 올라간다고 알려져 있기도 합니다. 그렇다고 얼음물 같은 찬물을 일부러 마시지는 않아도 됩니다. 특히, 아침에 바로 찬물을 마시는 것은 오히려 좋지 않습니다.

## 비만에서 벗어나야 하는 진짜 이유는?

중년이라 살이 찌는 것은 자연스러운 '나잇살'이니까 그냥 두면 될까요? 절대 아닙니다. 비만을 단순히 외모 문제로 접근한다면 내장 지방은 계속 증가하고, 고지혈증, 지방간, 고혈압, 당뇨병 같은 질환으로 평생 약을 먹고 고생할 수 있습니다. 실제로 요즘 건강검진에서 대사증후군 진단을 받는 사람들이 많습니다. 보통 대사증후군과 복부 비만, 고혈압, 당뇨병, 고지혈증, 지방간을 많이 진단받는데 여기서 제일 핵심이 되는 원인은 비만입니다. 건강을 위해서 비만은 반드시 벗어나야 합니다.

**비만에서 벗어나야 하는 가장 큰 이유 중 첫 번째는 수명 때문입니다.** 보통 체중을 구분할 때 저체중, 정상 체중, 과체중. 이렇게 3단계로 나눕니다. 그런데 정상 체중에 비해 고도 비만의 사망률은 50%가량 증가합니다. 즉, 비만은 내 생명과도 연결되는 심각한 질병이라는 경각심을 가져야 합니다.

**두 번째 이유는 비만 자체가 면역력을 저하하기 때문입니다.** 우리 몸에서는 'T세포[*]'가 면역을 담당하는 아주 중요한 역할을 합니다. 그런데 비만 환자는 염증성 T세포가 증가하고, 따라서 면역력까지 저하됩니다. 그래서 고지혈증, 고혈압, 당뇨, 심장, 뇌혈관 질환까지 유발하고, 결국에는 만성 질환까지 진행됩니다.

> **\* T세포**
> 비정상적인 세포를 죽이거나, 항체를 생산하게 돕는 세포 면역 기능을 돕기도 함

**중·노년이 비만을 특히 조심해야 하는 세 번째 이유는 내장 지방 때문입니다.** 젊었을 때는 신체 전체에 살이 찌는 경우가 많지만, 중년이 되면서부터는 내장 지방 위주로 살이 찌는 경우가 많습니다. 그래서 살이 찔 때, 체중보다는 체형을 잘 봐야 합니다. 체중 자체가 많이 늘었다기보다 팔다리가 얇고, 배가 나오는데 그래서 허리둘레가 중요합니다. 젊은 층의 비만은 에너지가 과잉되고 활동량 부족으로 생긴 비만이며, 중년 비만은 음주, 스트레스처럼 사회적 요인들 때문에 생긴 비만인 경우가 많습니다. 그래서 중·노년의 비만은 고지혈증, 고혈압, 당뇨, 심근경색, 고요산혈증, 즉 통풍처럼 심각한 질환으로 연결되기 때문에 반드시 경계해야 합니다.

이 밖에도 비만으로 인한 체중 증가는 관절염을 일으키기도 합니다. 또 잠잘 때 호흡 곤란, 수면 무호흡이 발생할 수 있는데 이 증상이 지속되면 심리적 스트레스, 우울증, 불안, 자존감 하락 같은 정신적인 문제들도 발생합니다.

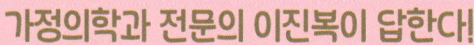

가정의학과 전문의 이진복이 답한다!

# 02 모르면 반드시 독이 되는
# 마른 비만

마른 비만은 비만과 무엇이 다를까?

다이어트 때문에 마른 비만이 된다?

## 마른 비만은 비만과 무엇이 다를까?

마른 비만은 역시 비만이지만, 일반 비만과는 차이가 있습니다. 우선 일반 비만인 사람들은 근육량은 정상인 편인데, 지방이 많은 상태라 다이어트도 비교적 쉽습니다. 또, **마른 비만에 비해 건강을 해칠 가능성도 낮은 편입니다.** 그런데 요즘 부쩍 증가한 마른 비만 환자들을 보면 근육이 너무 적은 데 비해, 지방은 너무 많습니다.

> ✕ **마른 비만과 일반 비만의 차이** ✕
> 1. 마른 비만: 근육이 부족하고 지방 과다
> 2. 일반 비만: 지방 과다

원래 여성들은 완경기 이전까지는 내장 지방이 쉽게 축적되지 않습니다. 왜냐하면 여성의 몸은 임신과 출산, 수유를 대비해 배에 지방을 잘 축적하지 않는 특징이 있습니다. 대신 팔, 가슴, 엉덩이, 허벅지 쪽에 지방을 축적합니다. 그런데 지방을 축적하다 더는 축적할 곳이 없어서 내장벽에 쌓게 되면 건강은 급속도로 악화하고요. 생리 불순, 다낭성 난소증, 심지어 난임의 원인이 되기도 합니다. 그래서 **마른 비만은 일반 비만과는 다르며, 잘못된 생활 습관, 운동 습관, 식습관으로 생긴 질환입니다.** 그리고 계속된 악습관으로 마른 비만이 지속되면, 각종 성인병 위험, 근골격계의 부실로 인한 골절, 골다공증으로 발전하는 결과를 초래합니다.

## 다이어트 때문에 마른 비만이 된다?

　마른 비만의 원인을 살펴보면 잘못된 다이어트 때문인 경우가 **많습니다**. 보통 다이어트를 할 때, 먼저 생각하는 방법이 굶는 것입니다. 그런데 굶게 되면 다이어트가 잘 되는 것이 아니라 백전백패하고요. 심지어 거꾸로 다이어트가 안 되는 몸으로 변합니다. 굶으면 우리 몸은 기초 대사량이 뚝 떨어지고, 지방이 아니라 근육이 소실됩니다. 즉, **굶는 다이어트를 반복할수록 지방만 계속 늘고, 기초 대사량은 낮은 상태가 유지되기 때문에 요요 현상이 발생하는 것입니다.** 다시 말해 굶는 다이어트는 살이 찌는 가장 큰 원인입니다.

　굶고, 살이 다시 찌는 요요 현상이 반복되면 중·노년은 물론 젊은 사람도 마른 비만이 될 수밖에 없습니다. 왜냐하면 우리 몸은 '아 에너지가 적게 들어오네? 먹는 것이 적게 들어오네? 같은 음식만 계속 들어오네?', 이렇게 인식하면 우리 몸은 일종의 기아 상태가 된다고 생각해 버립니다. 이건 인류 원시시대부터 이어온 일종의 위기 경보인 셈인데 이렇게 되면 우리 몸은 지방을 아끼기 위해 몸 깊숙한 곳에 점점 지방을 축적합니다.

　혹시 굶어서 다이어트했는데 '몇 킬로 빠졌는데?' 이런 경우 절대 좋아하면 안 됩니다. **굶었을 때 우리 몸에서 제거되는 것은 주로 지방이 아니라 근육과 수분입니다.** 우리가 다이어트할 때 빼고 싶은 것은 보기 싫은 살, 건강을 위협하는 내장 지방을 빼고 싶어 합니다. 그런데 굶어서 살을 빼면 우리 몸은 지방 창고를 열어 지방을 태우는 것이 아니라, 제일 먼저 근육 속 에너지를 뽑아 씁니다. 즉, 근육이 먼저 빠지고, 탈수 현상이 발생해, 굶어도 살이 약간은 빠진 것처럼 보입니다. 하지만 몇 주 뒤에 체성분 검사를 해보면 빼고 싶은 지방이 아니라 근육이 빠져 있는 것을 확인할 수 있습니다. 또 근육이 빠지니까 몸이 축 처지고 활동력도 떨어져 일상 생활도 어려워집니다.

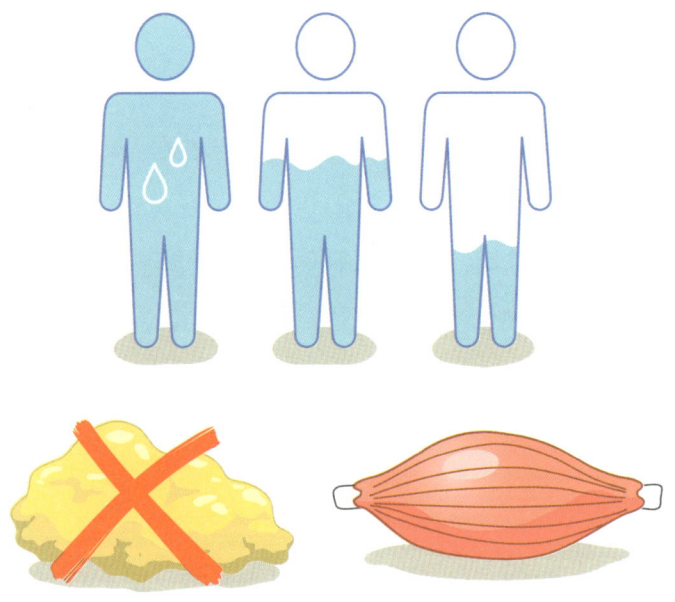

굶는 다이어트는 지방이 아니라 수분과 근육을 제거

예를 들어, 휴가를 앞두고 갑자기 굶어서 살을 뺀 사람이 있습니다. 이 휴가가 끝나고 다시 음식을 먹으면 어떻게 될까요? 우리 몸은 굶는 동안 근육과 수분을 줄여가는 과정을 진행하고 있었습니다. 그런데 굶기 이전 습관으로 다시 돌아가는 순간, 우리 몸은 지방을 차곡차곡 축적합니다. 그렇게 되면 요요 현상이 더 빨리 찾아와 다시 살이 찌는 겁니다.

그래서 굶는 다이어트하는 사람들이 요요 현상을 더 많이 겪게 되고 마른 비만이 될 수밖에 없습니다. 그뿐만 아니라, 마른 비만은 근육이 부족해지고 내장 지방이 늘어나는 것이기 때문에 **중·노년기 근골격계 건강을 악화시킨다는 문제도 발생합니다.** 가장 큰 문제는 잘못된 다이어트로 고혈압, 당뇨병, 고지혈증, 지방간 같은 성인병의 원인이 된다는 것입니다.

가정의학과 전문의 이진복이 답한다!

# 03 모르면 후회하는
# 비만 극복 습관

살을 빼도 다시 찌는 이유는?

요요 없이 체중 감량 성공하는 필승 비법은?

체중 감량에 도움 되는 식사 습관은?

비만 탈출을 위한 백전백승 운동법은?

몰라서 손해 봤던 당독소 제거의 중요성

## 살을 빼도 다시 찌는 이유는?

굶는 다이어트로 인한 요요현상 외에도, 급하게 체중 감량을 할 경우에도 살이 다시 급하게 찔 수밖에 없습니다. **왜냐하면 우리 몸은 '항상성'을 항상 유지하고 있기 때문입니다.** 예를 들어 한 달 만에 70 kg에서 60 kg으로 감량했을 경우, 뇌는 한 달 사이에 온 노력을 다해 70 kg으로 돌아가라는 명령을 내립니다. 그래서 급격한 다이어트 역시 백전백패하며, 이런 경우 역시 지방이 아니라 근육과 수분이 빠질 가능성이 훨씬 높습니다.

## 요요 없이 체중 감량 성공하는 필승 비법은?

그렇다면 **비만 환자는 어떻게 해야 건강하게, 살을 성공적으로 뺄 수 있을까요?** 일반인이 아니라 다이어트가 필수인 비만 환자에게 강조하는 것은 '10%' 감량입니다. 왜냐하면 90 kg 환자에게 '빨리 50 kg까지 뺍시다!'라고 한다면 포기하기 쉽습니다. 최종 목표는 50 kg이라고 해도 너무 까마득한 목표이기 때문에, 처음 2~3달은 체중의 10%를 빼는 것을 권장 합니다. 예를 들어 체중이 90 kg의 환자가 3개월간 9 kg 감량하는 것을 목표로 한다면 부담 없다고 생각합니다. 실제로 많은 연구와 논문에 따르면 체중에서 10kg을 감량한 결과, 고혈압, 당뇨, 고지혈증, 지방간 전 단계가 완화했다고 발표한 바 있습니다. 그뿐만 아니라 관절염 환자들도 차도를 보였다는 연구들도 상당히 많습니다.

그리고 **처음 3개월간 내 체중의 10 %를 천천히 뺀 다음, 감량한 체중을 6개월 유지하는 것이 좋습니다.** 그래야 우리 몸에서는 '이 체중이 내 체중이다'라고 인식합니다. 즉 다이어트할 땐 천천히, 다이어트 후엔 잘 유지하는 것이 아주 중요합니다.

---

### ✕ 요요 없이 체중 감량 성공하는 법 ✕

1. 3개월 동안 내 체중에서 10% 감량
2. 6개월 간 감량한 체중 유지

## 체중 감량에 도움 되는 식사 습관은?

밥을 빨리 먹는 습관도 살이 찌는 원인이 될 수 있습니다. 혈당이 빨리 상승하여 비만을 유발하기 때문입니다. **뇌는 음식 섭취 후, 20분 정도 뒤 포만감을 느끼기 시작합니다.** 그런데 15분 혹은 그 이전에 밥을 다 먹었다면, 포만감을 느끼기 전에 음식이 다 사라진 겁니다. 그렇게 되면 우리 몸은 허기를 느끼고, 디저트를 찾게 됩니다. 그래서 식사를 빨리하면 포만감을 못 느끼고, 다이어트를 망칩니다. 늘 '빨리 먹는 습관은 나쁘다'는 생각과 20분 이상 천천히 식사하는 습관을 지녀야 합니다. 특히 스마트폰, TV를 보며 먹는 습관은 좋지 않습니다. 왜냐하면, 무언가 시청하면서 식사하면 스스로 먹는 습관을 조절할 수 없고, 나도 모르게 음식을 점점 더 빨리, 많이 먹게 됩니다.

**그래서 추천하는 방법은 한 숟가락을 먹고, 숟가락을 놓는 겁니다.** 보통 숟가락과 젓가락을 들고 있으면 계속 먹을 수밖에 없습니다. 한 숟가락을 입에 넣고 내려놓으면 자연스럽게 씹는 시간이 길어지고, 천천히 먹게 됩니다. 그리고 숟가락보다는 젓가락을 사용하면 천천히 음식을 먹게 됩니다.

### ✗ 빨리 먹는 습관 고치기 ✗

1. 한입 먹고 식기를 내려놓는다.
2. 숟가락보다는 젓가락을 사용한다.

## 비만 탈출을 위한 백전백승 운동법은?

스트레스는 건강에 유해하지만, 다이어트를 돕는 역할을 하기도 합니다. 꾸준히 운동하면, 식욕을 조절하는 뇌 신경세포에 약한 스트레스를 줍니다. 물론 너무 강한 스트레스는 뇌세포 자체가 일을 안 하거나 죽는 결과를 만듭니다. 하지만 **약한 스트레스는 우리 몸에 에너지 소모를 늘리는 데 도움을 줍니다.** 그리고 '베타 엔돌핀'이라는 호르몬을 생성하고, 교감 신경을 흥분시키는 역할을 합니다. 그렇게 되면 우리 몸의 체온이 상승하고, 지방 조직에 열을 발생해 태우는데요, 운동할 때 근육 세포에서 발생하는 '인터루킨6*'가 신경 세포에 스트레스를 유발하고 지방 연소에 도움을 줍니다.

* **인터루킨6**
세포간 상호작용, 면역 시스템에 작용, 세포 염증과 면역 조절

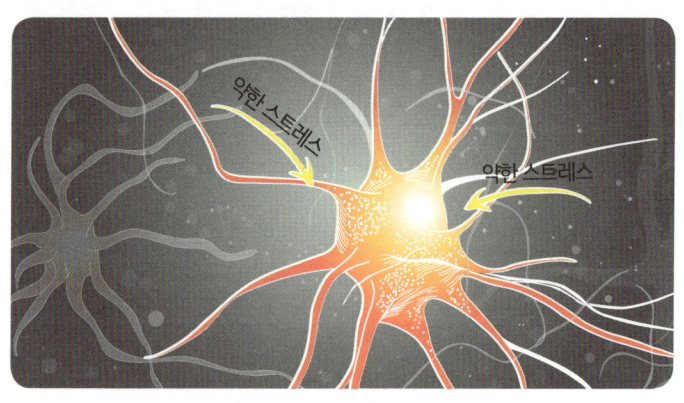

지방 제거에 도움이 되는 약한 스트레스

보통 일반인들이 다이어트를 시작할 때 운동하려고 하면 저는 먼저 좋아하는 운동이 무엇인지 묻습니다. 사람마다 등산, 줄넘기, 배드민턴, 헬스 등 다양한데, 좋아하는 운동을 하도록 권합니다. 그 이유는 본인이 취미로 할 수 있는 것이 꾸준히 할 수 있는 가장 좋은 운동이기 때문입니다. 그런데 병원에 찾아올 정도의 비만 환자들은 운동을 전혀 하지 않는 경우가 많습니다. 그리고 어떤 운동을 해야 할지 모릅니다. 그런 **비만 환자에게 가장 추천하는 것은 '식후 걷기'입니다.** 걷기는 우선 운동화 외에 특별한 준비물이 필요 없습니다. 헬스클럽에 갈 필요도 없고, 어느 곳에서든 할 수 있는 편한 운동입니다.

그런데 요즘 걷기는 운동이 아니라고 말하는 사람도 많습니다. 물론 걷는 것이 아주 강력한 효과가 있는 운동은 아닐 수 있습니다. 하지만 아직 운동에 익숙하지 않은 사람에겐 식후 걷는 것이 좋은 운동입니다. 왜냐하면 식후에 혈당이 상승하는데, 이 혈당을 떨어뜨리는 과정에서 지방이 축적됩니다. 그래서 식후 운동을 하면서 근육을 사용하면 종아리, 허벅지 근육에서 혈당을 흡수합니다. 따라서 혈당이 유지되거나 떨어지는 효과를 볼 수 있습니다. 식후 걷기를 할 때, 배가 안 아플 정도로 천천히 걷습니다. 그리고 속도를 높여도 괜찮겠다 싶으면 등에 땀이 날 정도의 빠른 속도로 2~30분 이상 걸으면 됩니다. 이 정도로만 충분히 걸어도 혈당 관리에도 도움이 되며 다이어트가 잘 되는 몸으로 변화합니다.

## 식전 vs 식후 운동 뭐가 더 좋을까?

식전, 식후 운동 중 효과를 굳이 따진다면, 일단 뭐든 시간이 될 때 하면 됩니다. 다만 때에 따라서 식전 운동을 피해야 하는 사람도 있습니다. **당뇨병 약 복용자, 마른 비만 환자들, 탄수화물 중독 환자들은 식전 운동을 피하는 것이 좋습니다.**

당뇨 환자는 혈당강하제를 먹고 있기 때문에 공복 시간이 길어지면 운동할 때 저혈당 상태에 빠질 수 있기 때문입니다. 그리고 혈당을 떨어뜨리는 인슐린을 맞거나, 혈당강하제를 먹는 사람들은 식후 운동이 더 건강에 좋습니다.

탄수화물 중독증, 마른 비만 환자는 근육이 부족한 경우가 많습니다. 그런데 근육이 부족한 환자는 식전 운동을 하면 근육을 소모한다는 연구가 많기 때문에, 오히려 근육이 빠지기 쉽습니다. 특히 탄수화물 중독 환자는 공복 운동 후, 보상 심리로 정제 탄수화물을 찾을 수 있습니다. 반대로 근육량도 충분하고, 딱히 질병도 없고, 탄수화물 중독 증세가 없다면 식전 운동을 하는 것이 좋습니다.

### 🍴 식전 운동을 피해야 하는 사람 🍴

1. 당뇨병 약 복용자
2. 마른 비만 환자
3. 탄수화물 중독증

## 내장 지방 잡고 하체 근력 높이는 최고의 운동은?

사실 건강한 운동을 생각한다면 유산소와 근력 운동을 분리하기는 어렵습니다. 둘 중 하나만 선택하면 충분한 효과를 보기 어렵기 때문에 두 운동을 결합한 운동이 제일 좋습니다. 그래서 **요즘 많이 하는 운동 중 고강도 인터벌 트레이닝, HIIT를 추천합니다.** 고강도 인터벌 트레이닝이란 짧은 시간 동안 고강도 운동을 하고 불완전한 휴식을 취하는 과정을 반복하는 운동입니다. 예를 들면, 고정식 자전거 타기이든 걷기든 한 가지 운동을 정합니다. 한 가지 운동을 30초 동안 숨이 찰 정도로, 고강도로 진행하고 15초 짧게 쉬고, 다시 30초 동안 고강도로 운동하는 것을 반복합니다.

고강도 인터벌 트레이닝에서 가장 중요한 이론은 '애프터번 효과*'입니다. **운동하지 않는 시간에도 지방을 계속 태우는 몸으로 만들어 주는 것입니다.**

> *애프터번 효과
> 운동 후 휴식 기간 동안 신진대사가 활발해지고 체중 감량이 빨라지는 효과

요즘 간헐적으로 공복 시간을 갖고 식사를 하듯이, 운동도 간헐적으로 하고 쉬는 것을 반복하는 겁니다. **이는 인류가 오랜 세월 학습해 온 신체 리듬과도 비슷합니다.** 과거 선조들을 보면 평소에는 가만히 느긋하게 있다가 먹이인 동물이 뛰어가면 전력 질주를 하는 생활을 했습니다. 즉 뛰어가다, 멈추고, 뛰어가다, 멈추고 했던 생활이 우리 몸에 차곡차곡 쌓여왔다고 할 수 있습니다. 그래서 고강도 인터벌 트레이닝의 이론 속

에는 인류가 진화하면서 발달해 온 고유한 운동 방법이 깃들어 있습니다. 따라서, 신체 리듬과 가장 비슷한 운동이기 때문에 건강과 다이어트에 도움이 된다고 알려져 있습니다.

이 밖에도 고강도 인터벌 트레이닝이 좋은 점은 다양합니다. **우선 단시간에 높은 강도로 운동하면, 일반 운동을 할 때보다 근육을 훨씬 더 많이 사용하게 됩니다.** 또 하체만 사용할 때보다 상체와 하체가 함께 힘을 합쳐, 근육을 최대한으로 끌어올리는 효과를 기대할 수 있습니다. 그리고 이럴 때 칼로리 소모가 극대화되기 때문에 운동 효과가 좋습니다. 또한 고강도 운동을 하면 심장 박동이 계속 빠른 상태로 유지되기 때문에 운동을 멈춘 상태에서도 신진대사가 계속 올라갑니다. 신진대사가 올라가면 체중 감량이 촉진되는 효과가 있어 다이어트에 도움 됩니다. **높은 심박수와 대사량이 유지되면 근육량이 늘어나고, 기초 대사량도 증가할 수 있습니다.** 그뿐만 아니라, 러닝머신에서 1시간 걷는 유산소 운동보다 10~15분이면 끝나는 고강도 인터벌 트레이닝은 시간을 효율적으로 활용할 수 있다는 장점도 있습니다.

그뿐만 아니라, **고강도 인터벌 트레이닝은 어떤 운동이든 쉽게 접목할 수 있습니다.** 예를 들어, 누구나 올라갈 수 있는 아파트 계단에서도 가능합니다. 숨이 차고, 쉬면서 천천히 15층까지 올라갈 수 있는 능력을 키웠다면, 다음은 2~3층은 전력으로 오른 후, 2~3층은 천천히 올라오는 겁니다. 단, 인터벌 트레이닝을 할 때 완전히 쉬면 안 됩니다. 이렇게 짧은 시간에 강한 운동을 몇 단계 반복하면 고강도 인터벌 트레이닝이 됩니다. 계단뿐 아니라, 집에서 탈 수 있는 실내 자전거, 조깅, 수영 중에도 고강도 인터벌 트레이닝을 할 수 있습니다.

실제로 저 역시 고강도 인터벌 트레이닝으로 체중감량 효과를 톡톡히 봤었습니다. 과거 전문의 시험 공부하면서 살이 많이 쪘었습니다. 시험이 끝나고 고강도 인터벌 트레이닝을 한 달 정도 진행해 거의 10kg 이상 감량하는 데 성공했습니다. 물론 고강도 운동은 체력이 약하신 사람이라면 처음에는 힘들 수 있습니다. 또, 너무 욕심을 부리다가는 부상의 위험도 있어 주의가 필요한 운동이기도 하고요. 그래서 **유산소, 근력 운동을 약간 강도를 높여 한 뒤, 적응이 됐다면 그때 고강도 인터벌 트레이닝을 하는 것을 권장합니다.** 처음 고강도 인터벌 트레이닝을 할 때는 내 체력에 맞게 낮은 강도, 적당한 강도로 시작하는 것이 좋습니다. 예를 들어, 내가 10을 할 수 있으면 5로 시작하고, 괜찮으면 6으로 올리는 방식으로 천천히 강도를 올려야 합니다. 그래야 부상을 방지할 수 있습니다.

마지막으로 **모든 운동을 할 때는 수분 관리가 굉장히 중요합니다.** 충분히 물을 마셔서 반드시 탈수를 예방하는 것이 좋습니다. 또 격한 운동을 하므로 식사 후, 바로 운동을 하면 식도 역류 현상이 발생할 수 있습니다. 그래서 고강도 인터벌 트레이닝은 공복에 하는 걸 추천하며, 전문의와 상담 후 진행하는 것이 좋습니다.

## 몰라서 손해 봤던 당독소 제거의 중요성

다이어트에서 중요한 것 중 하나는 당독소*를 멀리하는 것입니다. 당독소란 당과 아미노산, 당과 지방이 만나서 만드는 최종 당화 산물입니다. 보통 영양소들은 몸에 흡수되고 여기저기 쓰이다 최종 분해되고 잘게 썰려 소변이나 대변으로 배출됩니다. 그런데 **최종 당화 산물들은 배출되지 못하고 독소가 되어 우리 몸 곳곳에 달라붙습니다.** 이를테면 피부, 눈, 간, 여러 장기, 심지어 뇌에도 달라붙어 몸의 기능을 상실하게 만듭니다. 그리고 당독소는 피부 노화와 주름의 원인이기도 합니다. 왜냐하면 이 독소들이 쌓일수록 몸속 콜라겐도 제 역할을 잃기 때문에 결국 탄력을 잃기 때문입니다. 무엇보다 **당독소는 노화와 비만을 유발하는 원인입니다.**

* **당독소**
당(탄수화물) 섭취가 과다할 경우, 쌓이는 독소

그래서 당독소가 많은 음식을 줄이는 것이 중요합니다. **당독소는 굽고, 물 없이 튀기고, 볶은 음식에서 많이 발생합니다.** 예를 들면 직화구이, 바삭하게 구워 먹는 감자, 치킨 같은 음식입니다. 그리고 의외로 담가 먹고, 청으로 만드는 음식에도 당독소가 많습니다. **몸에 좋을 것 같은 과일청도 사실 상당히 많은 당독소가 들어 있습니다.** 청들을 잘 보면 당을 가열해 갈색이 되면서 생기는 달고나 같은 색깔을 지니고 있습니다. 또 청을 만들고 시간이 지나면 약간 갈색이 되는데 이것을 '마이야르 반응'이라고 합니다. 그런데 이 마이야르 반응은 맛의 풍미를 높이는 데 도움을 주지만 당독소가 아주 많이 올라갑니다. 그래서 당독소가 많은 직화구이, 물 없이 튀기는 요리, 과일청은 피하는 것이 좋습니다.

환자들에게 당독소의 중요함도 강조하지만, 저감하는 치료법도 진행하고 있습니다. 당독소를 줄이면 체중 감량에도 좋지만, 환자들 스스로 피로감을 덜 느끼는 데다, 피부도 좋아지고, 주름도 덜 생기며 활기를 찾는 효과도 있습니다.

가정의학과 전문의 이진복이 답한다!

# 04 알면 인생을 바꾸는 다이어트 식습관

매일 한 숟갈만 먹으면 살이 빠지는 음식은?

몰라봤던 반전 다이어트 식품들은?

의사들은 입에도 안 넣는 최악의 다이어트 음식들

## 매일 한 숟갈만 먹으면 살이 빠지는 음식은?

다이어트할 때 운동으로 근육을 키우고 에너지를 소비하는 것은 중요합니다. 운동은 정신 건강에도 도움이 되는 중요한 역할을 합니다. 하지만 그것보다 더 중요한 것은 음식입니다. 다시 말해, **다이어트의 승패를 좌우하는 것은 음식, 식습관이라고 할 수 있습니다**. 운동과 음식을 굳이 비율로 나누면 70 : 30, 80 : 20 정도로 음식과 식생활은 다이어트에 있어서 정말 중요합니다.

'**매일 한 스푼을 먹으면 살이 빠진다**'고 할 정도로 다이어트에 좋은 음식이 있습니다. 바로 **10대 슈퍼푸드로도 유명한 병아리콩**입니다. 병아리 모양을 닮은 병아리콩은 아주 옛날부터 먹어왔으며, 특히 중동 지역을 중심으로 인도에서도 많이 먹는 음식입니다. 많은 연구 논문을 통해 효능이 발표되며 과학적으로 증명되기도 했습니다. 그리고 우리나라에서도 많은 연예인의 다이어트 비법으로 알려지며 유명해졌습니다. 병아리콩의 단점은 맛있어서 많이 먹게 된다는 것 외에 없을 정도로 훌륭한 음식입니다.

병아리콩은 정말 장점이 많은 음식입니다. **먼저 콩 중에서도 우수한 탄수화물을 함유하고 있어 빵으로도 만들 정도입니다.** 이 탄수화물은 일반적인 단당류 탄수화물이 아니라 복합 탄수화물로, 몸에 좋은 작용을 하는 저항성 전분입니다. 두 번째 장점으로 **병아리콩엔 식물성 단백질이**

**아주 풍부합니다.** 그래서 포만감도 높고 근육을 생성하는 데 많은 도움을 줍니다. 세 번째 장점은 **식이섬유가 풍부하다는 것입니다.** 덕분에 대변량이 확연하게 늘어 쾌변 효과를 기대할 수 있습니다. 네 번째 장점은 **L-아르기닌 성분이 있다는 겁니다.** L-아르기닌 성분은 몸속 체지방과 식욕을 제거하는 반면, 기초 대사량은 높여줍니다. 뿐만 아니라, 혈관을 확장해 주는 좋은 역할까지 해주기 때문에 L-아르기닌은 다이어트할 때 중요한 성분입니다. 다섯 번째 장점은 **아밀로오스 성분입니다.** 아밀로스 성분은 탄수화물이 천천히 흡수되게 만드는 역할을 합니다. 그렇게 되면 혈당을 천천히 높여 다이어트와 당뇨병에도 도움이 됩니다.

### ✖ 병아리콩의 장점 ✖

1. 이로운 탄수화물
2. 풍부한 단백질: 포만감, 근육 생성
3. 식이섬유: 쾌변
4. L-아르기닌: 체지방 제거, 식욕 저하, 기초 대사량 증가, 혈관 확장
5. 아밀로오스: 다이어트 효과, 당뇨병 예방
6. 항노화, 항산화 효과: 노화 방지
7. 콜레스테롤 완화
8. 항암 효과
9. 심혈관질환 예방
10. 갱년기 질환 예방

그리고 **병아리콩은 항노화, 항산화 효과를 가진 음식입니다**. 몸의 노화를 유발하는 세포 파괴를 방지하고요. 또 병아리콩의 풍부한 섬유소가 콜레스테롤을 낮춰 성인병을 예방합니다. 그리고 심장과 혈관을 튼튼하게 만들어 **심혈관, 뇌혈관 질환을 예방하며 항암에도 효과가 있습니다**. 그뿐만 아니라, 탈모나 갱년기를 완화하는 등 병아리콩은 매우 우수한 음식입니다.

무엇보다 **병아리콩은 100 g당 약 145 kcal라 칼로리도 낮습니다**. 또 당을 빨리 높이는 수치인 **GL 지수도 낮은 편입니다**. 반면 단백질은 100g당 하루 권장 섭취량의 40%에 해당하고, 식이섬유는 하루 권장 섭취량의 30%가 넘습니다. 그래서 비만 환자들에게 아침 식사로 병아리콩을 추천하기도 합니다.

그런데 병아리콩은 보기보다 딱딱해 그냥 먹다간 자칫 이가 상할 수 있습니다. **그래서 저녁에 6~8시간 동안 물에 불렸다 아침에 먹으면 적당합니다**. 샐러드나 다른 요리에 첨가한다든지, 밥에 넣어 먹어 섭취하면 됩니다.

병아리콩의 장점은 무수히 많지만 주의 사항도 있습니다. 섬유질이 많기 때문에 배에 가스가 차고 복통을 호소하는 경우가 간혹 있습니다. **병아리콩의 하루 권장 섭취량은 300 g, 종이컵으로 한 컵 반 정도입니다**. 그리고 **병아리콩에는 알레르기 물질인 옥살산이 있어** 알레르기가 있다면 섭취를 자제해야 합니다. 또, 요산을 올려 통풍과 요로 결석을 만드는 푸린 성분도 주의해야 합니다. 통풍, 요로 결석 환자는 섭취량을 줄이거나 자제해야 합니다.

### 병아리콩 섭취 시 주의 사항

1. 하루 권장 섭취량 300g (종이컵 한컵 반)
2. 옥살산 알레르기 주의
3. 통풍, 요로 결석 환자는 소량 섭취 혹은 자제

## 몰라봤던 반전 다이어트 식품들은?

요즘 추천하는 음식 중 하나가 바로 땅콩버터입니다. 그런데 땅콩버터는 이름에 '버터'가 들어가기 때문에 버터가 섞여 있다고 생각합니다. 하지만 땅콩버터에 버터가 들어가지 않으며, 식감이 마치 버터와 비슷해 붙여진 이름일 뿐입니다.

### 땅콩버터의 놀라운 장점들

**땅콩버터의 가장 큰 장점은 어마어마한 포만감입니다.** 조금만 먹어도 포만감이 상당하지만, 100 g당 칼로리가 약 600칼로리 전후일 정도로 매우 높습니다. 그래서 많이 먹으면 오히려 살이 찔 수 있어 주의가 필요합니다. **땅콩버터의 또 다른 장점은 지방, 단백질, 식이섬유를 모두 섭취할 수 있다는 것입니다.** 그래서 오후까지도 식욕 억제가 잘 된다는 장점이 있습니다. 그리고 당이 첨가되지 않은 순수한 땅콩버터는 혈당을 많이 올리지 않고, 또 여러 호르몬을 안정시키는 역할을 합니다.

**땅콩버터의 여러 장점 중 가장 큰 장점은 갈색 지방을 활성화한다는 점입니다.** 우리 몸속 지방은 나쁜 역할을 하는 백색 지방과 좋은 역할을 하는 갈색 지방이 있습니다. 갈색 지방은 몸의 에너지 대사에서 매우 좋은 역할을 합니다. 그런데 갈색 지방은 어렸을 때 몸에 많이 가지고 있다가, 성인이 되면서 점점 퇴화합니다. 갈색 지방은 그 안에 있는 미토콘드리아 때문에 갈색으로 나타냅니다. 몸에 조금 남아있는 갈색 지방*이 열을 발산하고 에너지를 소모해 결국 체지방까지 태워주는 역할을 합니다. 그리고 연구를 통해, 땅콩버터가 갈색 지방을 활성화한다는 것이 알려졌습니다. 즉, 땅콩버터를 먹으면 다이어트를 돕는 갈색 지방이 활성화되는 셈입니다.

> *갈색 지방
> 백색 지방을 에너지로 연소시켜 비만을 예방하는 갈색 색깔의 지방

그리고 **땅콩버터에는 양질의 지방산이 있습니다.** 주재료인 땅콩은 불포화 지방산인 견과류입니다. 불포화 지방산은 나쁜 지방은 제거하고 **혈액 순환을 돕기 때문에 혈관에 쌓이는 찌꺼기를 제거합니다.** 또한, 땅콩버터는 심혈관계 질환을 예방한다는 장점도 있습니다.

그리고 땅콩을 먹어도 같은 효과를 얻을 수 있지만 땅콩버터가 더 큰 효과를 봤다는 연구가 많습니다. 왜냐하면 땅콩버터를 만들 때, 땅콩 속 세포막이 손상되기 때문입니다. 세포막이 손상되면 오히려 혈당을 안

## ✕ 땅콩버터의 장점 ✕

1. 포만감
2. 식욕 억제
3. 혈당 안정화
4. 갈색 지방 활성화: 지방 제거
5. 심혈관계 질환 예방

정시키고 다이어트에 도움이 되는 성분들이 많이 나온다고 알려져 있습니다. 그래서 땅콩도 건강에 좋지만, 땅콩버터로 먹는 것이 더 도움이 됩니다.

### 땅콩버터 이렇게 먹으면 독이 된다

요즘 땅콩버터 인기가 많아지면서 시중에 많은 제품이 판매되고 있습니다. 그런데 땅콩버터에 이것저것 섞는 경우가 많기 때문에 주의해서 구매하는 것이 좋습니다. **우선 첫 번째로 당류를 따져봐야 합니다.** 당이 없는 땅콩버터를 먹어보면 고소한 맛은 강하고 단맛은 덜합니다. 보통 버터처럼 끈적하고 텁텁한 식감 때문에 땅콩버터를 싫어하기도 합니다. 그래서 묽게 만들려고 하다 보니 당 성분을 첨가하기도 하는데, 그러면 다이어트에 전혀 도움이 되지 않습니다. 당이 첨가된 땅콩버터가 아니라, 꼭 무가당 땅콩버터를 골라야 합니다.

**두 번째로 확인해야 할 것은 나트륨입니다.** 요즘 많은 음식이 당 성분을 줄이면서 오히려 나트륨 함량을 높이는 경우가 상당히 많습니다.

> ✗ **땅콩버터 고를 때 확인해야 할 성분** ✗
> 1. 당 성분
> 2. 나트륨

예를 들면 당 성분을 낮춘 핫초코 제품을 보면 대신 나트륨을 높이기도 합니다. 땅콩버터도 마찬가지로 당 성분이 낮고, 나트륨 함량이 높은 제품이 많습니다. 나트륨은 혈압을 올리고 건강을 악화시키기 때문에 땅콩버터에 나트륨 성분이 높은지 꼭 확인해야 합니다.

땅콩버터를 먹을 때 적정량을 섭취하는 것도 중요합니다. 땅콩버터의 하루 적정량은 큰 티스푼으로 두 스푼으로, 약 30cc 정도라고 알려져 있습니다. **우리나라에서 사용하는 큰 수저로 따지면 두 숟가락보다 약간 많을 정도로 먹으면 됩니다.** 다만, 땅콩버터를 먹을 때 주의할 점도 있습니다. 우선 땅콩 알레르기 보유자들은 호흡곤란까지 발생할 수 있어 절대 먹으면 안 됩니다. 그리고 포만감이 상당한 만큼 칼로리도 높은 편이라 정량만 섭취하는 걸 권장합니다. **또 땅콩처럼 땅콩버터도 산패 위험이 있습니다.** 그리고 숟가락으로 떠서 먹었다면, 입에 닿은 숟가락을 다시 닿지 않게 조심해야 합니다. 그뿐만 아니라, 유통기한이 지난 땅콩버터는 오히려 독이 되니, 유통기한을 잘 살펴봐야 합니다. 또한 땅콩버터 중 보관 방법에 따라 서늘한 곳, 냉장고에 넣으라고 한 경우는 꼭 지키는 것이 좋습니다.

### 인공 치즈 말고, 100% 천연치즈

치즈 역시 다이어트에 도움이 되는 음식입니다. 왜냐하면 **치즈는 유제품을 농축해 만들기 때문에 좋은 단백질 보급원입니다.** 다만, 치즈 중 저렴한 치즈는 인공으로 만든 치즈도 있기 때문에, 꼭 천연치즈인지 확인하는 것이 좋습니다. 천연치즈는 당 성분도 거의 없으며, 꼭 천연치즈 함량이 99%, 100%인지 확인해야 합니다. 천연치즈는 의사인 저도 냉장고에 넣었다가 하나씩 먹기도 하는 건강 식품이고요. 또 빨리 간단히 먹을 수 있고 포만감도 주기 때문에 다이어트할 때 도움 되는 음식입니다.

### 외식 메뉴로는 삼겹살보다 샤부샤부

외식 메뉴로 추천하는 음식으로는 샤부샤부가 있습니다. 샤부샤부는 어패류, 고기를 통해 고단백을 섭취할 수 있으며, 풍부한 채소들을 통해 섬유질도 많이 얻을 수 있습니다. 무엇보다 포만감도 높으며 당독소가 적은 음식입니다. 당독소는 고온에 단시간 튀기는 음식에 많은데, **샤부샤부는 물에 오래 끓이다 보니 당독소가 적게 발생합니다.** 다만 마지막에 국수와 죽까지 먹게 되면 다이어트에 전혀 도움이 되지 않으니 피해야 합니다.

## 외식 메뉴로는 곱창보다 회

회 역시 외식 메뉴로 먹기 좋은 음식입니다. 회는 조금만 먹어도 배부르며 포만감이 높은 음식입니다. 그래서 참치 무한 리필 음식점들이 생겼을 정도입니다. 또한, 회는 양질의 단백질과 지방을 제공합니다. 대신 탄수화물은 거의 없어 건강과 다이어트에 좋습니다. 또한 회를 추천하는 가장 큰 이유는 회 속에 함유된 지방은 오메가3이기 때문입니다. 오메가3는 심혈관계 건강과 다이어트에 도움 되는 성분으로 회는 충분히 먹어도 좋습니다.

## 과일도 다이어트 음식이다?

마지막으로 추천하는 반전 다이어트 음식은 과일입니다. 사실 과일과 관련된 논란이 많습니다. 그런데 사람이 먹는 음식과 관련된 연구는 어렵습니다. 예를 들어, 실험 참여자에게 하루에 과일의 적정량을 일정하게 섭취하고, 한 달 동안 연구할 수는 있습니다. 그런데 참여자가 다른 어떤 음식을 어떻게 먹고, 수면 습관은 어떤지 등, 변수가 너무 많기 때문에 음식과 관련된 연구는 어렵습니다. 그런데 과일과 관련된 연구는 어떻게 먹었는지가 중요하기 때문에 더 어렵습니다.

과일은 천연 항암제, 천연 미네랄, 비타민이 가득하기 때문에 분명 좋은 음식입니다. 그래서 정상인이 과일을 먹는 것은 아무 문제가 없습니다. 다만 대사증후군 환자, 비만 환자, 다이어트하는 사람은 과일을 피하는 것이 좋습니다. 과일은 몸에서 대사하는 과정이 일반 탄수화물과 조금 다릅니다. 일반 탄수화물을 섭취하면 혈당을 올리고 췌장에서 인슐린이 분비되어 저하합니다. 그런데 과일은 인슐린을 자극하지 않습니다. 혈당을 많이 올리지 않고, 간으로 직행하고, 중성지방 형태로 되어 있다가 필요할 때 사용됩니다. 대사증후군, 지방간, 고지혈증이 있을 때 과일을 과도하게 먹게 되면 질병이 악화합니다. 즉, **과일을 많이 먹으면 인슐린을 자극하지는 않아도 인슐린 저항성이 발생해 당뇨를 일으키는 계기가 됩니다.** 특히 당도가 높은 과일일수록 건강에 안 좋은데, 요즘 현대인들은 당도가 높은 과일을 선호합니다. 그래서 판매자들도 갈수록 당도 높은 과일들을 시중에 판매하고 있습니다. 그렇게 단 과일을 먹다 보면 비만, 고지혈증, 지방간을 앓게 될 수 있습니다.

그래서 **추천하는 과일은 단맛보다 신맛, 쌉싸름한 맛이 나는 과일들입니다.** 물렁물렁한 과일보단 **단단한 과일들이 좋으며 갈고 즙을 내거나 말린 과일들은 피하는 것이 좋습니다.** 다이어트와 건강에 도움이 되는 과일들은 자몽, 오렌지, 크랜베리, 블루베리 같은 베리류, 과채류인 토마토가 있습니다.

## 의외로 살찌지 않는 반전 음식

1. 땅콩버터
2. 천연치즈
3. 샤부샤부
4. 회
5. 과일(자몽, 오렌지, 크렌베리, 블루베리, 토마토)
   - 신맛나고 쌉싸름하며 단단한 과일들

## 의사들은 입에도 안 넣는 최악의 다이어트 음식들

### 후루룩 먹다 순식간에 살찌는 '시리얼'

다이어터 멘토인 제가 절대 먹지 않는 음식 중 하나가 바로 시리얼입니다. 시리얼은 산업화 시대에 빨리 먹고 일해야 하는 노동자들이 먹기 위해 만들어졌다고 알려져 있습니다. 그게 지금까지 이어져 바쁜 현대인들이 후루룩 먹을 수 있는 간편한 음식으로 사랑받고 있습니다. **시리얼은 보통 통곡류를 갈아서 씹기 쉽고, 여기에 설탕 같은 당분들을 듬뿍 넣어서 만들었습니다.** 물론 최근에는 시리얼 업계에서도 건강에 좋다는 제품을 출시하고 있기는 합니다. 하지만 대부분의 시리얼은 정제 탄수화물 곡류에다 설탕을 때려 붓다시피 한 음식이라고 생각하면 됩니다. 시중에 파는 시리얼을 한번 봤더니 100g 중의 80g 정도가 당 성분일 정도로, 대부분 당 성분으로 만들어졌습니다. 그런 시리얼에 우유를 말아 후루룩 먹으면 **정상인들도 혈당이 200 이상까지 치솟는 혈당 스파이크가 발생합니다.**

최근 새롭게 나온 시리얼도 섬유질이 부족하고, 포만감도 떨어지는 편입니다. 그래서 아침에 시리얼을 먹으면 10시 정도에 배가 고파지기 때문에 탄수화물을 찾는 악순환이 반복됩니다.

## 감자튀김을 먹으면 비만의 원인까지 먹는다?

패스트푸드점, 맥줏집에서도 쉽게 볼 수 있는 감자튀김 역시 다이어트와 비만에 최악인 음식입니다. 사실 감자 자체는 나쁜 음식이 아닙니다. 그런데 삶은 감자와 튀긴 감자를 비교하면 GL 지수가 달라집니다. GL 지수는 튀겼을 때 매우 오르며, 혈당까지 높입니다. 즉, 혈당 스파이크를 만드는 셈입니다. 그리고 음식점에서 사용하는 기름은 재사용하거나, 트랜스 지방일 가능성이 높습니다. 또 **삶은 감자보다 튀긴 감자는 노화, 비만의 원인인 당독소가 90배나 높습니다.**

## 과일주스의 이미지에 속지 마라!

TV를 보면 아침에 온 가족이 과일 주스를 갈아 마시거나, 출근 준비를 하며 과일을 갈아 마시는 장면을 볼 수 있습니다. 이런 모습을 보면 건강해질 것 같지만 실제로 과일 주스를 마시고 혈당 기계로 혈당을 재보면 의외의 결과를 마주하게 됩니다. 과일 주스에 과일만 들어 있기도 하지만 카페에서 파는 주스, 생과일 전문점에서 파는 과일 주스를 보면, 액상과당을 넣는 경우가 많습니다. **결국 건강한 과일주스가 아니라, 설탕물을 먹는 셈입니다.** 그리고 집에서 갈아 먹는 과일 주스도 마찬가지입니다. 과일을 잘게 갈고 착즙하면 몸에 좋은 섬유질은 결국 파괴됩니다. **그렇게 과일을 섭취하면 혈당은 빠르게 올리고, 지방간으로 진행되며, 인슐린 저항성이 발생하는 문제로 이어집니다.**

## 거부할 수 없는 아이스크림의 유혹

아이스크림은 정말 거부하기 힘든 음식 중 하나입니다. 다이어트 클리닉에서도 유독 아이스크림을 못 끊어서 고생하는 사람들이 종종 있을 정도입니다. 술 대신 아이스크림을 찾거나, 잠들지 못한다는 이유로 아이스크림을 찾는 경우도 있습니다. **그런데 아이스크림의 문제는 차가운 음식이다 보니 단맛을 덜 느낀다는 겁니다.** 차가운 음식일수록 당분을 더 찾게 되는 경향이 있습니다. 같은 크기의 음식을 놓고 맛을 비교했을 때, 아이스크림 당도가 훨씬 높습니다. 쉽게 말해 아이스크림은 설탕 덩어리고, 여기에 색소와 여러 해로운 물질을 첨가한 음식입니다. 즉, 섬유질, 영양분은 없는 빈 깡통에 단맛만 나는 고농도 탄수화물입니다. 아이스크림을 먹는다는 건, 몸에서 대사 능력도 떨어지고, 비만으로 직행하는 지름길로 향하는 것과 마찬가지입니다.

## 사악한 중독성으로 살을 찌우는 '라면'

술을 마시고 나면 라면 생각이 간절해집니다. 정제 탄수화물을 빠르게 보충하고 잃었던 식욕을 되찾는 대표적인 음식이 라면이기 때문입니다. 최근 건라면, 생라면 같은 좋다는 라면도 나오긴 합니다만. 기본적으로 통곡류가 아니라 밀을 갈아서 만든 면입니다. 여기에 여러 조미료처럼 입맛을 계속 당기게 만드는 중독성이 강한 음식입니다. 그래서 한 번 먹으면 계속 먹고 싶어지는 사악한 음식이 바로 라면입니다. 만약 정말 자제력이 강하다면 상관없겠지만, 아무리 좋은 라면이라도 식욕을 제어하기 힘들기 때문에 다이어트 중에는 라면을 피하는 것이 좋습니다.

### 의사들은 절대 안 먹는 음식

1. 시리얼
2. 감자튀김
3. 과일주스
4. 아이스크림
5. 라면

가정의학과 전문의 이진복이 답한다!

# 05 모르면 나만 살찌는
## 기적의 다이어트법

다이어트 첫걸음은 정제 탄수화물 끊기부터
기초 대사량을 높이는 양질의 단백질 섭취
건강의 적! 혈당 스파이크를 피해라
당독소를 제거해야 지방도 빠진다!
의사가 직접 체험한 간헐적 단식의 효능
금주는 선택이 아니라 필수!
스트레스를 관리해야 살이 빠진다!

## 다이어트 첫걸음은 정제 탄수화물 끊기부터

중·노년 다이어트에서 제일 중요한 첫 번째는 정제 탄수화물을 멀리하는 것입니다. 정제 탄수화물만 멀리해도 다이어트의 50%는 성공입니다. **빵, 떡, 면, 과자, 과당, 음료수 같은 정제 탄수화물은 도대체 왜 문제일까요?** 우선 정제한 과정, 즉 **잘 갈아내고 도정하면서 영양소와 섬유질이 다 파괴됩니다.** 또 이런 탄수화물이 몸에 들어오면 급격하게 혈당을 상승시킵니다. 그리고 이 혈당을 잡아 세포 안으로 끌어내리려 인슐린이 바로 분비됩니다. 그런데 혈당이 너무 상승해버리면, 인슐린이 혈당을 지방에 축적하는 현상이 발생합니다. 또 정제된 탄수화물은 상승한 혈당을 떨어뜨리고, 그러면 배고픔을 느끼고, **혈당이 상승하는 혈당 스파이크를 일으킵니다.** 그리고 **정제 탄수화물은 마약과 비슷한 중독성을 가지고 있습니다.** 쉽게 말해 맛있으니까 계속 먹게 되는 겁니다. 실제로 정제 탄수화물은 세로토닌, 도파민을 자극해 몸을 중독시킵니다. 이것이 바로 탄수화물 중독입니다. 실제로 탄수화물 중독 환자의 뇌를 촬영한 결과, 마약 중독과 비슷한 모습이 관찰됐습니다. 그래서 정제 탄수화물부터 끊는 것을 강조하는 것입니다.

## 기초 대사량을 높이는 양질의 단백질 섭취

중·노년 다이어트에서 중요한 **두 번째는 양질의 단백질 섭취입니다.** 단백질은 우리 몸을 구성하는 중요한 성분입니다. 근육을 구성하고, 호르몬과 각종 효소의 원천이 되는 것이 단백질입니다. 그런데 단백질 섭취도 잘못하면 오히려 근육 손실, 기초 대사량이 하락합니다. 현대인들을 보면, 정제 탄수화물은 과도하게 먹지만 단백질 섭취는 부족한 경우가 많습니다. 마른 비만 환자가 증가하는 이유도 그 때문입니다.

양질의 단백질을 섭취하려면 우선 단백질의 종류를 구분해야 합니다. 단백질은 동물성 단백질과 식물성 단백질로 구분할 수 있습니다. **단백질을 섭취할 때는 식물성 단백질을 2, 동물성 단백질을 1 비율로 해, 2 : 1로 먹는 것이 제일 좋습니다.** 동물성 단백질을 섭취할 수 있는 음식은 달걀, 닭가슴살, 생선의 흰 살, 회, 수육이 있습니다. 식물성 단백질은 콩류를 통해 섭취하는 것이 좋습니다. 콩류는 대두, 무가당 두유, 낫토, 두부, 병아리콩이 있고요. 그 외에 버섯, 시금치, 아몬드도 좋은 식물성 단백질입니다. 충분한 단백질을 섭취하면 포만감을 얻을 수 있습니다. 그리고 많은 논문에 따르면, 아침에 단백질을 섭취한 사람은 탄수화물을 먹은 사람보다 훨씬 포만감이 오래 유지됐으며, 다이어트도 성공했다고 알려져 있습니다.

## ✗ 단백질의 종류 ✗

1. 동물성 단백질: 달걀, 닭가슴살, 흰생선살, 회, 수육
2. 식물성 단백질: 콩류(대두, 무가당 두유, 낫토, 두부, 병아리 콩), 버섯, 시금치, 아몬드
   ★ 식물성 단백질 2, 동물성 단백질 1 비율로 섭취 권장

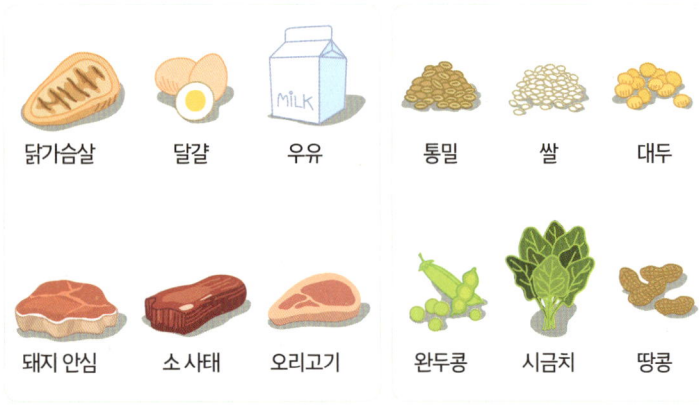

## 건강의 적! 혈당 스파이크를 피해라

다이어트를 위해서도, 건강을 위해서라도 혈당 스파이크를 조심해야 합니다. 혈당 스파이크는 정제 탄수화물을 섭취했을 때 생기는 현상입니다. **당이나 탄수화물을 과하게 섭취하면 혈당 스파이크가 발생합니다.** 당이 올라가는 혈당 스파이크가 강해지고, 엄청난 속도로 인슐린이 나와 또 끌어내립니다. 그리고 우리 몸에서 남는 열량을 다 지방으로 축적하는 것이 인슐린입니다. 혈당 스파이크로 인해 심각한 허기짐, 식은땀, 어지러움, 공복감, 현기증까지 호소합니다. 이 증상들이 바로 반응성 저혈당입니다. 혈당이 높아진 상태에서 갑자기 떨어트리니 당뇨 환자나 저혈당이 아닌데도 반응성 저혈당을 느끼는 것입니다. 혈당 스파이크는 고혈당과 저혈당이 반복될 때 쇠의 못처럼 생겼기 때문에 생긴 이름입니다. 그런데 이 **혈당 스파이크는 혈관 내피세포를 손상하기 때문에 다양한 문제를 일으킵니다.** 우리 몸에선 손상된 혈관 내피세포를 복구하기 위해, 여러 혈소판이 달라붙게 됩니다. 그런데 이 과정에서 심혈관계 질환이 발생할 수 있습니다. 그래서 고혈압, 고지혈증, 심장 질환, 뇌혈관 질환이 발생하는 것입니다. 또한 최근 많은 연구에 따르면, 혈당 스파이크가 암까지 유발한다고 발표하고 있습니다. 혈당 스파이크가 발생하지 않으려면, 혈당이 오르내리는 뾰족뾰족했던 그래프를 둥글게 만들어야 합니다. 그러기 위해서는 정제 탄수화물을 줄이고 단백질 위주의 식사를 해야 합니다.

## 당독소를 제거해야 지방도 빠진다!

네 번째는 당독소를 제거하는 당독소 다이어트입니다. 음식을 먹으면 분해된 뒤 영양소로 쓰이고 나머지는 배설합니다. 그런데 당독소는 최종 당화 산물로, 몸에 끝까지 남아 독소로 작용합니다. 당독소는 몸에서 스스로 만들어지기도 하지만, 먹는 음식을 통해 외부에서 발생하기도 합니다. 몸 내부에서 만들어지는 당독소는 스스로 조절할 수 없지만, 외부에서 음식을 통한 당독소는 충분히 조절할 수 있습니다. 당독소를 생성하는 굽고, 튀기고, 볶고, 물 없이 직화로 고온 조리한 음식들을 피하는 것이 좋습니다. 예를 들면, 캠핑하러 가서 먹는 직화구이, 오븐이나 에어프라이어에서 굽는 음식들이 그렇습니다.

당독소는 독소나 다름없으며, 몸에 쌓이게 되면 노화와 비만의 원인이 됩니다. 그리고 지방간, 당뇨, 성인병, 치매, 파킨슨병 같은 여러 가지 질환을 일으키기도 합니다. 또한, 콜라겐 세포에 달라붙어 주름살을 만들고, 피부 착색을 일으킵니다. 한마디로 당독소 때문에 피부가 쭈글쭈글해지는 겁니다.

당독소를 줄이는 식단은 삶고, 데치고, 무쳐낸 음식들입니다. 특히 100℃ 물에서 끓여 먹는 것이 좋은데 샤부샤부, 수비드 같은 음식입니다. 물론 신선한 채소를 많이 먹는 것도 중요합니다.

## 의사가 직접 체험한 간헐적 단식의 효능

요즘 다이어트를 제일 방해하는 것 중 하나는 스마트폰입니다. 스마트폰으로 음식을 시켜 먹고, 영상을 보느라 자야 할 시간에 잠들지 않습니다. 또 밤에는 네온사인과 번쩍거리는 불빛들이 수면을 방해하는 데 크게 일조합니다. 밤늦게까지 일하고, 낮엔 자는 악순환과 밤낮 없이 아무 때나 생활하고 먹는 습관들이 흔해졌습니다. 이렇게 **현대인들의 잘못된 생활 습관을 바로잡는 데 제일 중요한 것이 간헐적 단식입니다.** 간헐적 단식은 이런 불규칙한 생활과 호르몬을 바로잡는 데서 시작됐습니다.

간헐적 단식의 개념은 보통 '오토파지'와 '생체 시계'라는 두 가지 노벨상 이론이 대표적입니다. 먼저 **첫 번째 '오토파지'는 몸이 기아 상태가 되고 배가 고프면, 젊은 세포가 늙은 세포를 잡아먹고 세포 스스로 청소한다는 개념입니다.**

그리고 두 번째 '생체 시계' 개념은 우리 몸의 생체 리듬을 맞춘다는 겁니다. 보통 낮에는 먹고 밤에는 자야 하는데 현대인들은 그 루틴이 깨져 비만과 여러 질병이 발생합니다. 그러니 낮에 먹고, 운동하고, 밤에는 먹지 말고 잠자는 생체 리듬을 맞추자는 것이 생체 시계 개념입니다. 즉 '깜깜한 밤에 먹으면 우리 몸의 생체 시계가 엉망이 된다'는 겁니다.

오토파지와 생체 시계. 이 두 가지 이론을 합친 것이 바로 '간헐적 단식'입니다. 단식에는 좋은 효과가 많지만 사실상 단식을 오래 하기는 어렵습니다. 그래서 단식을 간헐적으로 하고, 단식을 모방한 다이어트법을 만들기 위해 탄생한 것이 'FMD : 단식 모방 다이어트'입니다.

---

### ✕ 간헐적 단식의 개념 ✕

1. 오토파지(자가포식)
   세포 내에서 더 이상 필요 없어진 구성요소나 세포 소기관을 분해해 다시 에너지원으로 재생산하는 효과
2. 생체 시계
   사람의 세포 내에서 식사, 수면, 기상 등. 생체 리듬을 시계처럼 주기적으로 제어하는 메커니즘

---

간헐적 단식은 현대인의 생활 습관을 되돌리는 데 좋을 뿐 아니라, 교란된 호르몬도 바로잡는 좋은 다이어트 방법이라고 할 수 있습니다. 실제로 다이어트 클리닉에서도 많은 환자에게 간헐적 단식을 추천합니다. 환자의 취침 시간, 기상 시간, 식사 시간, 그중 마지막 식사 시간까지 다 정리해 간헐적 단식 방법을 조언합니다. 그리고 환자 상태에 따라 간헐적 단식 시간을 늘리게끔 조언합니다. **실제로 간헐적 단식을 잘 지킨 환자들은 얼마 지나지 않아 엉망이던 신진대사가 정상으로 돌아오는 경우를 많이 볼 수 있었습니다.** 간헐적 단식을 통해 인슐린 민감도도 정상화되고, 성인병 예방, 건강 회복, 체중 감량까지 좋은 효과를 경험할 수 있습니다.

간헐적 단식은 반드시 따라야 하는 규칙과 방법은 없습니다. 자신의 습관에 맞게 하는 것을 권장합니다. 이를테면, 아침형 인간인 경우에는 아침 식사 후, 일찍 저녁 식사를 하고, 밤사이에 공복을 유지하면 됩니다. 반면 올빼미형인 경우에는 늦은 밤까지 식사 후, 아침에는 공복을 유지하는 식으로 간헐적 단식을 하면 됩니다. 쉽게 말해 특정 시간 동안 음식을 먹지 말고 쉬며, 특정 시간만 먹는 것입니다. **단, 간헐적 단식의 효과를 높이려면 최소 12시간은 공복을 유지하고 12시간 식사를 하는 12 : 12는 지키는 것이 좋습니다.** 간헐적 단식의 기본 원칙은 해가 뜨면 먹고, 움직이고, 해가 지면 먹는 것을 멈추고 잠을 잔다고 생각하면 됩니다. 그래서 이 원칙에 맞춰 12시간은 먹고, 12시간은 굶는 것을 먼저 시도해 보는 것을 권장합니다. 12 : 12에 성공한다면 공복 시간을 14시간으로 늘려보고, 그 다음엔 16시간으로 늘리는 것도 좋습니다. 제일 추천하는 간헐적 단식 시간은 16 : 8이긴 하나, 과도한 공복 시간은 하루 두 끼도 못 챙기는 경우가 생기기 때문에 그 이상의 공복 시간은 추천하지 않습니다.

---

### ✗ 간헐적 단식의 예 ✗

1. 아침형 인간: 아침 식사 후, 이른 저녁 → 밤사이 공복 유지
2. 저녁형 인간 : 저녁 식사나 밤까지 식사 → 아침 공복 유지

간헐적 단식의 원칙은 '공복 시간에는 물 외에 아무것도 먹지 않는다'입니다. 그런데 '허브차는 먹어도 되나요?', '커피는 먹어도 되나요?', '약은 먹어도 되나요?' 이런 궁금증이 생기기도 합니다. **결론을 말씀드리면, 원칙을 지키되, 약은 단맛이 없고 공복에 먹어도 되는 약이라면 먹어도 됩니다.** 그리고 칼로리가 없는 음식이면 먹어도 되지만 커피는 피해야 합니다. 왜냐하면 커피를 마시면 교감신경을 흥분시키기 때문에 혈당을 약간 올릴 수 있기 때문입니다. 또 허브차 같은 것들은 일부 허용하기도 합니다. 그래서 단식 시간에는 허브차나 공복에 복용 가능한 약 정도는 괜찮지만, 단맛 나는 유산균, 커피는 피하는 것이 좋습니다.

> ✕ **간헐적 단식 시 주의점** ✕
>
> 1. 허브차, 공복 복용 가능 약은 섭취 가능
> 2. 단맛나는 약(유산균), 커피는 섭취 불가

또 하나 중요한 건, **오랜 공복 시간 후 먹는 첫 끼 음식을 특히 조심해야 합니다.** 예를 들어, 공복 시간이 끝나자마자, 캐러멜 마키아토나 케이크를 먹게 되면 힘들게 지킨 간헐적 단식이 헛수고가 됩니다. 심지어 오히려 건강을 더 망치는 꼴이 되죠. 왜냐하면 **굶을수록 첫 끼 식사를 어떻게 먹느냐에 따라 혈당이 달라지기 때문입니다.** 오래 굶은 사람일수록 정제 탄수화물을 먹으면 혈당 스파이크가 160까지 올라갈 것도 180까지 올라가는 상황이 벌어집니다. 그래서 간헐적 단식 후 첫 끼 식사 시간이 아침이든, 아점이든, 점심이든 정제 탄수화물은 삼가는 것이 좋으며 대신 풍부한 채소, 양질의 단백질 위주로 섭취하는 것이 좋습니다.

> **✗ 간헐적 단식 이후 주의점 ✗**
> 1. 첫 끼엔 특히 정제 탄수화물을 멀리한다.
> 2. 채소와 양질의 단백질을 섭취한다.

간헐적 단식을 하게 될 경우, 하루 한두 끼를 먹게 되는 경우도 있습니다. 그런데 만약에 16:8 간헐적 단식을 한다면 8시간 동안 세 끼에 먹을 음식을 다 먹어야 합니다. 생각보다 쉽지는 않지만, 탄수화물, 지방, 단백질을 양질로 포만감을 느낄 수 있게 잘 챙겨 먹는 것이 중요합니다. 나머지 공복 시간을 정확히 지키고, 식사 시간에 양질의 음식을 조금만 먹는 16:8 간헐적 단식은 분명 건강에 좋습니다. '한 끼라도 나를 위해 양질의 음식을 잘 먹는다'는 생각으로 간헐적 단식을 하면 다이어트에도 도움 되며, 면역력도 좋아집니다.

## 금주는 선택이 아니라 필수!

젊었을 때 술을 많이 마신 사람도 있을 겁니다. 하지만 이제는 술과 즐거운 만남과 이별할 시간입니다. **술을 마시면 몸에서는 어떤 일이 일어날까요?** 술은 영양소가 아니다 보니 몸에서 독소라고 인식합니다. 간에서는 술을 빨리 해독하려고 합니다. 또, 우리 몸은 여러 영양소를 분해하려고 합니다. 그런데 탄수화물은 분해되지 못하고 몸에 쌓여버리는데 이게 가장 큰 문제가 됩니다. **술을 마실 때 술만 마시지 않고, 탄수화물로 된 맛있는 고칼로리 안주를 먹다 보니 고스란히 지방으로 축적됩니다.**

그리고 **술은 근육을 지방으로 바꾸는 특이한 기능을 합니다.** 실제로 알코올 중독자들을 보면 말랐는데 배만 볼록한 사람들이 많습니다. 왜냐하면 근육이 다 빠지고 지방만 축적됐기 때문입니다. 그래서 중·노년 다이어트에서 금주는 선택이 아니라 필수입니다. 스트레스, 우울감 때문에 술을 찾으시는 경우가 있는데 전혀 도움이 되지 않습니다. 그리고 '술 마시면서 다이어트 할 수 없나요?'라고 물으신다면 절대 없습니다. 다이어트할 때 술은 완전히 끊어야 합니다. 또한 다이어트할 때 안주 없이 술만 마시는 것도 도움 되지 않습니다. **왜냐하면 술 자체에 독성이 있기 때문에 그럴 경우, 간 건강에 악영향을 주기 때문입니다.** 그뿐만 아니라, 뇌 건강에도 해롭습니다.

술의 권장 용량은 소주는 소주잔 2잔, 맥주는 500 cc로 작은 맥주컵 두 잔 정도라고 합니다. 그런데 이 권장량을 지키면서 매일 마신다면 권장량의 의미가 무색해지고, 건강을 해치게 됩니다. 또, 술 한잔 정도는 약주라 몸에 좋다는 얘기가 있습니다. 하지만 **실제로 술은 한 잔만 마셔도 뇌에 치명적인 영향을 주며, 암을 일으킨다는 연구들이 있을 만큼 해롭습니다.**

## 스트레스를 관리해야 살이 빠진다!

사실 스트레스를 안 받고 살기는 힘듭니다. 그런데 **스트레스가 너무 심하면, 몸에서 스트레스 호르몬이 분비됩니다.** 이 호르몬은 우리 몸에 내장 지방을 차곡차곡 쌓습니다. 왜냐하면 과거 인류가 동물에 쫓기거나, 추위에 시달리거나, 기아에 시달릴 때. 극한의 상황에서 스트레스 호르몬이 몸을 보호해 줬기 때문입니다. 이를테면 몸 깊숙한 곳에 지방을 축적하고, 필요시 지방에서 에너지를 빼서 사용하는 방식으로 몸을 보호해 왔습니다. 그런데 이제 현대인들은 스트레스 호르몬이 그만 나와도 됩니다. 하지만 **스트레스를 받을 때마다 스트레스 호르몬이 계속 분비되어 지방을 착실히 축적하고 있습니다.** 그래서 스트레스를 받으면 지방이 쌓인다는 생각으로 스트레스를 관리해야 합니다. 예를 들면 명상, 요가, 스트레칭이나 취미 생활을 하는 것이 좋습니다.

### ✕ 중·노년을 위한 기적의 다이어트 ✕

1. 정제 탄수화물 지양
2. 양질의 단백질 섭취
3. 혈당 스파이크 관리
4. 간헐적 단식
5. 당독소 다이어트
6. 금주
7. 스트레스 관리

전문의 3인이 추천한다!

# 4부

## "50대 이후 모르면 후회하는 식단과 생활 습관"

전문의 3인이 추천한다!

# 01 더 이상 모르면 안 되는
# 아침 식사의 중요성

아침 식사를 챙길수록 건강해진다!

아침 식사 이렇게 먹을 거면 먹지 마라?

모르면 손해 보는 건강한 아침 식사의 정석

## 아침 식사를 챙길수록 건강해진다!

　혈관 질환, 뇌 질환, 당뇨, 통증, 관절, 암을 비롯한 모든 병의 원인과 관리법은 중요합니다. 약과 치료는 많은 도움을 주지만, 그보다 더 중요한 것은 병에 걸리지 않도록 예방하는 것입니다. 그리고 병에 걸리지 않는 법은 의외로 간단합니다. 그 방법을 알려드리겠습니다.

　현대인들은 아침 식사를 챙겨 먹기도 참 힘든 삶을 살고 있습니다. 혹은 일부러 아침을 거르거나, 건강에 딱히 좋은지 모르겠다는 사람도 있습니다. 그런데 확실히 말씀드릴 수 있는 건, 아침 식사는 건강에 좋다는 사실입니다. 이를테면 **탄수화물 중독, 근육 부족, 마른 비만, 다이어트를 하고 싶은 사람들은 특히 아침 식사를 챙겨 먹는 것이 좋습니다**. 집에서 아침에 안 좋은 일을 겪으면 하루 종일 기분도 안 좋고, 일이 안 풀리듯이 아침 식사도 마찬가지입니다. 첫 끼를 어떻게 시작하느냐에 따라 내 하루 혈당과 몸속 지방 변화가 달려있습니다.

　아침은 영어로 'Breakfast', 공복 상태를 깬다는 의미로, 위에 음식이 들어간다는 뜻입니다. 그리고 아침 공복 상태에서 혈당은 더 예민할 수밖에 없습니다. 왜냐하면 밤사이 잔잔했던 인슐린과 혈당을 잘 유지하면서 아침을 시작해야 하기 때문입니다. 자, 인슐린과 혈당을 잔잔한 호숫가라고 가정해 봅시다. 아침에 일어나서 아주 바삭한 흰 식빵과 오렌지 주스를 같이 먹는다면 어떨까요? 잔잔한 호숫가에 주스와 빵으로 된 큰 바윗돌을 던지는 것과 똑같습니다. 즉, **밤사이 잔잔했던 우리 몸 안에 인슐린과 혈당을 뒤흔드는 아침 식사를 하게 된다면, 심각한 혈당 스파이크* 현상이 발생합니다.** 우유와 달콤한 시리얼 그리고 빵, 떡, 면, 액상 과당, 과자 같은 정제 탄수화물도 마찬가지입니다.

* 혈당 스파이크
  공복과 식후 2시간 사이에 혈당이 급상승하고 하락하며 심한 변동이 나타나는 현상

음식을 섭취하면, 혈당이 상승하고, 그러면 인슐린이 분비되어 혈당을 낮추기 위해 세포 속으로 이동해 에너지로 활용합니다. 그런데 아침에 바삭한 흰빵인 정제 탄수화물과 오렌지 주스로 액상과당을 같이 섭취했다면, 건강한 사람들의 혈당도 매우 상승하게 됩니다. 실제로 정상인들의 혈당은 70~140 사이에서 정교하게 움직입니다. 그리고 밥을 먹으면 140 정도로 상승하며, 공복 혹은 수면 상태일 때는 7~80으로 하락합니다. 최근 들어, 공복 혈당뿐 아니라 식후 2시간 혈당수치가 중요해졌고요. 식후 30분~1시간 반일 때 혈당이 급상승한 사람이 아주 많이 증가했습니다.

**만약 혈당 스파이크를 유발하는 아침 식사가 반복된다면 결국 이에 따라 혈관 내피세포는 손상되고 결국, 고혈압, 당뇨병, 고지혈증, 지방간은 물론이고 협심증 그리고 뇌혈관 질환으로 이어질 수 있습니다.**

예를 들어, 당뇨병 가능성이 매우 낮은 20대 마른 체격 여성이 아침 식사로 캐러멜 마키아토 커피와 달콤한 생크림 케이크를 먹었다면 혈당

수치는 200 이상 치솟습니다. 이는 당뇨 환자가 아닌데도 혈당 스파이크가 발생했다고 볼 수 있습니다. 그런데 혈당 스파이크가 200 이상을 기록하면, 우리 몸은 음식을 먹었다는 쾌감과 안도감을 느끼게 됩니다. 또 손이 떨리고, 식은땀과 현기증이 발생하기도 합니다. 혹은 치솟은 혈당 때문에 불편감을 호소하거나, 머리가 멍해지는 브레인 포그*, 흥분감을 느끼기도 합니다. 그리고 반응성 저혈당이 발생하는데, 200까지 올라간 혈당이 70~80으로 급하락하면 우리 몸은 다시 혈당을 올리라는 신호를 보냅니다. 그렇게 되면 우리 몸은 조바심을 느끼고, 허기짐을 느낍니다. 만약 7시에 아침을 먹었는데 11시에 배가 고파 허기진다면 혈당 스파이크가 발생했을 가능성이 높습니다.

그리고 이때 찾게 되는 것이 주로 정제 탄수화물입니다. 정제 탄수화물을 먹고 잠깐 안도감을 느끼면 또 혈당이 상승하고, 급하락하는 것을 롤러코스터처럼 반복하게 됩니다.

\* 브레인 포그
머리가 안개 낀 것처럼 멍하면서 집중이 안 되고 기억력 감퇴 및 이해력 저하 현상을 겪는 일종의 뇌 기능 장애

물론, 점심, 저녁에도 혈당 스파이크 조심해야 하지만 특히 아침에 혈당 스파이크를 유발하는 식사는 더 해롭습니다. 예를 들어, 아침 7시에 식사한 사람과 11시에 밥을 챙겨 먹는 사람이 있습니다. 이 두 사람이 똑같이 정제 탄수화물을 먹었다면? 둘 중 11시에 밥을 먹은 사람이 훨씬 더 혈당 스파이크가 생길 가능성이 높습니다. 그리고 **아침에 혈당 스파이크가 높게 발생하면, 하루 종일 몸이 엉망이 됩니다.** 11시에 정제 탄수화물을 섭취한 사람은 쉽게 허기지고, 단맛 나는 정제 탄수화물을

찾게 됩니다. 그렇게 되면 혈당이 또 상승하고, 저녁까지 혈당 스파이크가 지속됩니다. 또, 잠자기 전까지 야식을 찾게 할만큼 아침 혈당은 아주 중요합니다. 즉, 아침에 먹은 정제 탄수화물 때문에 발생한 혈당 스파이크로 하루 종일 공복감에 시달리고, 단 음식과 야식을 찾게 되는 것입니다.

**반면, 아침에 충분한 채소와 단백질을 먹은 사람은 포만감이 유지되니 허기감을 별로 느끼지 않습니다.** 그러니 점심에도 과식하지 않고 건강한 식사를 할 수 있습니다. 공복이 길어질수록 우리 몸에 좋은 효과가 있지만, 그럴수록 공복 후 먹는 첫 끼를 조심해야 합니다.

실제로 많은 연구에 따르면, 아침에 혈당을 잘 유지한 사람은 점심과 저녁에도 혈당을 잘 유지했습니다. 하지만 아침에 혈당 스파이크가 높았던 사람은 그날 혈당이 엉망이었습니다.

## 아침 식사 이렇게 먹을 거면 먹지 마라?

아침을 챙겨 먹는 것은 중요합니다. 그런데 **어떻게 먹는지 역시 중요합니다.** 최근 연예인들이 혼자 사는 방송에서 아침에 믹서기에 과일과 단맛 나는 재료들을 넣고 갈아서 후루룩 먹고 나가는 모습 많이 보셨을 겁니다. 이 모습을 보면 왠지 멋있고, 건강할 것 같지만 실상은 그렇지 않습니다. 이렇게 **목에 쉽게 넘어가는 음식을 '유동식'이라고 하는데 건강을 해치기 때문에 피해야 하는 음식입니다.** 왜냐하면 목 넘김이 쉬운 음식은 그만큼 위장에서 편하게 소화도 빨리 됩니다. 또 혈당을 급격하게 올려, 혈당 스파이크를 발생시킬 가능성이 매우 높습니다. 이 밖에도 아침에 간편하게 후루룩 먹는 죽, 누룽지, 주스류, 미숫가루 심지어 수프 대부분이 혈당 문제를 일으킵니다. 특히 다이어트가 필요한 비만, 대사장애, 혈당 스파이크가 자주 발생하는 당뇨가 있다면 더욱 유동식을 피해야 합니다. 실제로 24시간 혈당 측정기를 차고 미숫가루와 누룽지를 먹고 혈당을 검사한 결과, 180 이상을 기록했습니다. 아플 때 먹는 죽이야 상관없지만 건강을 위해서는 좋지 않습니다.

그렇다고 모든 유동식이 다 나쁜 것은 아니고 **두유, 아몬드 브리즈 같은 단백질류의 유동식은 그나마 괜찮습니다.** 무가당 두유는 당 성분이 아주 약간 있지만 혈당을 천천히 올리는 데다, 고함량 단백질을 포함하고 있는 식물성 단백질이라 추천하는 편입니다. 그리고 요즘에 바쁜 현대인들의 아침 식사를 위해서 오트밀 음료, 단백질 음료들이 정말 많이 판매되고 있습니다. 구매 시, 영양 성분표에서 당 함량, 칼로리, 인공 감미료 성분을 구입 후 확인해야 합니다다만. 파우더, 액상 음료처럼 인공으로 농축된 단백질을 먹다 보면 어느 순간에 몸에 쌓이다가 다른 문제를 야기하는 경우도 종종 있습니다. 신장, 간 기능에 이상이 생기거나 요산이 올라 통풍이 발생할 수 있어 주의가 필요합니다.

그리고 아침에 잠을 깨기 위해 공복에 마시는 커피도 좋지 않습니다. **카페인 때문에 눈이 번쩍 떠지긴 하지만, 공복에 커피를 마시면 위산 분비를 자극합니다.** 그렇게 되면, 속 쓰림과 소화 불량을 유발하며, 시간이 지날수록 탈수 증상이 발생합니다. 따라서 2~3시간 정도 지나면 갑자기 피곤해지는 경우가 발생할 수 있습니다. 그래서 커피는 아침 공복보다는 식사 후 천천히 마시는 걸 추천합니다.

또한, 잼을 바른 토스트 역시 혈당을 급격하게 올리기 때문에 아침 식사로 적당하지 않습니다. 베이컨, 햄, 소시지 같은 육가공 식품도 마찬가지입니다.

## 모르면 손해 보는 건강한 아침 식사의 정석

### 아침은 섬유질과 단백질만 기억하자

아침에 좋은 식사는 풍부한 채소와 단백질입니다. 이 두 가지를 잘 챙겨 먹으면 점심까지 배가 든든하고 반응성 저혈당으로 인한 혈당 스파이크로 간식을 찾는 일도 줄어듭니다. **먼저 섬유질을 통해 포만감을 채워주는 것이 좋습니다.** 그리고 섬유질을 섭취하면 비타민, 미네랄 같은 영양소들도 자연스럽게 흡수할 수 있습니다. 이런 성분들은 우리 위장 속에서 혈당 상승을 한 차례 막아주고, 이어서 혈당 상승을 천천히 하도록 돕습니다. 그뿐만 아니라, 대장 운동을 활발하게 하는 역할도 합니다.

섬유질을 충분하게 섭취했다면 그 다음엔 단백질 차례입니다. **노년이 될수록 소화 기능이 저하되기 때문에 단백질 섭취는 정말 중요합니다.** 육류에서 얻는 단백질 섭취가 줄기 때문에 배가 고프고 김치와 밥, 주로 짠 음식을 찾게 됩니다. 서서히 단백질은 안 먹고, 근육이 줄어드니 부상 위험이 증가합니다. 그래서 더욱 단백질 섭취가 중요합니다. 소화와 치아 문제로 육류를 통한 단백질 섭취가 어렵다면 부드러운 단백질을 섭취해야 합니다.

이를테면 아침에 먹는 생선, 닭가슴살, 고기 같은 단백질이 다소 부담스럽다면 소화도 잘되고 가볍게 먹을 수 있는 단백질들도 있습니다. 바로 **달걀과 콩류, 그릭 요거트, 버섯, 아몬드, 시금치 같은 식물성 단백**

질들입니다. 동물성 단백질과 식물성 단백질을 적절히 조합해서 먹는 것이 제일 좋은 아침 식사입니다.

이 밖에도 아침에 먹는 단백질은 우리 몸에 많은 도움을 줍니다. 우선 아침에 먹는 단백질 식사의 최고 장점은 '혈당 스파이크를 막는다'입니다. 물론 단백질도 혈당을 약간 상승시키지만, 정제 탄수화물만큼은 아닙니다. 따라서 단백질을 섭취하면 인슐린 분비도 적게 발생합니다.

아침에 먹는 단백질 식사의 두 번째 장점은 포만감입니다. 단백질은 기특하게도 엄청난 포만감을 줍니다. 아침에 단백질 위주의 식사를 하면 혈당의 상승을 막고, 배가 불러 점심과 저녁도 적게 먹어 다이어트도 성공할 수 있습니다.

실제로 아침에 단백질 위주로 된 식사를 했더니 점심, 저녁까지 혈당수치가 완만하고 다이어트도 잘 됐다는 연구들이 많습니다. 아침에 정제 탄수화물을 먹고 나간 그룹과 아침에 달걀 같은 단백질을 먹고 나간 그룹을 연구한 바 있습니다. 그 결과, 아침에 정제 탄수화물을 먹은 그룹은 많이 먹었어도 점심때가 되면 폭식했습니다. 반면 단백질을 먹은 그룹은 포만감이 오래 유지됐다고 알려졌습니다.

아침에 먹는 단백질 식사의 세 번째 장점은 근손실 방지와 지방 제거에도 큰 도움이 된다는 점입니다.

> ## ✗ 아침에 먹는 단백질의 장점 ✗
> 1. 혈당 스파이크 방지
> 2. 포만감(+ 다이어트 효과)
> 3. 근손실 방지와 지방 제거

### 소고기 보다 좋은 최고의 단백질은?

단백질 중, **가장 추천하는** 것은 동물성 단백질인 **달걀입니다.** 달걀은 하나의 음식에 여러 영양소를 대부분 갖고 있다는 완전식품으로도 유명한 음식입니다. 달걀 한 알엔 비타민C, 섬유질을 제외한 모든 영양소가 다 들어있습니다. **또한 눈에도 좋은 성분도 있고, 치매를 예방하는 콜린 성분도 풍부해 중·노년에게 특히 좋습니다.** 요즘 언론에서도 '달걀 하루에 2개 먹었더니 치매 예방됐다'는 식으로 콜린의 효능을 주목하고 있습니다. 특히 노른자에는 근육의 바탕이 되는 성분들, 필수 아미노산을 포함해 영양분이 농축되어 있습니다. 그리고 달걀은 자주 먹기 쉽고, 보관하기도 쉽다는 장점뿐 아니라, 다양한 방법으로 요리할 수 있습니다. 또한, 여러 연구진이 식단에 달걀을 포함한 그룹과 포함하지 않은 그룹의 다이어트 효과를 연구했는데요. 그 결과, 달걀을 섭취한 그룹들이 훨씬 더 다이어트 효과가 좋았다고 알려져 있습니다.

그리고 달걀을 챙겨 먹으면 좋은 또 다른 이유가 있습니다. 지방이 많고 근육이 부족한 마른 비만들은 정제 탄수화물을 많이 먹고 단백질 섭취는 부족합니다. 그리고 중·노년기에 여성들은 근육량이 점점 부족해지는 경우가 많습니다. 고기가 부담스러운 마른 비만, 중·노년에게 아침에 먹는 달걀 2개는 아주 훌륭한 단백질 보급원이 됩니다.

**달걀은 비타민C와 섬유질이 없기 때문에 먹을 때, 토마토, 오이, 파프리카 등 풍부한 채소를 곁들여 먹으면 좋은 아침 식사가 됩니다.** 예를 들어 달걀, 채소, 샐러드나 시금치와 버섯을 듬뿍 넣은 오믈렛이 좋습니다. 특히 양배추와 달걀은 아주 건강한 궁합을 자랑합니다. 이 밖에도 삶은 달걀 2개와 오이 혹은 파프리카, 토마토, 땅콩버터를 함께 곁들이는 것도 좋습니다.

그런데 달걀을 먹을 때 고지혈증 환자들은 달걀 속 콜레스테롤을 걱정하기도 합니다. **물론 달걀에는 콜레스테롤이 있습니다. 그런데 놀라운 것은 달걀에는 콜레스테롤을 낮춰주는 성분도 있습니다.** 건강한 사람이 하루에 두세 개 정도의 달걀을 먹는 것은 전혀 문제없습니다. 그리고 콜레스테롤이 높은 사람도 약을 복용하면서 조절하고 있다면, 하루 한두 개 정도는 상관없습니다. 문제는 콜레스테롤이 높은데도 전문적인 관리 없이 음식으로만 조절하는 사람들입니다. 이런 분들은 콜레스테롤을 조심할 필요가 있어 하루에 달걀 1개 정도만 권장합니다.

## 의사가 추천하는 최고의 아침 단백질 식단

달걀 외에도 다양한 음식을 통해 단백질을 섭취할 수 있습니다. 우선 **첫 번째로 추천하는 단백질은 콩류입니다.** 콩은 여러 종류가 있고 요리 방법도 다양합니다. 그중 대두는 잘 요리해 먹는다면 아주 좋은 식사가 됩니다. 콩은 칼로리뿐 아니라 혈당 지수도 낮고, 저항성 전분*으로 되어 있는 음식입니다. 콩은 무엇보다 혈당을 많이 높이지 않는 음식이기도 한데, 맛도 좋고 단백질 함량도 상당히 높아 좋은 아침 식사로 추천합니다.

* 저항성 전분
  · 소화 효소에 의해 분해되지 않는 전분
  · 장 건강 향상 및 혈당 조절, 콜레스테롤 감소, 포만감 증가
  · 당뇨, 비만 예방, 심혈관 질환 개선, 대장암 예방 등에 효능

그리고 **콩류 중 두부도 아침 식사로 추천하는 음식입니다.** 두부는 같은 콩으로 만들지만, 보관도 편하고 요리도 다양하게 할 수 있습니다. 그리고 콩으로 먹는 것보다 두부 형태로 먹는 것이 단백질 흡수를 높이는 데 더 도움 됩니다.

만약 **입맛에 맞는다면 낫토도 좋습니다.** 사실 낫토는 특유의 향과 식감 때문에 꺼려지는 음식 중 하나입니다. 하지만 낫토를 먹으면 장 건강과 면역력 강화에 좋은 유익균도 섭취할 수 있습니다.

**아침 식사로 추천하는 세 번째 단백질은 유제품류입니다.** 먼저 그릭 요거트인데요. 그릭 요거트는 그리스 지방에서 농축해서 만드는 전통

발효유로 일반 요거트보다 훨씬 더 유단백*이 농축되어 있습니다. 즉, 우유에서 얻을 수 있는 각종 영양분이 많이 농축돼 있다는 뜻입니다. 그리고 우유를 마시고 배 아프거나 설사하는 사람도 그릭 요거트를 먹으면 장이 편하다는 장점도 있습니다. 또한, 꾸덕한 재질이다 보니 여러 음식에 소스로 곁들여 먹기에도 좋습니다. 그리고 천연치즈* 역시 아침에 먹으면 좋은 단백질원이 될 수 있습니다. 먼저 치즈는 보관이 간편하고 유통기한도 길다는 장점이 있습니다. 냉장고 안에 스틱 치즈, 스트링 치즈 등을 두고 아침에 간편하게 먹을 수 있으며, 치즈에는 유단백과 각종 영양소도 충분합니다. 반면 탄수화물은 거의 없기 때문에 치즈도 좋은 단백질 식사가 될 수 있습니다.

* **유단백**
우유 속에서 얻을 수 있는 단백질

* **천연치즈(자연치즈)**
・원유 또는 유가공품에 유산균, 단백질 응유효소, 유기산 등을 가하여 응고시킨 후 유청을 제거하여 제조한 것, 신선 치즈와 숙성치즈가 포함됨
・가공 치즈: 천연치즈에서 유래한 유고형분이 50% 이상 포함된 것

그런데 이런 유제품을 고를 때 주의해야 할 점이 있습니다. 유제품을 만드는 과정에서 일종의 탄수화물인 유당이 나오기 때문에 탄수화물 함유량이 0인 것은 없습니다. **그릭 요거트를 고를 때는 묽은 그릭 요거트가 아니라, 당류가 아주 적고 꾸덕꾸덕한 것을 고르는 것이 좋습니다.** 치즈를 고를 때도 천연치즈, 당류가 아주 적은 것들이 좋습니다.

마지막으로 **아침에 후루룩 빨리 먹을 수 있는 유동식 대신 턱 근육을 이용해 꼭꼭 씹어 먹는 고형식을 먹는 것이 좋습니다.** 왜냐하면 몸에

들어왔을 때 당수치를 천천히 올릴 수 있기 때문입니다. 그리고 아침에 잠 깨고, 일할 때 턱 근육을 움직이는 것이 중요합니다. **턱을 움직이면 뇌로 가는 신호가 발생해 뇌를 깨워주기 때문입니다.** 턱을 움직여야 정신도 맑아지고, 일을 하는 데도 큰 도움이 됩니다. 또 땅콩, 호두, 아몬드 같은 견과류는 포만감도 좋고 불포화 지방산도 섭취할 수 있습니다.

### ✕ 최고의 아침 식사 ✕

1. 섬유질
2. 달걀
3. 콩류: 대두, 두부, 낫토
4. 유제품: 그릭 요거트, 천연치즈
5. 견과류

## 중·노년일수록 단백질은 필수!

최근 단백질에 대한 관심이 늘었다지만 아직도 중·노년의 단백질 섭취는 부족하고, 더욱 늘려야 합니다. 우리나라 최근 연구에 따르면, 65세 반 이상이 단백질 섭취가 부족하다고 합니다. 보통 성인들의 단백질 섭취량은 1 kg당 1 g을 권장하지만, 일부 학자는 중·노년은 1 kg당 1.2~1.5 g까지 늘릴 것을 권장하기도 합니다. 단백질은 호르몬을 생성하는 기초입니다. 그래서 단백질이 부족하면 온갖 대사가 엉망이 되고, 결국 여러 가지 질병에 노출됩니다. 단백질이 부족하면 피곤하고, 나른해지고, 무기력해지는데, 이 문제로만 그치지 않습니다.

단백질 부족으로 발생하는 문제는 제일 먼저 근육이 감소하는 등 질병이 발생한다는 것입니다. 근감소증이 되면 조금만 운동해도 힘들고 근육이 회복되질 않습니다. 근육이 감소하면 우리 몸을 지탱하는 힘이 부족해지고, 운동 능력이 저하되어 자꾸 넘어져 골절로 이어집니다. 단백질은 근육의 바탕을 이루고, 근육은 뼈를 지탱해 줍니다. 그런데 노년일수록 골다공증이 쉽게 발생하는데, 근육이 부족해지면 조금만 넘어져도 골절이 크게 발생합니다. 그러면 병실에 오래 누워있어야 하고 그만큼 근육이 더 약해지는 악순환이 발생합니다. 그만큼 근육은 중·노년의 건강을 책임지는 큰 주춧돌입니다.

단백질이 부족해서 생기는 두 번째 문제는 탈모입니다. 우리의 몸은 머리부터 발끝까지 단백질로 구성되어 있습니다. 이를테면, 머리털을 구성하는 케라틴 성분이 바로 단백질입니다. 즉, 단백질이 부족하면 탈모가 생기고, 피부가 푸석해지며, 손톱이 얇아지고 노화도 급속도로 진행됩니다.

**단백질이 부족해서 생기는 세 번째 문제는 면역력 저하입니다.** 단백질은 몸의 항체를 만드는 역할을 하는데 단백질이 부족하면 항체가 생성되지 않고 따라서 몸의 면역력도 저하됩니다. 예를 들어, 다이어트할 때 단백질 섭취가 부족한 사람은 면역력 저하로 감기, 장염 심하면 대상포진까지 앓게 됩니다. 또 감염병에 취약해지고, 입술 포진도 발생하기도 합니다.

**단백질 부족으로 생기는 네 번째 문제는 부종입니다.** 우리 몸속 혈관은 삼투압 작용*으로 정교하게 조절되고 있습니다. 그런데 단백질이 부족하면 삼투압이 제대로 되질 않기 때문에 다리나 발에 부종이 계속 발생합니다. 혹시 다이어트를 하는데 체중은 줄고 몸이 붓는다면, 단백질이 부족한지 확인해 봐야 합니다.

> **\*삼투압 작용**
> 농도가 다른 두 액체를 반투막으로 막아 놓았을 경우, 용질의 농도가 낮은 쪽에서 농도가 높은 쪽으로 옮겨갈 때 나타나는 압력

**단백질 부족으로 생기는 다섯 번째 문제는 뇌 기능과 인지 문제입니다.** 뇌 기능에도 단백질은 중요한 작용을 합니다. 그런데 단백질이 부족하면 집중력도 저하되고, 피로도 쌓입니다. 또, 단백질이 부족하면 치매로도 이어질 수 있습니다. **단백질 부족으로 발생하는 마지막 문제는**

**심혈관계 질환입니다.** 고혈압, 동맥경화, 협심증, 뇌졸중도 단백질 부족으로 발생할 수 있습니다. 단백질이 부족하면 혈관의 탄력이 자꾸 저하되기 때문입니다. 또, 근육이 부족하고, 단백질이 부족해지면 인슐린 저항성*이 높아지기 때문에 당뇨병으로 이어질 수 있습니다.

\* **인슐린 저항성**
정상적인 인슐린의 작용에 대해 세포가 반응하지 않는 상태

이 밖에도 단백질은 탄수화물보다 우리 몸에서 소화하는 데 에너지를 훨씬 더 많이 씁니다. 그리고 단백질을 섭취하면 기초 대사량이 증가하고, 근육도 증가합니다. **단백질을 먹었을 때 인크레틴**\*이라는 호르몬이 분비되는데, **혈당을 천천히 올려주고 다이어트를 돕는 역할을 합니다.**

\* **인크레틴**
혈당이 높을 때 췌장에 작용해 인슐린 분비를 촉진시켜 주는 호르몬

우리 몸에 필요한 단백질 부족을 부르는 가장 잘못된 생활 습관은 불규칙한 식습관입니다. **불규칙한 식사는 몸에서 영양소를 골고루 흡수하는 능력을 저하하고, 결국은 단백질을 흡수하는 능력도 떨어뜨립니다.** 단백질 흡수력을 높이기 위해서 규칙적인 식사와 양질의 단백질을 섭취해야 합니다. 그리고 비타민D는 단백질과 근육 합성에 중요한 역할을 합니다. 비타민D를 충분히 흡수하지 못하는 환경이 되면 근육이 약해집니다. 비타민D는 햇빛을 통해 흡수할 수 있는데, 집에서 가만히 있는 습관은 근육을 약하게 하고, 단백질 흡수도 부족해집니다.

단백질 섭취 시 식물성 단백질과 동물성 단백질 중에서는 식물성

단백질을 조금 더 추천하긴 합니다. 물론 호불호와 개인차는 있겠지만 반드시 이것을 더 섭취해야 한다고 정해진 규칙은 없습니다. 다만 노년에서 식물성 단백질과 동물성 단백질을 섭취했을 때 근육 성장을 비교한 연구가 있었습니다. 그 결과, 식물성 단백질이 조금 더 우세하다고 알려졌습니다. 하지만, 정확한 이유는 밝혀지지 않았고, 꼭 동물성 단백질이 안 좋다는 것도 아닙니다. 동물성 단백질의 콜레스테롤과 포화지방 때문에 식물성 단백질을 더 추천하는 것입니다. 단백질 섭취를 한 번에 늘리긴 어려우니 천천히 달걀부터, 닭가슴살, 수육까지 조금씩 늘리는 것을 권장합니다.

단백질의 중요성이 강조되면서 각종 단백질 음료, 산양유, 단백질 파우더까지 많은 상품이 등장하고 있습니다. 그런데 **제일 좋은 것은 먹는 음식에서 단백질을 섭취하는 겁니다.** 그래도 단백질이 정말 부족한데 못 먹겠다면, 인공으로 조제된 단백질의 도움을 일부 받을 수도 있습니다. 그런데 의사들은 진료실에서 종종 단백질 조제 상품들을 과도하게 먹다가 신장이나 간이 손상된 환자들을 마주하곤 합니다. 이렇듯, 단백질은 훌륭한 음식이지만 많이 먹으면 문제가 됩니다. **나이가 들수록 음식으로 단백질을 충분히 섭취할 것을 우선 권장하며, 음식으로도 부족할 경우 조제된 단백질로 약간 도움받을 수는 있습니다.** 하지만 너무 많이 먹는 것은 조심해야 합니다. 그리고 운동 없이 단백질 보충제만 먹는 것은 추천하지 않습니다. 왜냐하면 단백질 보충제만 먹으면 별로 흡수되지도 않고 오히려 과해져 더 안 좋은 결과가 발생합니다.

전문의 3인이 추천한다!

# 02 의사들은 쳐다도 안 먹는 최악의 음식들

알면 더는 입에 대기 싫은 정제 탄수화물

알수록 무서운 지방의 역습

백해무익한 술의 해로움

순식간에 마시게 되는 중독, 액상과당

식습관을 바꿨을 때 나타나는 기적

## 알면 더는 입에 대기 싫은 정제 탄수화물

우리나라 사람들을 보면 식습관이 너무 안 좋습니다. 굳이 점수로 따지면 100점 만점에 50점도 안 될 듯합니다. 왜 그런지 따져보면, 최근 먹방이 퍼지고, 이른바 '단짠' 조합의 음식들이 유행한 것도 문제입니다. 그리고 물론 K-푸드는 좋지만 요즘 유행하는 매운 음식 챌린지 같은 것은 자극적이고 건강엔 해롭습니다. 즉, 달고, 짜고, 자극적이고, 매운 음식들이 계속 언론에서 언급되면서 이런 안 좋은 식습관이 일상화됐습니다.

또한 **현대인은 먹는 것을 보상으로 생각하는 경우가 많습니다.** 아침을 거르고 대신 활동량이 많은 점심으로 배불리 먹은 뒤 보상이라고 생각하는 식입니다. 하지만 현대인의 활동량은 생각보다 적고, 칼로리 소모가 그렇게 많지 않은 편입니다. 이러한 식습관들은 건강에도 해롭고 다이어트에도 당연히 좋지 않습니다. 특히 **'의사들은 옆에 가져다줘도 먹지 않는 음식들'**이 있는데, 이 음식들의 공통점이 먹으면 더 많이 먹고 **싶은 중독성이 강하고, 당독소가 높다는 것입니다.**

의사들이 줘도 안 먹는 음식 중 면, 빵, 과자. 이 3개만 기억해도 식습관을 개선할 수 있습니다. 면, 빵, 과자의 공통점은 정제 탄수화물입니다. 그리고 도넛, 과일, 주스, 케이크들은 보통 한 번에 여러 가지를 함께 먹는 경우가 많습니다. 케이크와 주스, 팬케이크에 시럽 듬뿍 바르는 식인데 이 역시 모두 정제 탄수화물입니다. 쉽게 말해 설탕, 흰색 밀가루가 들어간 음식은 정제 탄수화물이라고 생각하면 됩니다. 또, 밀가루 자체에서는 글루텐이 들어 있고 후처리된 농약 문제도 있습니다. 그런데 모든 탄수화물이 안 좋은 것이 아닙니다.

일명 '탄단지'라고 하는 탄수화물, 단백질, 지방 중에서 탄수화물은 우리 몸에서 가장 빠르고 쉽게 쓰는 가성비 좋은 에너지원입니다. 그래서 탄수화물이 부족하면 집중력과 체력이 떨어집니다. 따라서 일상에서도, 다이어트할 때도 탄수화물은 꼭 먹어야 합니다. 그런데 어떤 탄수화물을 먹느냐가 중요한 것이고, 비정제 탄수화물을 섭취하는 것이 좋습니다. ==의사들이 입을 모아 극구 말리는 정제 탄수화물은 소화 흡수되기 편하도록 깎아서 만든 탄수화물입니다.== 정제 탄수화물이 몸에 들어오면 소화 흡수가 빠르기 때문에 혈당을 급격하게 올리고, 혈당 스파이크가 발생하게 됩니다. ==또, 혈당 스파이크로 급격하게 피곤하고 배가 고픈 '가짜 배고픔' 현상이 발생합니다.== 이 가짜 배고픔이 폭식과 과식을 유도하고 체지방 증가로 이어지게 됩니다.

그리고 미숫가루 역시 마찬가지입니다. 미숫가루는 건강에 좋은 음식으로 보이기도 합니다. 그런데 미숫가루는 군대 훈련 때 간편하게 물에 타서, 급격하게 떨어진 체력을 올리려고 많이 먹기도 합니다. 그만큼 미숫가루는 빠르게 혈당을 올려 에너지원으로 쓸 수 있도록 하는 음식입니다. 미숫가루를 보면 볶고, 찌고, 말려서 가루로 만들고, 물에 타서 여기에 또 설탕을 타서 먹다 보니 혈당을 정말 급격하게 올립니다. 실제로, 미숫가루가 혈당을 얼마나 올리는지는 GI 지수*를 통해서도 알 수 있습니다. 일반적으로 GI 지수가 55 미만이면 낮고, 70 이상이면 높은 것으로 간주합니다. 설탕을 안 탄 미숫가루도 GI 지수가 70 정도로 높은 편인데, 여기에 설탕을 탄다면 더 높겠죠. 그리고 누룽지 역시 흰 쌀밥을 바닥에 눌어붙게 만든 거라 GI 지수가 72 정도입니다. 미숫가루든, 누룽지든 GI 지수가 70을 넘기 때문에 정제 탄수화물에 속하니 멀리하는 것이 좋습니다.

* **GI 지수**
일정한 양의 탄수화물을 섭취한 뒤 혈당 상승 정도를 비교한 값
· GI 55 미만 = 낮음
· GI 70 이상 = 높음

## 알수록 무서운 지방의 역습

　의사들이 줘도 안 먹는 두 번째 음식은 과도한 포화지방, 트랜스 지방입니다. 이런 지방이 포함된 음식들은 혈관 건강을 망치는 직접적인 원인이라, 꼭 피하는 것이 좋습니다. 탄수화물과 마찬가지로 모든 지방이 몸에 해로운 것은 아닙니다. 지방은 포화지방, 불포화지방, 트랜스지방 이렇게 여러 가지로 나뉩니다. **포화지방과 불포화지방의 차이는 상온에서 굳는지 여부입니다.** 포화지방은 상온에서 굳고, 불포화지방은 주로 액체 상태를 유지합니다. **불포화지방 중에서도 오메가3는 풍부한 지방은 오히려 혈관을 깨끗하게 하고, 만성 염증을 줄이는 데 도움이 됩니다.** 우리 건강에 문제가 되는 것은 염증을 유발하는 동물성 지방인 포화지방과 트랜스지방입니다.

　트랜스 지방은 식물성 지방이지만 보관과 관리를 쉽게 하기 위해 인위적으로 수소를 첨가해 굳힌 지방입니다. 즉, 상온에서도 굳는 지방이란 뜻인데, 이런 지방을 몸에 들인다면 어떨까요? **상온에서 고체로 된 지방은 혈관들을 떠다니다 어딘가를 꽉 막아버리고, 독소로 인해 염증을 유발하고 혈관 건강을 악화시킵니다.** 트랜스지방은 대표적으로 마가린, 쇼트닝 두 가지가 있습니다. 밥에 마가린, 달걀, 간장을 비벼 먹기도 하는데 이는 정말 몸에 안 좋은 식단입니다. 튀김에 넣는 기름인 쇼트닝도 마찬가지입니다. 중국집에서 튀김 요리할 때 가장 많이 쓰는 기름이기도 한데, 튀김 요리들을 멀리하라는 이유가 이 트랜스 지방을 피하기 위함입니다. 트랜스 지방은 어떻게 보면 포화지방, 동물성 지방보다 더 우리 몸에 악영향을 줍니다. 그래서 이제는 전 세계에서 음식에 트랜스 지방 함유 비율이나 양을 표시하도록 권장하고 있습니다. 그런데 트랜스 지방 함량이 0으로 표시됐다고 안심하면 안 됩니다. 왜냐하면 트랜스지방 0 이라는 것이 0.XXX g 이런 식으로 일부 첨가됐을 가능성이 있습니다. 그래서 가능하면 가공식품, 튀김 음식, 길거리 음식은 쇼트닝을 쓸 가능성이 높아 피하는 것이 좋습니다.

또한 과자, 패스트푸드, 튀김, 마가린, 도넛 같은 가공식품, 마트에서 포장을 벗겨 바로 먹을 수 있는 초가공식품 등을 통한 트랜스 지방 섭취는 가능한 피해야 합니다. 삼겹살, 베이컨, 소시지, 생크림, 팜유, 코코넛 오일처럼 대표적으로 기름진 음식들처럼 포화 지방이 많은 음식들도 마찬가지입니다. 그리고 가공 버터 역시 건강에 해롭습니다. 버터에 적힌 설명을 보면, 100% 원유라고 적혀 있는 것들만 100% 버터인데 이런 버터 외에 가공 버터를 섭취하면 혈관 건강을 망칩니다.

이런 음식들은 **나쁜 콜레스테롤인 LDL은 올리고 좋은 콜레스테롤이라는 HDL을 낮춰서 결국 동맥 경화를 유발합니다.** 즉, 동맥 경화를 유발하며 혈관 건강을 악화시킵니다.

## 백해무익한 술의 해로움

의사들이 줘도 안 먹는 음식 중 하나는 바로 술입니다. **과음은 지방간, 알코올성 간염을 거쳐 결국 간경화로 진행되기 때문입니다.** 간경화가 진행되면 간이 딱딱해지고 걷잡을 수 없을 정도로 많은 문제가 발생합니다. 간 표면이 울퉁불퉁해지면서 혈류 흐름도 막습니다. 즉, 더 이상 간이 제 역할을 못 하고 굳어버리는 겁니다. 그리고 술이 일으키는 간염은 **간암으로 발전하기도 합니다.** 특히 만성 B형 간염이 있는 경우, 간암 발생 위험이 없는 사람보다 무려 200배나 높아집니다. 만성 C형 간염이 있으면, 간암 발생 위험이 없는 사람보다 3~40%가 올라가는데, 술 때문에 생기는 간염들, 췌장염들은 암 발생 주요 원인 중 하나입니다.

그리고 술은 혈류 순환 문제를 일으켜 혈관들도 압력을 받아 정맥류가 발생하기도 합니다. **식도 주위에 혈관들이 부풀어 오른다든지, 치질이 생겨 항문 주위에 혈관이 늘어나기도 합니다.** 그리고 간세포가 손상되면서 알부민 생성이 줄어 복수가 차는 등 다양한 합병증이 발생할 수 있습니다. 이렇게 각종 합병증이 생기고, 간암 발생 확률도 올라가게 되고, 치료가 불가능해지는 상황까지 발생합니다.

또한 **술은 뇌 기능을 망가뜨리는 데도 큰 역할을 합니다.** 술을 마시면 마신 술의 7배 물이 필요할 정도로 탈수증상을 유발하는 물질입니다. 그래서 신경세포에 악영향을 줄 수밖에 없습니다. 그나마 알코올이 우리 몸에 항산화 물질로 도움이 되게 하려면 과일주나 전통 발효주를 한 잔 이내로만 마셔야 합니다. 달리 말하면, 과일주와 전통 발효주도 한잔 이상 마신다면 다 독이라고 할 수 있는데 그렇게 마시기란 쉽지 않습니다. 술을 천천히 음미하며 마시지 않고 취할 때까지 마셔야 직성이 풀린다고들 합니다. 또 술과 함께 고지방 음식, 당분이 많은 음식, 태운 고기들처럼 안 좋은 것들을 안주로 함께 먹게 됩니다. 이런 술 문화는 암에 치명적입니다.

그리고 술을 마시게 되면, 연쇄적인 문제를 일으킵니다. 대표적으로 **술 마시고 넘어지거나 다쳤을 때, 뇌가 다치는 경우입니다.** 실제로 병원에 온 환자가 술 마신 상태에서 다쳐 인지하지 못했고, 다음 날 발생한 구토가 술 때문인 줄 안 경우가 있었습니다. 그런데 구토도 점점 심해지고, 의식을 차리지 못해 병원에서 CT를 확인해 보니 뇌출혈이 발생한 경우였습니다.

또, 술 때문에 발생하는 질환 중 소뇌 안쪽에 있는 제3뇌실을 파괴하는 질환이 있습니다. **알코올로 인해 앉은뱅이 질환이 된다는 일명 '코르사코프 신드롬'입니다.** 알코올 중독자 중 걷지 못하고 비틀대거나, 아예 앉아서 생활하는 경우가 있습니다. 이는 술 때문에 뇌의 일정 부분이 파괴되어 못 걷는 상태가 된 경우입니다.

그만큼 술은 여러 질병을 일으키며, 독을 마신다는 생각을 가지고, 멀리하는 것이 좋습니다.

이 밖에도 혈관 건강을 생각한다면, 나트륨이 많은 라면, 햄 같은 가공식품을 피해야 합니다. 그리고 젓갈, 김치도 적당량 먹는 것이 좋습니다. 육류 섭취도 염증을 유발할 수 있어 조심하는 것이 좋습니다. 옥수수 사료로 사육되거나 케이지에 갇혀 억지로 몸집을 키운 육류보다는 자연에서 풀을 먹고 성장한 육류가 좋습니다. 자연 방목으로 자란 육류는 염증 반응을 낮추는 데 도움이 되기 때문입니다. 또, 염증 반응을 줄일 수 있는 오메가3가 풍부한 육류를 선택하는 것이 좋습니다.

## 순식간에 마시게 되는 중독, 액상과당

음료수에 중독되는 주요 원인 중 하나는 액상과당입니다. 액상과당이라는 것은 옥수수에서 추출한 과당으로, **먹게 되면 굉장히 빠르게 몸에 흡수되어 혈당이 급상승합니다.** 심지어 당뇨가 없는 사람도 순간적으로 혈당을 200~250까지 올릴 수 있습니다. 그러면 정상 세포는 인슐린을 통해 남은 당분들을 사용하지 않기 때문에 암세포들이 좋아하는 고혈당 상태가 됩니다. 결국 가장 좋은 음료는 물입니다. 소변이 너무 노란 분은 하루 최소 두 컵 이상의 물을 마시는 것이 좋습니다. 또한, 음료수는 수분 보충이 되지 않고 오히려 탈수 현상을 일으킬 수 있습니다.

## 식습관을 바꿨을 때 나타나는 기적

건강에 해로운 음식을 멀리하고 1달~3개월이 지났을 때 우리 몸에서는 긍정적인 변화가 일어납니다. 우선 좋은 콜레스테롤이 높아지고, 나쁜 콜레스테롤은 낮아지면서 콜레스테롤 수치가 개선됩니다. 그렇게 되면 **혈관 내벽에 쌓여 있던 지방이 조금씩 제거되고 동맥경화를 예방할 수 있습니다.** 또 혈당도 안정적으로 유지되고, 당뇨 환자라면 당화혈색소가 조금씩 정상화됩니다. 그뿐만 아니라, 지방 때문에 발생한 피부 트러블도 사라지고, 심혈관 질환 위험도 줄어듭니다.

만약 6개월~1년 정도 장기적으로 해로운 음식을 끊었다면, 건강이 확연하게 아주 좋아지는 것을 알 수 있습니다. 체중 감량은 물론 체지방도 감소합니다. 당연히 **고혈압과 당뇨병도 많이 개선되고, 혈관 자체가 건강해집니다.** 혈관 내벽에 쌓여 있던 지방들이 많이 제거되었으니 동맥경화 위험에서 더욱더 안전해질 수 있습니다. 결과적으로 신체 나이가 건강해지고, 좀 더 활기찬 생활을 할 수 있기 때문에 정신 건강에도 큰 도움이 되어 우울증 예방에도 도움이 됩니다.

그리고 체중 감량을 할 때, 2주 이내 체중이 3~4kg 정도 빠진 것처럼 느껴지지만 실제로는 500g밖에 줄지 않은 경우가 있습니다. 왜냐하면, 근육이 강화되고 체지방이 감소하면서 활용할 수 있는 에너지가 많아져 몸이 더 가볍게 느껴지는 것입니다. 이는 우리 몸이 착실하게 좋아지고 있다는 증거이며, 단 2주만 실천해도 몸의 변화를 충분히 체감할 수 있습니다. 꾸준히 건강한 식습관을 이어간다면 분명 더 건강해지고, 그 효과를 체감할 수 있습니다.

또한 좋은 음식과 나쁜 음식을 크게 구별하자면 자극적이고, 맵고, 짜고, 단맛 나는 음식은 되도록 피하는 것이 좋습니다. **대신 고소하고, 담백하고, 묵직한 맛을 가까이해야 합니다.** 내 식습관을 알아보는 방법으로 당분이 거의 없는 크래커를 입에 넣어 탄수화물 중독테스트를 할 수 있습니다. 그런데 탄수화물 중독에 빠진 현대인들 대부분 크래커에서 단맛을 못 느낍니다. 그런데 탄수화물 중독에서 벗어나고, 다이어트에도 성공하고, 음식 자제력이 생긴 사람은 크래커에서 단맛을 느낍니다. 그 정도로 같은 음식인데도 단맛, 맵고, 짠맛에 길든 사람들은 아무리 단것을 먹어도 계속 단맛을 찾게 되는데 그것이 바로 탄수화물 중독입니다. 또 자몽을 먹었을 때 쓰다고만 느끼면 탄수화물 중독일 수 있고, 반면 맛있다고 느꼈다면 탄수화물 중독에서 벗어난 것입니다. 이렇게 안 좋은 식습관에서 벗어나 건강한 음식을 먹었을 때, 비로소 맛있는 단맛을 느낄 수 있습니다. 이를테면, 샐러드를 먹어도 달고 맛있게 느낄 수 있습니다.

전문의 3인이 추천한다!

# 03 약보다 좋은 맞춤형 건강 식단

식단이 중요한 이유?

혈관 건강을 위한 기적의 식습관

암을 예방하는 무적의 식습관

내 간을 살리는 독소 제거 식습관

영양분 200% 올리는 환상의 조합

## 식단이 중요한 이유?

'우리가 무엇을 먹는가', 즉 식습관이 우리 몸 건강을 결정하는 가장 큰 요소입니다. 물론 외부에서 들어오는 방사선, 자외선은 피부암을 일으키기도 하지만 일단 피부가 막아줍니다. 하지만 음식은 위를 거쳐 소장을 지나 흡수되고 몸 전체로 퍼집니다. **첫 번째로 간을 거쳐, 혈류를 통해 전신 조직에 퍼집니다. 그래서 어떤 음식을 먹고, 몸에 어떤 환경을 만들어주는지가 중요합니다.** 또, 혈액이 세포 조직으로 흐르고, 산소를 통하게 합니다. 그런데 질환, 장애를 유발하는 물질들을 섭취하면 세포 조직 끝까지 산소가 흐르지 못합니다.

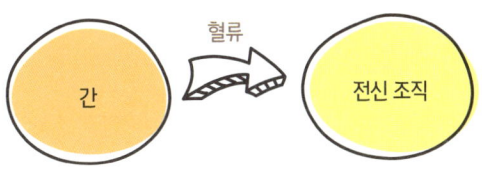

체내 음식의 이동 과정

대표적으로 콜레스테롤, 지방처럼 혈관을 좁게 만드는 물질입니다. 원래 콜레스테롤은 호르몬 대사나 DNA 구조물을 만드는 데 꼭 필요한 물질이라 몸에서 적절하게 발생합니다. 그런데 **외부에서 콜레스테롤을 섭취할 경우, 몸에서 과도하게 쌓입니다.** 그렇게 되면, 혈관 벽이 점점 좁아지고, 혈관 벽 안에 염증이 생성되고, 쌓이고, 콜레스테롤이 엉겨붙습니다. 그러면 또 혈관을 좁게 만들고, 미세한 혈관들이 막히면 혈류가 흐르지 못합니다. 결국, 적혈구에 있는 헤모글로빈에 붙은 산소들이 조직 끝까지 흐를 수 없습니다. 또, **혈액이 응고되어 피딱지가 되는 혈전이 생기면 혈액을 따라 이동해 미세 혈관을 막습니다.** 작은 혈관이 막힐 때는 별다른 증상이 없을 수도 있습니다. 하지만 혈관성 치매처럼 무서운 병을 일으키기도 합니다.

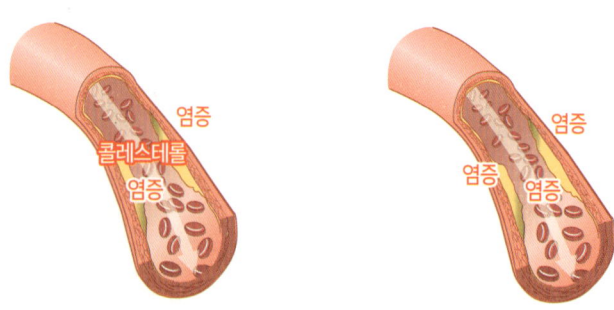

콜레스테롤에 의해 혈관이 막히는 과정

또, 외식을 하게 되면 자연히 짜고, 맵고, 단 음식을 먹게 됩니다. 특히 당분이 많은 음식은 암 발생에 큰 영향을 줍니다. 당분이 급상승하면 저혈당 상태가 되고, 배고파서 또 먹게 되는데 이런 식으로 **당분이 몸에 많이 쌓이면 암세포는 당분을 먹고 자랍니다.** 만성질환과 암 같은 질환을 예방하는 것, 즉 건강을 위해서는 좋은 식습관을 갖는 것이 무엇보다 중요합니다.

## 혈관 건강을 위한 기적의 식습관

고지혈증, 고혈압 같은 혈관 질환은 증가하고 있지만, 많은 사람이 근본적인 치료 방법 대신 약에 의존하고 있습니다. **혈압약은 큰 혈관이 터지지 않도록 하거나, 작은 혈관이 급격하게 막히지 않게 혈압을 억지로 낮추는 것뿐입니다.** 그리고 당수치를 억지로 낮추는 약을 사용해도 근본적인 인슐린 내성을 해결해 주진 않습니다. 식습관을 개선해야 혈압약 없이도 혈관 건강이 좋아져 혈압이 정상화될 수 있습니다. 그렇게 되면 당뇨약 없이도 인슐린 기능이 제대로 활동해 혈당이 근육 세포로 원활히 공급되고 혈관도 좋아집니다.

그래서 **내 몸의 혈관들을 깨끗하게 만들 수 있는 음식들을 먹는 것이 중요합니다.** 이를테면 초록색 채소, 현미를 포함한 무기질, 과일처럼 비타민들 풍부한 음식은 콜레스테롤을 낮추고 미토콘드리아의 대사를 활성화합니다. 또, TCA 사이클*이라는 당 대사를 활성화해 에너지 효율을 높이고, 혈관을 깨끗하게 만들면서 암을 일으키는 원인도 예방할 수 있습니다.

* **TCA 사이클**
탄수화물을 체내에서 지방으로 축적하는 과정, 생물에게 가장 보편적인 세포 내 물질 대사 주요 경로

이 중에서도 먼저 채소를 중심으로 먹는 것이 좋습니다. 그런데 요즘 현대인들은 채소와 과일을 많이 먹는 것을 힘들어합니다. 그래서 채소와 과일을 하루 한 잔 건강한 주스로 만들어 마시면 좋습니다. **단, 시**

중에 파는 액상과당이 많이 들어있는 주스가 아니라 직접 갈아 만든 ABC 주스나 ACC 주스들이어야 합니다. 여기서 한 가지 더 중요한 것은 착즙 주스처럼 즙만 짜낸 주스는 효능이 다소 떨어질 수 있습니다. 물론 영양소를 제대로 섭취하기 위해서는 꼭꼭 씹어서 먹는 것이 제일 좋습니다. 그렇다고 갈아서 먹는 정도로 영양분이 전부 파괴되거나 하지는 않습니다. 칼날에서 발생하는 미세한 열로 영양소가 파괴될까 봐 걱정하는 경우도 있습니다만, **아주 미세하게 갈지 않고 일반 믹서기로 단시간 살짝 씹힐 정도로만 갈면 걱정할 필요 없습니다.** 주스를 갈 때, **완전히 갈아서 마시는 것보다 떠먹을 정도가 좋습니다.** 두 컵 정도 먹으면 좋은 아침 식사 대용이 됩니다. 또 항암 효과에도 많은 도움을 줄 수 있습니다.

만약 사과, 비트, 당근을 갈아서 마실 때, 섬유질 때문에 퍽퍽하거나 걸쭉해서 마시기 어렵다면, 열대과일이나 물을 조금 섞어 마시면 좋습니다. 혹은 사과, 당근, 양배추를 갈아 마시는 ACC 주스를 마실 때는 블루베리를 넣어 마셔도 괜찮습니다. 이렇게 주스로 마시게 되면, 신선한 생채소와 일부 과일들의 항산화 물질들, 섬유질, 비타민들을 다 먹을 수 있습니다. 그리고 이런 주스 중 당근이 빠지지 않는 이유는 눈 건강에도 좋은 비타민A가 많이 함유되어 있기 때문입니다.

채소 속 섬유질이 중요한 이유는 섬유질은 몸에서 직접 흡수되지 않고 장 속에 그대로 남아 있습니다. 그리고 남아 있는 섬유질이 유산균의 먹이가 되어주는 역할을 합니다. 그뿐만 아니라, **지방, 독성 물질처럼**

**몸에 흡수될 필요 없는 것들을 흡착시켜 내려보내는 역할도 해줍니다.** 또한, 변이 장에서 오래 남아있지 않도록 하므로 장 건강에도 중요한 역할을 하는 것이 바로 섬유질입니다.

섬유질은 식이섬유와 거친 섬유가 있는데, 액체 형태로 녹아서 작용하는 식이섬유도 중요합니다. 그런데 껍질에 들어 있는 거친 섬유들, 이를테면 귀리, 퀴노아, 현미 같은 전곡류도 챙겨 먹는 것이 좋습니다. 그리고 주스로 먹는 것도 좋지만 가능하면 과일도 껍질째 먹는 것이 사실 더 좋습니다.

**혈관 건강을 위해서 초록색 채소를 섭취해야 하는 이유는 항산화 물질이 풍부하기 때문입니다.** 항산화 물질은 채소와 과일에 많은데 특히 시금치, 케일, 브로콜리, 상추 같은 초록색 채소에 풍부합니다. 또, **혈관의 석회화를 막는 중요한 성분으로 비타민K가 있는데, 그중 K1이 많이 들어있는 음식이 초록색 채소이기 때문입니다.** 그래서 초록색 채소를 한 끼에 6~7장 정도 먹는 것이 도움 됩니다. 그뿐만 아니라, 초록색 채소를 비롯한 채소들에는 항산화 효과가 높은 비타민E와 비타민C가 함유되어 있기 때문에 채소를 섭취하는 것은 혈관 건강에 아주 큰 도움이 됩니다.

또한, 베리류 역시 얼리거나, 차갑게 먹으면 항산화 효과가 더 높은 것으로 알려져 있습니다. 그리고 베리류와 다크 초콜릿에는 혈관 건강에 좋은 폴리페놀 성분이 들어있기도 합니다.

그 외에 마늘, 양파에 들어 있는 알리신이라는 매운 물질과 양파에 들어있는 케르세틴도 항산화 물질 역할을 한다고 알려져 있습니다.

혈관 건강을 해치는 포화 지방, 트랜스 지방 대신 건강한 지방을 섭취하고 싶다면 불포화 지방, 식물성 지방이 든 음식들을 추천합니다. 그리고 이런 좋은 지방은 의외로 고지혈증을 예방하는 데도 많은 도움을 줍니다. **지방 중에서도 불포화 지방에는 오메가6, 오메가9와 특히 오메가3가 많이 들어 있어 염증을 완화해 주는 역할을 합니다.** 또한, 흔히 좋은 콜레스테롤인 HDL을 높이고, 나쁜 콜레스테롤인 LDL을 줄여주기 때문에 오메가3 지방산이 높은 지방을 먹는 것이 좋습니다. 이런 불포화 지방의 대표적인 음식으로는 아보카도와 통들깨, 아마씨류, 정어리, 고등어를 들 수 있습니다.

그리고 **오메가3는 혈전을 예방하는데 탁월한데, 등푸른생선보다 이 오메가3 함량이 높은 것이 바로 들깨입니다.** 들깨와 아마씨는 식물성 기름 중에서도 오메가3 비율이 높기로 유명한 음식입니다. 특히 들깨는 우리나라에서도 쉽게 구할 수 있는 친숙한 식재료이기도 하고, 현미밥에 넣어 먹으면 자연스럽게 오래 씹을 수 있어 소화에도 좋습니다. 또 들깨는 산화되지 않은 신선한 들기름으로 한 달 내에 섭취하면 항산화 효과도 얻을 수 있습니다. 그 외에 호두, 땅콩, 캐슈너트 같은 견과류도 건강에 도움 되는 좋은 지방 성분인 데다, 혈관 이완을 돕는 마그네슘이 풍부합니다.

**혈관 건강에 좋은 발효 음식으로 청국장과 낫토가 있습니다.** 일종의 콩 발효 식품들인데 혈관의 석회화를 막아주는 비타민K, 이소플라본 같은 물질들이 많이 함유되어 있어 동맥경화 예방에도 좋습니다. 낫토는 일정한 균만 가지고 발효를 해 생으로 먹을 수 있는 음식이고, 청국장은 대부분 끓여 먹는 음식입니다. 그런데 끓여 먹으면 아무래도 좋은 성분들이 휘발되기 때문에 낫토도 함께 추천하고요. 요즘은 우리나라 콩으로 만든 낫토 청국장도 있어서 한번 시도해 봐도 좋습니다.

이 밖에도 시래기와 곤드레나물을 밥에 넣어서 쪄서 먹는 시래기밥과 곤드레밥, 그리고 혈관의 이완을 위해 도움이 되는 칼륨이 풍부한 바나나도 좋습니다.

**혈관 건강에 좋은 성분 중에는 은행엽인 은행잎과 식물성 오메가3가 있습니다.** 은행잎은 보통 기능성 식품이나 약으로 먹는데 예를 들면, 오래전부터 혈행 개선제로 먹어온 징코민이 있습니다. **혈행 개선에 도움되는 성분을 한 가지 더 추천하면 바나바잎도 있습니다.** 또 혈전을 방지하는 아스피린도 있긴 하지만 계속 복용할 경우, 위에 부담을 주고 속이 쓰리거나 멍이 잘 드는 부작용이 있습니다. 그리고 상처가 잘 아물지 않는 특성 때문에 수술이나 시술 전엔 일주일 정도 약을 끊어야 하는 하는 문제도 있습니다.

그래서 약보다는 음식으로 혈관 건강을 챙기는 것이 무엇보다 중요합니다. 예를 들어, 고지혈증 치료제도 사실은 고지혈증을 낫게 하는 약은 아닙니다. '스타틴'이라는 성분의 치료제들을 사용하고 있는데 일시적으로 콜레스테롤 수치를 낮춰주는 약일 뿐입니다. 하지만 약은 도움을 줄 뿐, 모든 병은 생활 습관을 바꿔야 치료됩니다.

---

### 혈관 건강에 좋은 음식들

1. ABC, ACC 주스(채소와 과일)
2. 초록색 채소(섬유질)
3. 베리류
4. 식물성 지방(통들깨, 아마씨유)
5. 청국장, 낫토(발효 식품)
6. 견과류 + 은행엽(은행잎), 바나바잎

---

## 뇌 건강을 지키는 최고의 식습관

혈관 건강을 지키는 것은 곧 뇌 건강을 지키는 것이기도 합니다. 고혈압, 당뇨, 고지혈증, 알레르기, 류마티스 등, 모든 질환이 그렇지만 결국은 미세한 혈관 원인이 대부분입니다. 아주 미세한 마이크로 혈관들에 문제가 생기고, 세포에 산소 공급을 못 하고, 노폐물을 잘 거르지 못하면서 생기는 악순환 때문에 조직들이 망가집니다. 이는 뇌세포도 마찬가지입니다. 독소가 왜 배출되지 못하는지 생각하면 결국은 아주 미세한 5~7마이크로미터 크기의 혈관들로부터 원인을 추정할 수 있습니다. 그래서 혈관을 깨끗하게 하고, 독성 물질들이 자유롭게 배출되고, 산소 공급을 원활하게 하고, 활성산소가 쌓이지 않게 하는 것이 중요합니다.

따라서 **현미밥 식사, 전곡물 식사, 초록색 채소로 식이섬유가 풍부한 식사를 해야 합니다.** 당뇨 환자는 자제해야겠지만, 과일식을 추천하는 이유도 마찬가지입니다. 또 과일과 채소의 색깔에서 나오는 좋은 성분들이 뇌세포에 있는 활성산소와 베타 아밀로이드들이 잘 배출되게 합니다.

그리고 뇌 건강을 위해서는 혈관에 좋은 오메가3가 풍부한 등푸른 생선을 섭취하는 것이 좋습니다. 고등어, 연어, 정어리 등을 일주일에 1~2회 정도 먹는 것이 도움 됩니다. 또 시금치나 케일 같은 초록색 채소는 비타민K와 엽산이 풍부해 항산화 작용을 합니다. 그뿐만 아니라, 올리브 오일에는 폴리페놀과 불포화 지방산이 풍부해 뇌 건강에 좋습니다.

또한, 블루베리, 딸기 같은 베리류는 항산화제와 플라보노이드가 풍부해 뇌로 가는 산소 공급을 개선하는 데 좋습니다. 호두, 아몬드, 피스타치오 같은 견과류는 비타민E와 불포화 지방산이 많기 때문에 뇌의 노화를 방지하고 인지 기능을 개선합니다. 달걀에 포함된 콜린과 비타민B는 기억력을 높이고, 뇌에 신경 전달 물질을 생성하는 데 도움을 주기도 합니다.

강황, 카레의 주성분인 커큐민은 강력한 항산화, 항염증 작용을 도와 뇌 건강에 아주 좋습니다. 그리고 신선한 과일과 채소, 해산물, 올리브유로 꾸려진 지중해식 식단으로 먹으면 뇌혈관 질환을 예방하는 데 효과적입니다. 이 지중해식 식단은 WHO가 추천한 '건강하고 지속 가능한 식생활'이기도 합니다.

과일 중에서는 큰 토마토, 작은 토마토 할 것 없이 토마토가 좋습니다. 토마토에는 당이 별로 없고, 혈압과 콜레스테롤을 낮추는 성분이 있으며, 특히 껍질에 좋은 성분이 많습니다. 또한 토마토에는 눈에 도움이 많이 되는 루테인과 지아잔틴이 많이 들어 있기도 합니다. 또 치매 예방은 세포의 항노화라고 할 수 있기 때문에 비타민C, 비타민E 같은 항산화 물질을 먹는 것이 좋습니다. 토마토에는 비타민C, 비타민E와 비타민A, 토코페롤, 니아신, 섬유질도 많이 들어 있어 치매 예방에 탁월합니다.

### 모르면 뇌를 망치는 식습관

반대로 혈관 건강을 위해서 먹지 말아야 할 음식들은 과도한 지방과 과도한 탄수화물입니다. 탄수화물에서 남는 열량이 글리코겐으로 간에 저장되고, 지방 형태가 되어 지방 세포로 축적되기 때문입니다. 그렇게 되면 그만큼 혈관은 넓어지고, 산소를 끝까지 공급하기 위해 혈관은 계속 늘어나게 됩니다. 그 과정에서 혈관의 압력도 상승하게 되는데 결국 이것이 고혈압으로 이어집니다. 즉, 고혈압, 당뇨, 고지혈증은 과도한 탄수화물과 지방 섭취와 연관되어 있습니다. 따라서, 열량만 많고 비타민, 무기질, 섬유질이 없는 음식을 피해야 합니다. 이를테면 **밥, 빵, 면, 편의점 음식, 가공식품 같은 음식들이 그렇습니다.** 가공식품을 많이 섭취하면 혈관 점성이 높아져 혈액이 끈적해집니다. 나아가 **혈관을 막거나 혈관 벽을 약하게 해 뇌출혈 위험을 증가시키기도 합니다.** 그래서 물을 충분히 섭취해 혈액을 묽게 유지하는 것도 중요합니다.

## 암을 예방하는 무적의 식습관

암 예방에 좋은 음식이라는 것은 사실, 인류가 오랫동안 먹어왔던 음식들이라고 할 수 있습니다. 대표적으로 일명 '홀푸드' 즉 곡물 중 껍질째 먹을 수 있는 현미입니다. 현미에는 단백질, 지방, 무기질, 비타민 등이 골고루 포함되어 있어 완전한 식품으로 여겨지기도 합니다.

그리고 초록색 채소도 정말 중요합니다. 초록색 채소는 칼로리는 없고, 다양한 무기질, 비타민, 칼슘이 풍부하게 들어 있죠. 특히 마그네슘은 몸을 안정시키는 데 도움을 줍니다. 또 초록잎 채소에는 헤모글로빈을 높이는 철분도 흰색 채소, 뿌리채소보다도 많이 함유되어 있습니다. 그리고 초록 잎채소를 꼭 쌈으로만 먹지 말고, 채소 자체의 쌉싸름한 맛을 즐기는 것도 좋습니다. 습관을 천천히 바꾸면 그 맛 자체를 즐길 수 있게 됩니다.

보통 암 환자에게 두 가지 보조 요법으로 쓰는 물질이 있습니다. 바로 차가버섯과 셀레늄입니다. 차가버섯은 가공해 항암 보조 요법으로 쓰는데, 약효가 매우 높진 않지만 암 치료에 도움 됩니다. 그리고 글루타치온은 암세포와 정상 세포 중 암세포 안쪽에 더 많이 침투합니다. 이때 셀레늄이 글루타치온과 함께 암세포만 선택적으로 터뜨리는 효과가 있어 셀레늄을 추천합니다.

사실 요즘 다양한 영양제와 보조 식품들이 있습니다. 섭취했을 때 내가 원하는 약효가 나오면 좋겠지만, 영양제는 식품의 성분을 가공해서 만든 것이라, 큰 기대를 하기는 어렵습니다. 요즘 여러 영양제가 너무 많다 보니 먹는 혈압약, 당뇨약은 적은데 건강기능식품으로 영양제는 한 움큼씩 먹는 사람도 많습니다. 그런데 간혹 영양제들이 각종 상호작용을 일으키게 하고, 어떤 영양소는 오히려 건강을 해칠 수 있습니다. 그래서 영양제를 먹을 땐 혼자 판단해 여러 가지를 같이 먹지 않아야 합니다. **영양제의 상호작용과 내가 먹는 음식 간의 상호작용을 고려해야 하고, 꼭 필요한 영양제가 있다면 주치의와 상의하는 것이 좋습니다.**

그리고 굳이 영양제를 추천하자면 비타민C를 추천하는데 비용 대비 저렴한 물질이라 고급화된 액상 비타민은 사실 필요 없습니다. **의사도 가장 저렴한 비타민C 1g짜리를 하루에 한 4알 정도 먹습니다.** 이 정도만으로 항암, 항산화, 면역력 효과를 볼 수 있습니다. 건강은 영양제가 아니라 평소 내 식생활에서 좌우되는 것입니다.

### 암 예방에 좋은 음식

1. 현미
2. 초록잎 채소
3. 차가버섯
4. 셀레늄

## 의사가 직접 체험한 식습관의 효능

참 감사하게도 장모님께서 제가 하고 있는 현미 채식에 대해서 긍정적으로 받아들여 주시고 계십니다. **또 장모님도 현미 채식을 하면서 두 달 만에 혈압약을 끊는 효과를 봤기 때문에 적극적으로 참여해주십니다.** 그리고 가족들도 함께 현미 채식을 하는데, 그렇다고 고기를 일절 안 먹는 것은 아닙니다. 저희 가족은 한 달에 하루나 그 이상 치팅데이가 있고, 병원에서도 고기 반찬을 한가지 넣습니다. 또, 환자들도 컨디션 좋으신 분은 조금 조절해서 50g 이하로 고기를 드시라고 권장합니다. 무조건 고기를 먹지 말자가 아닙니다. 효율성 면에서 옥수수로 키운 고기나, 붉은 고기가 아니라 백색 고기, 생선 종류들은 50g 이하로 먹을 수 있습니다. 이렇게 좋은 육류를 선택한다면 하루 50~100g 정도는 몸에 좋을 수 있습니다.

원래 소는 초록색 풀을 먹고 자라야 합니다. 그런데 살을 찌우기 위해 옥수수처럼 곡물 사료를 먹여 키웁니다. 또 맛과 지방을 높이기 위해 소의 운동을 제한하는 경우가 많습니다. 이렇게 자란 소는 지방 함유량이 과도하게 높아집니다. 주로, 투플러스, 1 등급 고기들로 판매되는데 우리 몸에는 좋지 않은 경우가 많습니다. 소나 동물에게 지방을 억지로 많이 먹이게 되면 염증 유발 물질, 스트레스 호르몬, 성장 호르몬, 항생제들을 지방에 축적하게 됩니다. 그리고 그런 고기를 우리가 먹는 건데, 한 마디로 우리 몸에서 염증을 많이 일으키는 물질들을 스스로 먹는 셈입니다. 그렇게 되면 혈관이 막히는 속도가 훨씬 빨라지는데, 고기를 먹을 때 장점보다 단점이 더 크게 작용합니다. 그래서 고기를 되도록 제한하는 것이고, 달걀을 하나 먹어도 방목해서 키운 난각 번호 1번을 찾는 것입니다. 그런 식으로 관리하면 우리 몸에서 염증을 일으키는 부분들을 많이 줄일 수 있고, 암도 예방하는 겁니다.

## 모르면 암을 유발하는 최악의 음식

암을 예방하려면 무엇보다 **암을 유발하는 발암물질을 피해야 합니다. 이를테면 탄 음식과 고온에서 조리된 음식이 그렇습니다.** 이런 음식에는 아크릴아미드나 방향족 탄화수소 같은 발암물질이 함유되어 있습니다. 그리고 꼭 고기가 아니더라도 콩류나 곡류도 너무 고온에 태우거나 튀겨서 조리하면 발암물질 역할을 할 수 있습니다.

가공육 역시 1군 발암물질입니다. 햄, 소시지 같은 1군 발암물질은 석면이나 방사선처럼 암을 유발하는 것으로 증명됐습니다. 또 아질산나트륨 같은 무서운 물질들이 들어 있기 때문에 가공육은 피하는 것이 좋습니다. 2군 발암 물질로 분류된 육류, 특히 붉은 육류를 조심해야 합니다. 육류 대신 채소 중심으로 식사하는 것이 좋고, 먹더라도 지방이 적은 고기를 먹는 것이 좋습니다. 그리고 발암물질과 관련해서 유전자 변형 물질, 유전자 변형 콩, 즉 GMO와 관련된 논란이 정말 많습니다. GMO는 발암물질인가, 아닌가를 두고 논쟁이 있는데 일단 현재까지 'GMO

곡류가 암을 일으킨다는 증거는 없다'가 과학계의 결론입니다. 그런데 GMO를 만드는 곳은 우리나라보다 넓은 초원을 가진 해외가 많습니다. 수입할 때 농약을 뿌려 들여오는데, 농약 성분 중 하나인 '글라이포세이트'는 논쟁이 많은 물질입니다. 이 물질은 사실상 유독한 물질로 인정하고 있습니다. 그래서 해외에서 수입되는 밀가루나 콩 같은 것들은 GMO 물질들이 많기 때문에 가능한 피하는 것이 좋습니다. ==즉, GMO 자체의 문제라기보다 농약처럼 후처리 문제 때문에 가급적 피하는 것을 권장하는 것입니다.==

또한 GMO, 유전자 조작 음식이 암을 유발한다는 뚜렷한 연구는 없습니다만, 만약의 가능성이 있는 음식을 일부러 먹으며 우리 몸을 실험할 필요는 없습니다. GMO 식품이 등장한 지 50년 이내밖에 되지 않았습니다. 일부러 GMO를 먹이면서 평생 암이 유발되는지 검사할 수 없으니, 일단 피하는 것이 건강에 좋습니다.

가공식품 역시 마찬가지입니다. 인공 감미료, 착색료, 방부제, 안정제와 같은 첨가물들은 지금까지 먹어오지 않았던 음식들입니다. 따라서 우리 몸에서 어떤 대사 작용을 하는지 정확히 알 수 없습니다. 2~30년씩 괜찮은지 확인하고 먹는 것이 아니기 때문에 역시 일단 피하는 것이 안전합니다.

예를 들면, 가습기 세정제 사례를 들 수 있습니다. 검사를 통해 괜찮다고 판매했는데 오랜 시간 후 몸에 치명적인 폐질환을 일으킨 물질들로 밝혀졌습니다. 이런 경우처럼 한참 시간이 지나야 몸에 해로운지를 알 수 있는 것들이 있습니다. 그 시간이 1~2년이 아니라 2~30년 혹은 그 이상 오랜 세대를 거쳐 실험할 수 없습니다. 그래서 **50년 이내에 나온 물질들을 일부러 몸에 실험할 필요는 없습니다.** 대신 700만 년 동안 인류가 평소에 먹어온 음식들로 안전한 식생활을 하는 것이 중요합니다.

혹자는 이런 말을 하기도 합니다. '누구는 맨날 술 마시고, 맨날 탄 고기 먹어도 아무렇지도 않게 90세까지 사는데 왜 유난이냐? 나는 먹고 싶은 거 먹으면서 편하게 살다 가겠다.' 이 말에 대답하자면 **그 사람이 유전적으로 암에 강한 사람일지는 몰라도, 확률로 보면 위험한 것들을 먹는 것입니다.** 일부러 내 몸이 유전적으로 암에 강한지, 약한지를 실험할 필요는 없습니다. 위험 요소를 피하고, 내 습관을 바꾸면 됩니다. 물론 습관을 바꾸는 것은 어렵습니다. 하지만 딱 한 달만 바꾸면 자연스럽게 몸이 익숙해집니다. 의사도 젊었을 때부터 좋은 음식만 먹은 것이 아닙니다. 내 환경을 조금씩 알고 바꾸기 시작한 것입니다. 타인이 괜찮았다고 나도 괜찮을 것으로 생각하는 것은 정답이 아닙니다. **발암물질이라는 것은 발암을 일으킬 가능성을 일부 올리는 물질입니다. 그래서 내 생활에서 멀어질수록 암에 걸릴 확률도 멀어집니다.**

## 내 간을 살리는 독소 제거 식습관

지방간을 예방하고 간의 독소를 없애는 데에도 식습관이 중요합니다. 금주는 당연하고, 첫 번째로 좋은 음식을 먹는 것입니다. 자연 유래 식품을 섭취하는 것, 즉 비타민이나 무기질을 다 없앤 쌀밥보다는 도정하지 않은 현미밥을 먹는 것이 좋습니다. 채소도 가능하면 초록색 생채소를 섭취하여 비타민 C와 B가 손실되지 않도록 해야 합니다. 해조류도 도움이 되며, 육류를 섭취할 때는 태우고, 튀기는 고온으로 인한 영양이 손실되는 조리법보다 찌거나 끓이는 것이 좋습니다.

독소를 제거하는 두 번째 식습관은 비우는 것, 쉽게 말해 절식하는 것입니다. 배가 부를 때까지 과도하게 먹거나, 씹지 않고 먹으면 과도한 열량을 섭취할 수밖에 없습니다. 음식을 먹고 포만감을 느끼려면 최소한 20분이 지나야 합니다. 반면 10분 만에 빨리 먹게 되면 포만감을 느끼기 어려워 더 많이 먹게 될 수밖에 없습니다.

그릇에 수프를 계속 공급을 해주면 그 사람은 더 많이 먹는다는 실험이 있었습니다. 왜냐하면 내가 눈으로 보는 효과로 다 먹어야 한다는 생각에 과식으로 이어지는 것입니다. 하지만 그릇이 작거나, 스프가 더는 공급이 되지 않으면 조금만 먹었는데도 눈으로 '다 먹었다, 포만감을 느껴야 할 때가 됐구나' 생각합니다. 그래서 작은 그릇에, 작은 양을 덜어 놓고, 천천히 먹으며 그릇을 비우는 것이 중요합니다.

**세 번째는 일부러 금식 기간을 갖는다, 쉽게 말해 간헐적 단식입니다.** 음식도 간에 부담을 주는 거라 일정 시간을 두고 간을 쉬게 해주는 것이 도움 됩니다. 그런데 이 단식을 못 하는 제일 큰 이유가 야식입니다. 밤에 한 끼를 더 먹으면 네 끼를 먹게 되는 악순환이 발생합니다. 그러면 간이 쉴 시간이 부족할 뿐만 아니라 과도한 열량을 먹게 됩니다. 소화되지 않은 상태로 잠자리에 들면 체하는 느낌이 들 수 있습니다.

만약 간헐적 단식을 꾸준히 실천하면 과도하게 쌓인 글리코겐, 간 내 염증, 지방간을 정상으로 되돌리는 데 도움 됩니다. 이런 물질들이 간에 쌓여있을 때, 혈당이 낮아지는 동안 몸에서 혈류로 보낼 시간이 필요합니다. 그런데 아침, 점심, 저녁 전, 두세 시간마다 간식을 자주 섭취하게 되면, 남은 혈당을 보내고 소진할 시간이 부족해집니다. 그러면 간에서는 계속 남는 열량들을 저장하기 위해 부담이 됩니다. 따라서 남은 열량들을 지방으로 쌓기 위해 비만으로 이어지는 것입니다. 그래서 식사 사이에 간식을 먹지 않고 간을 쉬게 하면, 비만, 혈압, 당뇨, 고지혈증, 심지어 암 예방에도 도움이 됩니다.

---

### ✗ 지방간을 예방하는 식습관 ✗

1. 몸에 좋은 음식 섭취
2. 절식
3. 간헐적 단식

간 건강을 위해 영양제를 먹기도 합니다. 그런데 안 좋은 습관대로 살면서 영양제를 먹으면 괜찮다고 생각하면 안 됩니다. 금주를 하고, 절식과 소식, 식후 운동 같은 생활 습관이 먼저입니다. 그다음 헛개나무 추출물 같은 생약의 도움을 받을 수 있습니다. 그리고 간질환 환자에게 처방하는 기본 약은 담즙 배출을 돕는 '무르세디오 엑시드'입니다. 시중에는 100 ml 정도 용량의 우루사, 실리마린이라는 추출물로 된 약도 있습니다.

## 영양분 200% 올리는 환상의 조합

건강에 좋은 음식들의 영양분을 2배 이상 효과를 볼 수 있는 섭취법은 따로 있습니다.

**먼저 고등어는 그냥 먹는 것보다 마늘이나 무와 함께 먹으면 오메가3의 지방 함량이 더 증가합니다.** 또 무에는 비타민C가 풍부하고 소화 효소가 매우 많습니다. 그래서 무가 소화를 도울 뿐 아니라, 고등어 속 영양분 흡수를 더 원활하게 합니다. 그리고 고등어를 구워서 먹을 때는 레몬즙을 조금 뿌리면 훨씬 맛도 좋고, 비타민C를 함께 섭취할 수 있습니다. 또 고등어를 콩이나 견과류와 같이 먹으면 마그네슘도 함께 섭취할 수 있습니다. 단, 등푸른생선은 오메가3가 풍부하지만 중금속에 주의해야 합니다. 과다 섭취할 경우 중금속이 몸에 쌓일 가능성이 있기 때문에 특히 임산부는 등푸른생선 섭취에 주의하는 것이 좋습니다. 또 고등어에는 푸린과 요산이 많아 통풍을 유발할 수 있습니다. 그리고 기름에 튀기는 조리법보다는 굽거나 찌는 방식이 더 좋습니다. 권장 섭취량은 일주일에 2번 정도, 한 번 먹을 때 반토막 정도입니다.

**양파 같은 경우 생으로 섭취해도 좋습니다.** 양파를 15분 정도 상온에 두면 공기에 노출되면서 케르세틴과 항산화 성분이 더 활성화됩니다 그리고 양파를 자르면 양파 속 알리신 성분이 활성화가 되면서 더 강력한 항산화 효과를 일으킵니다. 또한, **양파는 즙으로 내서 먹으면 좋습니**

다. 갈색으로 되어 있는 껍질만 살짝 깐 다음 적당한 크기로 자른 뒤, 물 500ml를 붓고 약불에 20~30분 정도 끓입니다. 그다음 물러진 양파 건더기를 걸러내 물을 식히고, 꿀을 넣은 즙을 하루 한두 잔 마시면 됩니다. 양파즙은 항산화 효과에도 좋으며 혈전 생성과 혈관 건강에 도움이 됩니다. 단, 양파는 하루 1개 정도가 적당하고, 너무 많이 먹게 되면 속이 더부룩하거나, 복통 혹은 가스가 찰 수 있습니다. 특히 생양파를 바로 먹게 되면 위장에 자극되고 속 쓰릴 수 있으니, **속이 안 좋다면 생양파보단 즙으로 적당량 먹는 것을 추천합니다.** 그리고 공복보단 식사 후에 섭취하는 것이 좋습니다.

**토마토 같은 경우 생으로 먹는 것보다 볶거나 익혀 먹는 것이 더 좋습니다.** 지용성 성분이 녹아들어 체내 흡수가 원활하기 때문입니다. 토마토를 살짝 볶고 올리브 오일을 첨가해 파스타 소스로 활용하면 흡수율이 높아집니다. 그리고 토마토를 익히고 물 200ml 정도를 같이 갈아 토마토 주스로 마시는 것도 좋은 방법입니다. 실제로 연구에 따르면, 80도에서 2분 정도 가열하면 천연 항암제로 유명한 리코펜이 6% 정도 증가하고, 15분 뒤엔 17%, 30분 뒤엔 35% 정도 증가한다고 알려져 있습니다. **단, 신장이 안 좋다면 토마토 섭취에 주의해야 합니다.** 신장은 칼륨을 걸러내는 역할을 하는데, 토마토 안에는 칼륨이 많이 함유되어 있습니다. 그런데 콩팥의 기능이 저하되면, 칼륨을 걸러내지 못해 칼륨 과잉 부작용이 발생하게 됩니다. 칼륨이 많아지면 심장 박동에도 이상이 생길 수 있습니다. 그리고 토마토 하루 권장량은 중간 정도 크기로 1~2개입니다.

**전문의 3인이 추천한다!**

# 04 의사들도 기를 쓰고 챙겨 먹는
# 양배추

모르면 후회하는 양배추의 장점

알면 건강해지는 양배추 최고의 궁합

## 모르면 후회하는 양배추의 장점

예로부터 양배추는 '가난한 자의 의사'라고 불릴 정도로 건강을 지켜주고 다이어트에 좋은 음식입니다. 또, 미네랄과 비타민을 먹을 수 있는 섬유질이 풍부한 채소기도 합니다. 양배추는 섬유질 중에서도 먹기 편하고, 조리하기도 상대적으로 편한 채소입니다. 또, 생으로 먹어도 맛있고, 각종 질환도 예방하고, 장내 미생물의 먹이가 되고, 포만감도 주는 좋은 음식입니다.

양배추의 첫 번째 장점은 앞서 강조했듯이 아주 풍부한 섬유질입니다. 섬유질은 정제 탄수화물이 몸에 들어왔을 때 혈당을 그나마 천천히 상승하게 합니다. 그리고 대장 속에서 온갖 유익균의 먹이가 되어 대장을 튼튼하게 해주고 쾌변도 돕습니다. 또 한국인들은 짜고, 맵게 먹기 때문에 위장 질환에 시달립니다. 그런데 양배추에 있는 비타민U가 상처 치유에 탁월해 위장 건강에도 좋은 데다 다이어트를 돕는 역할을 합니다. 비타민U는 소화를 돕고, 위궤양을 치료하는 데 효과가 있으며, 간 기

---

### 🍴 양배추의 장점 🍴

1. 풍부한 섬유질: 혈당 완화, 대장과 위장 건강, 다이어트
2. 미네랄 성분: 질환 예방
3. 항암 효과

능 개선에도 좋습니다. 그뿐만 아니라, 양배추에는 각종 비타민과 미네랄 성분들이 풍부하기 때문에 각종 질환을 예방합니다. 최근에는 양배추에 항암 성분도 있다는 여러 연구가 진행되고 있습니다.

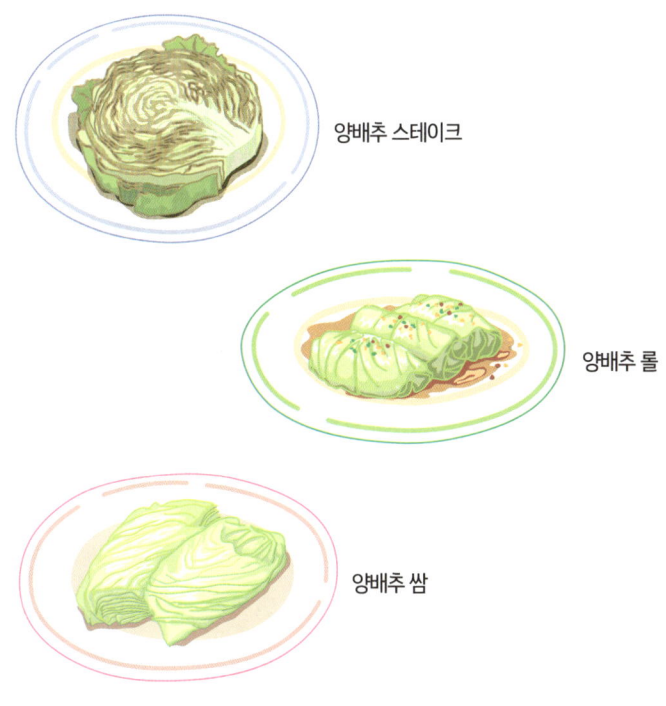

양배추 스테이크

양배추 롤

양배추 쌈

양배추 관련 요리들

## 알면 건강해지는 양배추 최고의 궁합

만약 양배추를 그냥 먹는 것이 싫다면 무가당 그릭 요거트와 곁들여 먹는 것을 추천합니다. 섬유질인 양배추와 고농축 단백질인 그릭 요거트는 건강면에서 좋은 조합입니다. 양배추는 대장에서 좋은 유산균의 먹이가 되어주는데 그릭 요거트 역시 유산균의 좋은 먹이입니다. 양배추 속 비타민U가 위장 건강에 좋듯이 그릭 요거트의 프로스타글란딘* 작용이 위 벽을 한번 더 보호해 줍니다. 식감 면에서도 꾸덕꾸덕한 그릭 요거트에 살짝 데친 양배추를 넣어 먹으면 조화롭습니다.

*프로스타글란딘
생체 내에서 합성된 몸의 기능을 제어하는 호르몬 물질로 장기나 체액 속에 널리 분포하면서 극히 미량으로 생리 작용을 함

양배추와 같이 먹으면 좋은 음식으로는 콩도 있습니다. 콩은 단백질이 풍부하며, 섬유질과 저항성 전분이 많습니다. 양배추만 먹기 심심할 때 대두를 요리해 같이 먹거나, 두부, 비지, 무가당 두유와 함께 먹으면 좋은 조합이 될 수 있습니다. 왜냐하면 양배추는 주로 비타민U와 각종 미네랄, 비타민, 섬유질은 풍부하지만, 단백질은 부족하기 때문에 콩이 이를 보완해 줄 수 있습니다.

또 양배추는 쪄내면 쌈처럼 넓어지기 때문에, 안에다 달걀이나 닭가슴살을 싸서 먹어도 좋습니다. 혹은 땅콩버터를 곁들여 먹어도 좋은데, 땅콩버터는 식물성이지만 단백질이 풍부합니다. 또 불포화 지방산이

많아 단백질을 보충할 수 있습니다.

양배추 섭취 시 주의해야 할 점들도 있습니다. 시중에 양배추즙, 가루, 환 등으로 만든 제품들을 쉽게 접할 수 있습니다. 물론 양배추에 있는 좋은 성분들을 섭취하는 것은 괜찮습니다. 양배추 같은 채소를 먹는 이유 중에는 비타민, 미네랄, 섬유질 섭취 때문이죠. 그런데 갈거나 즙, 환으로 만들면 섬유질이 파괴된 상태로 먹게 됩니다. **온전히 양배추의 좋은 효과를 섭취하려면 생양배추나 양배추를 살짝 데쳐서 먹는 것이 가장 좋습니다.** 또, 양배추가 좋다고 양배추에 잼을 발라 먹거나, 정제 탄수화물, 액상과당과 함께 먹는 식단은 좋지 않습니다.

### ✕ 양배추와 함께 먹으면 좋은 조합 ✕

1. 그릭 요거트
2. 콩류
3. 달걀
4. 닭가슴살
5. 땅콩버터

전문의 3인이 추천한다!

# 05 알면 또래보다 젊어지는
# 생활 습관들

스트레스에서 해방되어야 암에서 멀어진다?

지킬수록 건강해지는 일상 속 습관들

알수록 도움 되는 의외의 식생활들

## 스트레스에서 해방되어야 암에서 멀어진다?

스트레스는 다른 말로 내 몸의 교감신경 과항진 상태*를 뜻합니다. 예를 들면 호랑이 앞에 토끼처럼 놀라고 흥분한 상태, 언제든지 도망가야 하는 상태와 같습니다. **즉, 계속 스트레스를 받는다는 것은 적에게 쫓기는 상태로 평생 사는 것과 같습니다.** 동공이 커지고, 식은땀을 흘리고, 혈류들이 근육 세포로 이동하면서 언제든지 근육에 힘을 줄 수 있는 상태가 됩니다. 이런 상태로 있으면 **내 몸의 면역 세포들은 제 역할을 못 하게 됩니다.** 계속 긴장된 상태라 자주 체하고 소화 기능, 배변, 배뇨 기능들이 저하되고요. 뇌로 가는 혈류들이 줄고, 그러면 감소한 NK 세포 활성도가 내 몸의 암세포들을 잡을 수 없게 됩니다.

우리 몸이 하루에 5천~1만 개 정도 생기는 암세포들을 잡으려면 면역 세포들이 활발하게 활동을 하고 있어야 합니다. 그러려면 교감 신경*보다는 부교감 신경*이 항진된 상태가 더 유리합니다. **그래서 우리 몸이 이완 상태를 오래 유지를 하는 것이 중요한데, 그게 바로 수면입니다.** 잠을 편안하고

*** 교감신경 과항진 상태**
- 자율신경계의 한 부분인 교감신경이 과도하게 활성화된 상태
- 불안감, 두근거림, 호흡 곤란, 소화 불량 등의 증세가 나타남

*** 교감 신경**
흥분하거나 응급 상황 또는 위급한 상황 시 빠르고 강하게 신체가 적응할 수 있도록 하는 힘을 만들어 내는 자율신경계

*** 부교감 신경**
- 스트레스가 없는 편안한 상황에서 활동하는 자율신경계
- 신체의 에너지 이용을 최소화하여 에너지를 보존하는 기능과 소화나 배설작용과 같은 인체의 필수 기능을 담당

효율적으로 푹 자는 것이야말로 내 몸의 면역 세포들을 살릴 방법입니다. 그리고 호르몬 대사를 정상화할 수 있습니다. 만약 잘 때 꿈을 많이 꾸고, 옆에서 코를 골거나 방해받으며 긴장한 상태로 자면, 다음날 피곤하고, 소화 기능도 떨어집니다.

**즉, '잘 자는 것'** 즉, 수면은 스트레스를 낮출 수 있기 **때문에 정말 중요합니다.** 잘 때는 다른 사람에게 방해받지 않고, 조용하고 깜깜한 환경에서 푹 잘 잘 수 있어야 합니다. 그래서 멜라토닌이 풍부하게 나오는 시간인 '밤 10시부터 새벽 2시~3시'에 자라고 강조하는 겁니다. 수면 시간 조절이 안 된다고 수면제를 사용하기보다는 멜라토닌, 천연 물질을 활용하는 것을 추천합니다. 그리고 **수면 조절에 좋은 방법은 명상입니다.** 천천히 숨을 들이쉬고 내쉬면서 호흡을 가다듬고 내 몸의 근육들에 힘을 하나씩 빼는 것입니다.

그러다 보면 내 몸에서 일어나는 소리가 크게 들리기 시작하고 심장, 혈관 소리까지 들을 수 있습니다. 이 상태가 되면 잡생각이 없어지고 몸이 이완되는 것이 느껴집니다. 이와 비슷한 방법 중에는 '해파리 수면법'이 있는데, 몸이 완전히 바다에 떠 있고 별을 바라본다고 생각하는 방법입니다.

> ✘ **해파리 수면법** ✘

① 편하게 입고 누워 눈을 감는다.

② 이마 - 눈 - 혀 - 턱 - 뺨 순으로 얼굴 근육 힘을 뺀다.

③ 어깨에 최대한 힘을 빼 밑으로 늘어뜨린다.

④ 팔뚝 - 손목 - 손가락 - 허벅지 - 종아리 - 발목 - 발가락까지 하나씩 해파리처럼 긴장을 푼다.

⑤ 천천히 심호흡을 3번한다.

★ 잠들지 않는다면 이미지 트레이닝을 병행한다.
  - 봄날 조용한 호수의 카누에 누워 하늘을 보는 상상
  - 칠흑 같은 어둠 속 벨벳 해먹에서 밤하늘을 보는 상상

그리고 독일의 '아우토겐 트레이닝'이라는 방법이 있습니다. 내 몸의 호흡을 조절하고, 이완할 때 순서대로 몸에 힘을 빼는 방법입니다. 각자 자신한테 맞는 방법을 이용해 훈련하면 됩니다.

## 아우토겐 트레이닝

**1단계** **무거움 느끼기:** "내 오른팔, 왼팔이 무겁다"라고 자기 암시를 반복한다. 팔다리에 무게감이 느껴지며 이완 상태에 들어간다.

**2단계** **따뜻함 느끼기:** "내 팔과 다리가 따뜻하다"라는 문구를 되뇌며 팔다리가 따뜻해지는 느낌을 상상한다.

**3단계** **심장 박동 느끼기 :** "내 심장 고요하고 힘차게 뛴다"라고 생각하며 자연스러운 호흡에 집중한다. 규칙적으로 뛰는 심장 박동을 느끼면서 안정감을 얻게 된다.

**4단계** **호흡조절:** "내 호흡이 편안하고 고르다"라고 반복하고 들이마시고 내쉬는 숨에 귀를 기울인다.

**5단계** **복부 따뜻함 느끼기:** "내 복부가 따뜻하다"라고 암시하며 소화기관 주변 긴장을 완화한다.

**6단계** **이마 시원함 느끼기:** "내 이마가 시원하다"라고 되뇌며 이마가 서늘해지는 기분을 느낀다.

## 지킬수록 건강해지는 일상 속 습관들

### 술잔은 멀리, 문화생활은 더 가까이

**간을 비롯해 내 몸의 건강을 위해서 지켜야 할 것은 금주입니다.** 나이와 상관없이 술 문화가 널리 퍼져 있기 때문에 어떻게 보면 식습관 개선보다 더 어려운 것일 수도 있습니다. 그래서 간을 보호하고 미세한 염증과 발암물질을 피하려면 회식이나 술자리를 피하는 것이 좋습니다. 이런 자리는 과도한 열량의 음식, 태운 고기, 술이 빠지지 않습니다. 여기에 술을 마시면 담배까지 함께 피우기도 합니다. 건강을 생각한다면, 술자리보다 운동, 취미 활동을 중심으로 모이는 문화로 만드는 것이 좋습니다.

### 천천히 씹을수록 건강해진다

**두 번째로는 비우고 천천히 먹는 습관입니다.** 간헐적 단식, 절식, 소식하는 습관도 함께하면 좋고요. 편안한 상태에서, 호흡하면서, 20번 이상 꼭꼭 씹고, 천천히 식사하는 것이 좋습니다. 아니면 30분짜리 모래시계를 식탁에 두고 가능한 한 천천히 꼭꼭 씹어먹는 것도 방법입니다. 천천히 식사하게 되면 아밀라아제, 침이 많이 나와 위에 부담을 덜 주게 됩니다. 그리고 음식을 잘게 부수기 때문에 췌장에 부담을 덜 주고 흡수가 잘 됩니다. 그만큼 포만감을 주고, 혈당 스파이크를 방지하며 혈관 손상을 막아 고지혈증 같은 질환도 예방할 수 있습니다. 그래서 한 번 입에 음식이 들어가면 꼭꼭 씹어 20~30회 정도 씹어서 삼키는 것이 좋습니다.

### 만병통치약은 운동으로부터

**세 번째 규칙적인 운동은 필수입니다.** 열량을 태우는 데 좋은 방법으로는 절식도 좋지만, 식사할 때 당이 치솟지 않도록 운동을 함께 하는 것이 좋습니다. 그리고 운동은 체온을 높이고, 혈액 순환을 돕고, 심박수를 증가시켜 에너지를 활용하는 역할을 합니다. 몸에서 남는 에너지가 비만과 지방세포를 유발하고, 혈액을 탁하게 만들며, 지방이 혈액을 떠다니는 고지혈증을 만듭니다. 그리고 이걸 방지하려면 근육 세포들이 에너지를 사용해야 하고, 이때 제일 먼저 쓰이는 에너지는 당입니다. 포도당이 다 쓰이면 간에 있는 당분인 글리코겐을 먼저 사용하고요. 그 당분도 다 쓰게 되면 배 둘레에 있는 내장 중심 주변 지방 세포들을 꺼내서 사용합니다. 이때 당분을 태우고, 근육을 만들고, 지방을 태우는 방법이 바로 운동입니다.

그런데 요즘 현대인의 생활 습관을 보면 정말 운동량이 부족해, 빠르게 혈류를 돌릴 기회가 하루에 한 번도 없는 경우가 허다합니다. 혈관 건강에서 좋은 습관 중 혈류를 빠르게 한 바퀴 돌려줄 수 있는 방법은 운동만한 것이 없습니다. 그래서 하루에 한 번은 땀을 흘릴 시간을 일부러 만들어 주는 것이 필요합니다. 의사도 병원에서 근무하고 식사 후엔 계단을 8층까지 3~4번 왕복합니다. 그것만으로 몸에서 땀이 나고 충분히 운동이 됩니다. 식후 계단 오르내리기처럼 간단한 운동부터 시작하는 것을 추천합니다. 계단 내려가는 것은 무릎에 무리가 갈 수 있기 때문에 오르기만 하고 내려올 땐 엘리베이터를 이용하는 것도 괜찮고요. 무릎이 안 좋다면, 처음엔 경보 수준의 빠르게 걷기도 좋습니다. 그리고 운동할 땐, 호흡이 가빠지면서 체온이 오르는 상태를 만들어 주는 것이 중요합니다. 땀이 나는 상태가 되어야 내 몸이 운동 효과를 보고, 당분을 써 지방을 태우게 됩니다. 체온이 오르면, 저체온증도 방지할 수 있고, 또 산소가 세포 끝에 원활히 공급되어 암세포가 좋아하는 저산소증도 해결됩니다. 그뿐만 아니라, 운동은 산증*을 개선해 암을 예방합니다.

*산증
호흡을 통해 이산화탄소를 제때 배출하지 못해 발생하는 증상

우리 몸의 면역 상태를 알 수 있는 중요한 방법의 하나가 NK 세포 활성도입니다. **NK 세포는 일명 '뇌출혈 킬러 세포'라고도 합니다.** 백혈구에는 림프구라는 것이 있는데, 세포 면역을 담당합니다. 림프구 중에는 NK 세포라는 세포군이 따로 있습니다. NK 세포들은 바이러스와 암세포만 잡아먹기 위해서 태어난 면역세포입니다. 수가 많고, 움직임이 활발할 때 내 혈관에 숨은 작은 암세포 하나까지도 다 잡을 수 있습니다. 그런데 이 세포가 활성되지 않으면 암세포들이 혈관을 타고, 조직에 붙어 증식하는 것을 막지 못합니다.

이 NK 세포 활성도를 높이는 방법은 몸의 체온을 올리고, 산소 공급을 원활하게 하고, 혈관 상태를 좋게 만들고, 산증 상태를 만들지 않는 겁니다. 체온을 올리는 방법이 바로 운동입니다. 내 몸을 적극적으로 움직이면 등에서 땀이 나고 심장박동이 빨라집니다. 그러면 몸의 혈액이 빨리 돌며 미세한 모세 혈관들이 확장됩니다. 조직 끝까지 세포가 산소를 공급받고, 활성산소를 포함한 노폐물들이 제거되며, 정맥을 통해서 흐릅니다. 그리고 **미국 암학회에서도 채식 중심으로 식사하고 운동을 하루에 30분, 격렬하고 빠르게 하는 방법을 추천하고 있습니다.**

그 외에도 치료로 도움을 받는다면 고주파 온열 치료로 내 몸의 중심 체온을 올리는 방법도 있습니다. 체온을 올리고, 면역력 세포 중 NK 세포 활성도를 올리는 과정을 통해 항암 효과를 얻을 수 있습니다. 그리고 산소를 공급하는 고압 산소 시설도 있습니다. 도시에서의 산소 농도는 사실 21% 미만입니다. 깊은 산속에 들어가야 23% 정도죠. 고압 산소 시설에서 100% 산소를 쐬며 치료할 수 있고, 암 억제 효과를 볼 수 있습니다. 더불어 반신욕, 사우나처럼 몸에 열을 내는 행위도 운동과 비슷하기 때문에 혈관 건강에 좋습니다. 운동처럼 내 몸, 내부 깊숙한 곳에서 에너지를 이용해 열을 내는 것이기 때문입니다. 마찬가지로 밖에서 열을 가하는 것도 내 몸에 대사를 올리는 방법의 하나고요. 따라서 족욕도 추천합니다. 중력에 의해 내 몸에서 제일 온도가 낮은 곳인 발에 열을 가해 혈행을 개선할 수 있습니다. 다만 중요한 것은 탈수 현상 방지를 위해 수분 보충을 충분히 하는 것이 중요합니다.

### 췌장을 지키려면 금연은 필수

금연 역시 건강을 위해 중요합니다. **흡연을 통한 발암물질들과 악성 물질들은 혈관에 악영향을 줄 수 있으며, 폐질환을 유발할 수 있습니다.** 한 가지 특이한 것은 췌장암 하면 술을 제일 먼저 끊어야 한다고 생각합니다. 그런데 연구 결과에 따르면, 췌장암은 술보다 담배가 더 위험하다고 알려졌습니다. 그래서 췌장암을 예방하려면 담배부터 끊어야 하고, 당연히 금주도 해야 합니다.

### 당장 의자에서 일어나라?

**요즘 현대인들이 식습관과 더불어 고쳐야 할 생활 습관 중 하나가 의자병에서 탈출하기입니다.** 현대인들은 의자만 보면 앉으려는 일종의 '의자병'이 있죠. 사무실에서 계속 앉아 있고, 집에 가면 소파에 앉아 있고, 너무 앉아 있느라 운동할 시간이 거의 없습니다. 되도록 소파에서 벗어나 서 있고, 지하철에서도 앉기보다 서가고, 계단을 이용하는 습관을 추천합니다.

## 알수록 도움 되는 의외의 식생활들

### 거꾸로 먹으면 건강이 달라진다?

밥을 먹을 때 '거꾸로 식사법'을 실천하면 혈당도 잡고, 고지혈증을 예방할 수 있습니다. 거꾸로 식사법은 보통 밥이나 반찬을 먼저 먹는 것을 거꾸로 먹는 것입니다. 사실 혈당과 포만감 조절을 위해 먹는 순서는 정해져 있다고 볼 수 있습니다. 그래서 제일 먼저 채소를 충분히 먹고, 그다음 단백질, 지방과 탄수화물 순서대로 먹는 것이 좋습니다. 이렇게 먹어야 혈당을 천천히 올리고, 포만감을 유지해서 인슐린이 과도하게 분비되는 것을 막고 혈관 건강을 유지할 수 있기 때문입니다. 그런데 샐러드를 먹을 때 마요네즈 같은 드레싱을 곁들이는 것은 좋지 않습니다. 이런 드레싱은 달걀, 식용유, 식초를 섞어 만들기 때문에 지방 성분이 너무 높습니다. 그래서 마요네즈 드레싱이 아니라, 새콤한 드레싱류가 낫고 아니면 생채소에 맛을 들이는 것이 좋습니다. 그리고 전체 식사의 50% 정도의 많은 양을 채소로 먼저 먹어 채운 뒤, 현미밥과 반찬을 먹는다면, 단백질, 지방, 탄수화물의 양을 적게 먹을 수 있습니다.

실제로 어떤 음식을 먹느냐에 따라 혈당 최대치를 얼마나 올리는지 비교한 그래프가 있습니다. 콜라는 먹자마자 30분 이후 혈당이 급격하게 올라갔습니다. 콩은 그래도 혈당을 천천히 올라갔고, 연어는 혈당이 내려갔다가 올라갔습니다. 이미 배 안에서 혈당 조절이 어느 정도 된 상태니까 혈당 피크를 줄일 수 있었습니다. 즉, 먹는 순서만 잘 조절해도 혈당을 3~40% 정도는 낮출 수 있습니다. 그리고 실제 비만 환자에게 먹는 순서만 바꾸게 했는데, 체중 감량과 혈당 조절이 훨씬 잘 됐다는 연구들도 많았습니다.

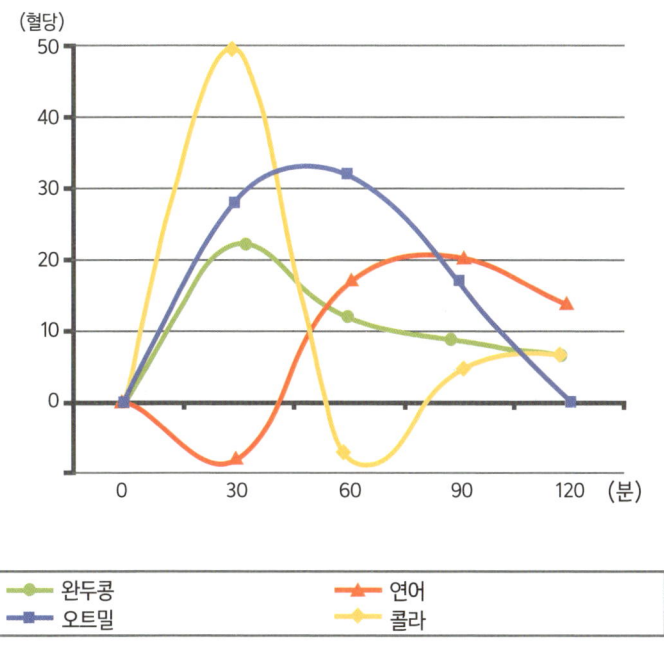

음식에 따른 혈당 변화 그래프

## 고기는 3등급을 먹는 것이 좋다?

고기 종류를 먹더라도 가능하면 지방 성분을 제거하고 먹는 것이 좋습니다. 투플러스 1등급 한우라고 하면 몸에 좋다고 생각하기 마련입니다. 하지만 맛은 좋을지 몰라도, 기름이 많기 때문에 몸에는 더 안 좋습니다. **오히려 기름이 적은 3등급, 2등급 고기가 건강엔 더 나은 편입니다.** 그리고 자연 방목으로 키운 호주산 육류를 고른다고 하더라도, 목초를 먹고 자란 동물복지 육류를 구하기는 사실상 어렵습니다. 그래서 추천하는 것이 지방이 많은 투플러스 등급 고기가 아니라 지방이 적은 3등급 육류는 고르는 겁니다. 그리고 돼지고기도 삼겹살처럼 지방이 많은 부위를 일부러 즐기지 않는 것이 좋습니다. 사람도 염증, 배출되지 못한 독성 물질과 중금속들이 지방에 쌓이듯, 동물 역시 마찬가지입니다. 지방을 맛으로 먹을 것이 아니라, 동물성 지방을 최대한 절제하려 노력해야 합니다. **돼지고기를 꼭 먹어야 한다면 앞다리 전지살, 뒷다리살처럼 근육 성분이 더 많은 부위를 찌거나, 삶아서 먹는 것이 좋습니다.**

## 공복 운동은 하면 안 되는 사람이 있다?

요즘 공복 유산소 운동이 좋다고 많이 알려져 있습니다. 공복 유산소는 몸속 인슐린과 포도당이 가장 낮을 때 운동하면 지방 창고 문이 열려서 지방을 태운다는 이론입니다. 그런데 누구나 공복에 운동하면 좋은 것은 아닙니다. **근육이 너무 적은 근감소증, 마른 비만 환자들은 공복 운**

**동을 주의해야 합니다.** 왜냐하면 공복에 가뜩이나 몸에 에너지가 고갈된 상태인데, 운동을 하게 되면 근육이 더 부족해집니다. 근육이 부족한 사람들은 몸에서 에너지를 쓸 때 지방을 태우는 것이 아니라 근육을 먼저 쓰기 때문입니다. 그리고 **당뇨병 환자들 역시 공복에 운동을 하면 저혈당 증상이 생깁니다.** 혈당을 떨어뜨리는 약물, 인슐린을 맞기 때문에 공복에 무리하게 운동하다가 혈당이 더 떨어져 의식을 잃는 저혈당 쇼크가 발생할 수 있습니다. 그래서 되도록 식후 운동을 권하는 것입니다. 물론 근육이 충분한 사람은 공복 유산소 운동이나 식후 운동 상관없이 해도 상관없습니다. 다만 공복 유산소 운동이 다이어트에 더 도움이 된다는 연구들도 있긴 합니다. 그렇다고 시간이 없는데 무조건 공복 운동, 식후 운동처럼 특정 시간을 고집할 필요는 없으며, 내 상황에 맞게 운동하는 것이 좋습니다.

### 밥에 물 말아 먹는 습관은 건강도 말아먹는다?

중·노년에 특히 안 좋은 식습관은 밥을 물에 말아 먹는 행동입니다. 씹기 귀찮거나, 밥이 뻑뻑하고, 소화가 어려워 물에 말아 먹고는 합니다. 그런데 **밥을 물에 말아 먹으면 충분히 씹지 않는다는 단점이 있습니다.** 밥을 충분히 씹어 먹는 것은 뇌에 신호를 주는 겁니다. '내가 지금 음식물을 먹고 있으니 소화 기관들은 준비해서 소화해'라는 신호입니다. 그런데 제대로 씹지 않으면 이 신호가 전달되지 않습니다. **우리 뱃속에**

**서는 충분히 소화할 준비가 안 됐는데, 갑자기 음식물이 침입한 셈입니다.** 그래서 오히려 소화도 더 어렵고, 영양분 흡수도 어렵습니다. 또 포만감을 느끼기도 어렵고 과식으로 이어지게 됩니다.

그리고 나이가 들수록 짜고, 매운 음식을 선호하는 경향이 있는데 이 역시 좋지 않습니다. 나트륨을 과하게 섭취하면 신장에 무리를 줍니다. 이런 식습관은 고혈압을 유발하고, 혈당을 올리기 때문에 피하는 것이 좋습니다.

사실 지금까지 설명한 내용은 누구나 알고, 뻔한 습관들입니다. 하지만 잘 지키지 않는 습관들이기도 합니다. 좋은 음식을 먹고, 규칙적인 운동을 하는 것. 그러나 이 습관들은 수술보다, 그 어떤 의료 행위보다 간단한 방법들입니다. 실제로 경험하고, 감명받은 사례가 있습니다.

환자 30여 분이 다 고혈압, 당뇨약에 인슐린도 처방한 경우였습니다. 딱, 2주 동안 잠을 충분히 자고, 식사를 천천히 하고, 3km 정도 걷는 식으로 식생활을 바꿨습니다. 그것만으로도 고혈압, 당뇨약을 많이 줄이거나 끊은 환자가 많아진 겁니다. 그다음에는 알레르기 질환, 불면증, 우울증도 아주 좋아졌는데 그만큼 식생활이 치료 효과에 좋다는 것을 2주 만에 직접 경험했습니다. 그래서 암 치료에도 적용하고 있는데 그냥 결심하는 것이 아니라 지금부터 바꿔보겠다고 결심하고 한 달을 지켜보는 것이 중요합니다.

그리고 한 가지 더 말씀드리자면, 식생활과 함께 사회적인 건강을 챙기는 것입니다. 사회적인 건강을 챙기는 것은 거창한 것이 아닙니다. 취미 생활을 즐기고, 가족과 친구들이랑 소통을 잘하는 것도 포함됩니다. 즉, 주변 사람들과 좋은 관계를 유지하는 것입니다. 같이 모여 운동하면 사회적인 건강과 신체적인 건강이 함께 해결됩니다. 또 함께 좋은 음식을 먹으면 식습관도 개선되고, 기분도 좋아지면서 정신 건강도 좋아지고, 그러면 그날 밤 수면의 질도 좋아질 수 있습니다. 또한, 커뮤니티 활동에 참여하고, 독서나 무언가를 배우는 것도 좋습니다.

중·노년에도 무언가를 배우면 뇌를 계속 자극하면서 치매 예방에도 도움 됩니다. 진정한 건강이란 신체적 건강뿐 아니라, 이렇게 신체적인 건강, 정신적인 건강, 사회적인 건강이 함께할 때 비로소 균형을 이룰 수 있지 않을까요?

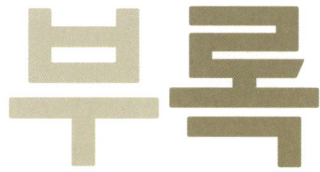

## 연령별 필수 건강검진 항목 & 건강 체크 포인트

| 암 종류 | 검진 대상 | 검진 주기 | 검진 방법 |
|---|---|---|---|
| 위암 | 만40세 이상 남녀 | 2년 | 기본검사: 위내시경검사<br>(내시경검사가 어렵다면 위장조영검사) |
| 간암 | 만40세 이상 | 6개월 | 간초음파검사<br>성인고위험군+<br>혈청알파태아단백검사 |
| 대장암 | 만 50세 이상 남녀 | 1년 | 분변잠혈반응검사<br>이상소견시 대장내시경<br>(내시경이 어렵다면 대장이중조영검사) |
| 유방암 | 만 40세 이상 여성 | 2년 | 유방 촬영술 |
| 자궁 경부암 | 만 20세 이상 여성 | 2년 | 자궁경부세포검사 |

## 50대

40~50대부터는 평소 특별한 증상이 없더라도 검진을 받아야 하는 시기입니다. 따라서 2년 주기로 일반 검진을 받아야 하며, 국가암검진사업에 따라 정기적인 검진이 필요합니다. 그 외 검사는 전문의와 상담 후 진행이 필요합니다.

40~50대는 다른 연령대에 비해 비만 유병률이 높아지는 시기로 건강한 식습관 및 꾸준한 신체활동을 유지하는 것이 중요합니다. 이 시기의 예방접종은 만성질환을 갖고 있다면 독감과 폐렴구균과 대상포진 예방접종(50대 이상)을 권합니다.

- 조기암이 가장 많이 발병되는 시기이므로, 10대 암 검진 적극 권장
- 뇌 혈류 검사, 골밀도 검사 등 전방위적 검사 필요
- 퇴행성 관절 질환, 시력, 청력 검사 적극 권장

### 40~50대: 혈관 건강 유의

- ✓ 만성질환에 대한 유병 관리 시작
- ✓ 심근경색, 협심증 등 심장질환 검진
- ✓ 갱년기 여성은 골다공증여부 확인
- ✓ 위암, 대장암, 갑상선암, 유방암등 암 검진 필요

## 60대 이후

60대 이상에게서 가장 중요한 것은 본인이 가지고 있는 만성질환 관리입니다. 당 조절, 혈압 조절, 콜레스테롤 조절을 철저히 해야 하며, 복용하는 약은 충실히 복용해야 합니다. 또한 각 질환에 맞는 식사 관리와 지속적인 신체활동으로 감소하는 근육량을 유지하려고 노력해야 합니다.

60대에는 40~50대에서 언급한 검진 외 폐경기 여성의 경우 골밀도 검사를 해봐야 하며, 골다공증이 있다면 치료가 필요합니다. 이 시기 질환이 없더라도 독감, 폐렴구균, 대상포진 예방 접종이 권고됩니다.

- 노인성난청, 백내장 등을 위한 시력검사, 청력검사, 치아 문제 등 이상 여부 확인 필요
- 치매 리스크닝, 뇌졸중, 파킨슨병과 같은 뇌 신경계 질환 집중 검사 필요
- 심장혈관질환 등 노인성 질환 검사 필요
- 골다공증 검사를 받는 등 근골격계질환 관련 검사
- 전립샘, 췌장, 담도암 발생 빈도가 높아질 시기라 검사 필요
- 퇴행성 질환 적극 검사 필요

**60대: 뇌 신경계 질환 주의**

- ✓ 알츠하이머, 파킨슨, 뇌졸중 등 뇌 신경계 질환 검진 필수
- ✓ 노화에 따른 청력, 안과, 치과 질환 검진
- ✓ 폐렴, 독감, 대상포진 예방 접종

## 노년층 필수 건강검진 항목

### ○ 폐질환 검사 : 저선량 흉부 CT 검사

60세 이상에서 사망률이 가장 높은 암은 폐암입니다. 조기 진단이 어려워 X-ray로는 잘 보이지 않을 수 있습니다. 만 54~74세 고위험군은 국가 암 검진으로 2년마다 저선량 흉부 CT 검사를 받을 수 있으며, 흡연자, 간접흡연 노출자, 가족력이 있는 경우 검사를 권장합니다.

### ○ 심뇌혈관질환 검사 : 관상동맥 CT, 뇌 MRA

뇌 MRA 검사는 뇌혈관 협착이나 뇌동맥류를 조기에 발견해 예방과 치료(스텐트, 클립, 코일 삽입 등)를 쉽게 할 수 있습니다.

### ○ 치매 검사 : 알츠하이머 선별검사

치매의 70% 이상은 알츠하이머로, 기억력 저하, 인지·언어 장애, 이상 행동 등이 초기 증상입니다. 진행되면 일상생활이 어려워지고 합병증이 생길 수 있어, 60대 이상에서 의심 증상이 있으면 조기에 선별검사를 받는 것이 중요합니다.

**50대 이후, 모르면 안 되는 건강 지식한상**

초판 1쇄 발행 2025년 5월 30일

지 은 이 | 최석재·이정표·이진복
펴 낸 이 | 한석준
편　　집 | 김미영
윤　　문 | 지현주, 송선경
디 자 인 | 김지영, 주경미
펴 낸 곳 | 비단숲
주　　소 | 서울 마포구 잔다리로 127-1, 레이즈빌딩 2층
전　　화 | 070-4156-0050
팩　　스 | 02-6499-2808
등　　록 | 제2016-000288호

* 책값은 뒷면에 있습니다. 잘못된 책은 바꿔드립니다.